Wilhelm Wundt

Untersuchungen zur Mechanik der Nerven und Nervenzentren

Erste Abteilung

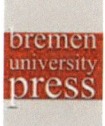

bremen
university
press

Wilhelm Wundt

Untersuchungen zur Mechanik der Nerven und Nervenzentren

Erste Abteilung

ISBN/EAN: 9783955623043

Auflage: 1

Erscheinungsjahr: 2013

Erscheinungsort: Bremen, Deutschland

@ Bremen-university-press in Access Verlag GmbH, Fahrenheitstr. 1, 28359 Bremen. Alle Rechte beim Verlag und bei den jeweiligen Lizenzgebern.

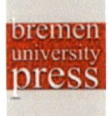

bremen
university
press

Untersuchungen

zur

Mechanik der Nerven

und

Nervencentren.

Von

Wilhelm Wundt,

Professor an der Universität zu Heidelberg.

—

Erste Abtheilung.

Ueber Verlauf und Wesen der Nervenerregung.

Mit 30 Holzschnitten.

Vorwort.

~~~~~~~~~

Die Untersuchungen, deren erste Abtheilung hier vorliegt, haben
das eigenthümliche Schicksal gehabt, dass sie nahezu in der umgekehrten Reihenfolge begonnen wurden, als in welcher sie endlich
zum Abschlusse gekommen sind. Von Versuchen über die Percep-
tionsdauer und den zeitlichen Wechsel der Sinnesvorstellungen ausgehend, wurde ich zunächst auf die noch wenig berücksichtigte
Mechanik der centralen Innervationsvorgänge geführt, um bald zu
erkennen, dass eine grundlegende Untersuchung über den Verlauf
der Erregung in den peripherischen Nerven, trotz der dankenswer-
then Vorarbeiten auf diesem Gebiete, nicht entbehrt werden könne.

Indem ich hiermit die erste Frucht zwölfjähriger Bemühungen
der Oeffentlichkeit übergebe, bedauere ich, dass es mir nicht möglich gewesen ist, eine ausführlicher angelegte Arbeit über die Verhältnisse der Nervenerregung bei Kalt- und Warmblütern, welche im
fünften Capitel Aufnahme finden sollte, zu Ende zu führen. Experi-
mentelle Missstände, deren Beseitigung nur von der Beschaffung
neuer Apparate erwartet werden konnte, nöthigten mich dieselbe
einstweilen bei Seite zu legen. Sollten noch sonst manche Lücken
geblieben sein, so darf ich vielleicht um so mehr auf die Nachsicht
des Lesers hoffen, als die Vollendung dieses Werkes, abgesehen von

seinen inneren Schwierigkeiten, durch manchfache äussere Hemmnisse
erschwert worden ist. Der Verfasser ist genöthigt gewesen, sich die
Hülfsmittel zu seinen Untersuchungen, von den unbedeutendsten Uten-
silien eines physiologischen Laboratoriums an bis zu den kostspie-
ligen zeitmessenden Werkzeugen, durch eigene Arbeit erst zu erwer-
ben, bevor er zur Ausführung-schreiten konnte. Zudem wurde in
den letzten Jahren ein grosser Theil seiner Zeit durch die Gründung
eines physiologischen Privat - Instituts und durch die in Verbindung
hiermit übernommenen physiologischen Vorlesungen in Anspruch genommen. Hoffentlich ist die so entstandene Verzögerung für die Reife
der Arbeit nicht ohne Vortheil gewesen.

Heidelberg, 15. März 1871.

W. Wundt.

Inhalt der ersten Abtheilung.

Erste Abtheilung.

Ueber

Verlauf und Wesen der Nervenerregung.

Einleitung.

1. Aufgabe und Plan der Untersuchung.

§. 1. Unter den Bestrebungen, die sich das Ziel setzen, in die innere Mechanik des Nervensystems einen Einblick zu gewinnen, wird das letzte Wort zweifellos jenen Untersuchungen zustehen, welche unmittelbar die den Nervenverrichtungen zu Grunde liegenden moleculären Vorgänge zu ermitteln suchen. So hoch aber auch aus diesem Grunde der theoretische Werth aller der Forschungen, welche sich mit den elektrischen, thermischen und chemischen Eigenschaften der Nerven und Nervencentren beschäftigen, gestellt werden muss, so lässt sich doch nicht verkennen, dass namentlich unser chemisches Wissen über die Nervensubstanz, das doch wahrscheinlich die Grundlage der übrigen Studien dereinst wird bilden müssen, vorläufig ein allzu mangelhaftes ist, als dass mit einiger Aussicht auf Erfolg jetzt schon die Fundamente einer inneren Molecularmechanik des Nervenprincips gelegt werden könnten.

Diejenigen Versuche dagegen, welche sich darauf beschränken, die äussere Wirkungsweise der nervösen Gebilde unter verschiedenen Bedingungen zu erforschen, werden zwar nie weiter als zu allgemeinen Vorstellungen über die Eigenschaften der Nervenkräfte führen können, wobei die Quellen dieser Kräfte unbekannt bleiben. Um so eher aber scheint auf diesem Wege einige Aussicht vorhanden, jetzt schon die Grundlinien einer Theorie zu gewinnen, die man, da sie nur auf die äusseren Wirkungen der inneren Vorgänge gegründet ist und von dem eigentlichen Wesen derselben zunächst absehen muss, füglich als eine äussere Molecularmechanik des Nervenprincips bezeichnen könnte.

Bis jetzt sind es hauptsächlich zwei hierher gehörige Untersuchungsgebiete, welche geeignet scheinen, auf die Natur der Nervenverrichtungen Licht zu werfen: nämlich erstens die Ermittelungen über Eintritt

und Verlauf der Muskelzuckung bei Reizung des Bewegungsnerven sowie die sich daran anschliessenden Ergebnisse über die Fortpflanzungsgeschwindigkeit der Nervenerregung, und zweitens die Nachweisungen
über die Veränderungen der Erregbarkeit des Nerven, wenn ein constanter Strom eine Strecke desselben durchfliesst. Während im ersten
Fall der unmittelbare physiologische Erfolg der Nervenerregung benützt
wird, sucht man im zweiten Fall aus den Veränderungen, die der wirk-
samste Nervenreiz, der elektrische Strom, während seiner Dauer in dem
physiologischen Verhalten des Nerven hervorbringt, auf die Natur des
Vorgangs der Erregung Folgerungen zu ziehen.

Aber so wichtig die auf beiden Wegen gewonnenen Aufschlüsse
sind, so umfassen sie doch nur einen Theil des Gebietes, welches der
allgemeinen Methode der Reizuntersuchung zugänglich ist. Insbesondere
ist es der Vorgang der Nervenerregung selber, welcher noch
eine weitere Analyse gestattet und fordert. Wenn nämlich auch die Muskelzuckung das nächste und einfachste Reagens ist auf die Erregung des
Nerven, so ist sie doch ein Vorgang, bei welchem noch andere Bedingungen, namentlich die mechanischen Eigenschaften des Muskels, bestim-
mend mitwirken, so dass zwar im Allgemeinen aus Veränderungen der
Zuckung auf Veränderungen der verursachenden Erregung zurückge-
schlossen werden kann, eine nähere Beziehung beider Vorgänge aber
häufig dahin gestellt bleibt. Nun werden wir selbstverständlich, so lange
wir im Gebiet der Reizversuche verbleiben, über diesen Uebelstand nie
ganz hinwegkommen. Dennoch wird eine wesentliche Vervollständigung
der dem Verlauf der Muskelzuckung entnommenen Aufschlüsse in der im
Allgemeinen der äusseren Molecularmechanik der Nervensubstanz vorge-
zeichneten Richtung noch möglich sein. Besteht die Bedeutung jedes einzelnen Reizversuchs darin, dass er uns in dem äusseren Reizeffect ein
Symptom kennen lehrt für den inneren Zustand des Nerven, so ist die
vollständige Analyse des Vorgangs der Erregung erst geliefert, wenn wir
ermittelt haben, wie sich die Erregbarkeit während des ganzen Verlaufs der Erregung verändert.

Die Frage, von welcher die folgende Untersuchung auszugehen be-
absichtigt, steht somit gewissermassen in der Mitte zwischen den beiden
Fällen, in welchen sich bereits die Muskelzuckung als Prüfungmittel der
innern Zustände des Nerven bewährt hat. Denn zwischen der Muskel-
erregung und den Veränderungen der Erregbarkeit durch den dauernden
Strom liegen als ein Drittes diejenigen Schwankungen der Erregbarkeit, welche die Erregung begleiten, und in welchen
sie abklingt.

Indem wir uns diese Frage stellen, ergibt sich uns die Aufgabe:
für jeden Zeitpunkt des Verlaufs der Erregung die gleichzeitige Grösse
der Erregbarkeit zu ermitteln und sodann die nach Ablauf der Erregung
etwa stattfindenden Schwankungen der Erregbarkeit so weit zu verfol-

gen, bis wieder ein stationärer Zustand eingetreten ist, mag nun dieser letztere der frühere oder aber ein neuer sein, wie solches z. B für einen Theil des Nerven dann stattfinden wird, wenn der in Frage kommende Reiz die Schliessung eines constanten Stromes war, welcher während seiner Dauer den elektrotonischen Zustand herbeiführt.

Diese Aufgabe bestimmt sofort den Versuchsplan, den wir zu befolgen haben. Wir prüfen die während des Verlaufs der Erregung vorhandene Erregbarkeit, indem wir zu dem Reiz, welcher den zu untersuchenden Erregungsvorgang bewirkt, einen zweiten Reiz, den Prüfungsreiz, hinzufügen, dessen Effect zuvor bei nicht erregtem Nerven ermittelt worden ist; wir bestimmen, wie dieser Effect abgeändert wird, wenn der Eintritt des Prüfungsreizes successiv in den verschiedenen Zeitpunkten des Erregungsvorgangs und seiner unmittelbaren Nachwirkung stattfindet.

§. 2. Einzelne Thatsachen, welche in das Bereich der hier aufgeworfenen Frage gehören, sind bereits in früheren Untersuchungen berührt worden. So hat Helmholtz sich mit dem Effect der Summation momentaner Reizungen beschäftigt, welche durch zwei rasch auf einander folgende Oeffnungsinductionsschläge bewirkt worden waren *). Das Abklingen jener Erregung, welche das Oeffnen des constanten Stromes hervorbringt, hat Pflüger verfolgt **). Aber diese Beobachtungen beschränken sich theils auf specielle Formen der Reizung, theils nur auf einzelne Zeitabschnitte des ganzen Verlaufs der Erregung; die erstgenannte dieser Untersuchungen ist überdies von einem andern Gesichtspunkte aus unternommen worden, und sie hat sich desshalb gerade mit jenen Stadien des Verlaufs der Erregung beschäftigt, welche für unsern Zweck wegen der besonderen Schwierigkeiten, die hierbei einer Schätzung der Erregbarkeit entgegenstehen, erst in zweiter Linie in Betracht kommen können.

An und für sich wird nämlich zwar nicht zu bestreiten sein, dass auch die während des Verlaufs der Muskelzuckung vorhandene Erregbarkeit des Nerven Gegenstand der Untersuchung sein müsse. Denn die Frage, wie der erregte Nerv eine neue hinzutretende Erregung beantworte, lässt sich für jedes Stadium der Erregung und für jede Intensität derselben erheben. Aber wir müssen darauf verzichten, die Erregbarkeit während des Verlaufs der Zuckung in gleich einfacher Weise wie in sonstigen Fällen bestimmen zu wollen, da sich der Einfluss, welchen die schon vorhandene Contractionsbewegung auf den Effect einer neu hinzutretenden Reizung besitzt, nicht ohne weiteres ermessen lässt. Aus diesem Grunde sind wir darauf angewiesen, zunächst die Schwankungen

---

*) Sitzungsberichte der Berliner Akademie vom 15. Juni 1854, S. 328 u. f.
**) Untersuchungen über die Physiologie des Elektrotonus, Berlin 1859, S. 264 u. f.

der Erregbarkeit erstens bei solchen Reizstärken, welche keine Zuckungen bewirken, und zweitens in dem Zeitraum unmittelbar nach vollbrachter Zuckung zu ermitteln, dann erst wird zu versuchen sein, ob und wie sich auch über den Zustand der Erregbarkeit während der Zuckung Aufschlüsse gewinnen lassen.

2. Experimentelle Methoden und Hülfsmittel.

a. Bestimmung der Erregbarkeit.

§. 3. Die Untersuchung der Erregbarkeit des Nerven lässt sich im Allgemeinen nach folgenden Methoden bewerkstelligen, deren Ergebnisse übrigens nicht immer zusammentreffen:

1) Mittelst der Methode der Minimalerregung. So wollen wir diejenige Versuchsweise nennen, bei der man sich solcher Reize als Prüfungsreize bediente, die nur sehr schwache Zuckungen erregen. Die Methode lässt zwei Modificationen zu. Man kann nämlich entweder

a) diejenige Reizgrösse ermitteln, welche eben eine Zuckung auslöst; wir wollen dies, einen in der Physiologie der Empfindung gebräuchlichen Namen benützend, als die Ermittelung der Reizschwelle bezeichnen; oder man kann

b) untersuchen, wie eine schwache Erregung von gegebener Intensität, also die Höhe der durch einen constanten Prüfungsreiz ausgelösten Zuckung, sich unter den verschiedenen Umständen verändert, deren Einfluss auf die Erregbarkeit geprüft werden soll.

2) Mittelst der Methode der Maximalerregung. Hierunter wollen wir dasjenige Verfahren verstehen, welches sich solcher Reize bedient, die eine möglichst grosse Erregung des Muskels, ein Zuckungsmaximum, bewirken. Auch dabei ist eine zweifache Modification möglich. Es kann nämlich entweder

a) diejenige Reizgrösse bestimmt werden, welche eben Maximalerregung hervorruft, welche Methode vielleicht passend als die Ermittelung der Reizgrenze zu bezeichnen wäre; oder es können

b) die Veränderungen untersucht werden, welche die Maximalerregung unter verschiedenen Verhältnissen darbietet.

Von diesen Verfahrungsweisen wäre, wenn es sich um wirkliche Messungen der Erregbarkeit handelte, ohne Zweifel die Ermittelung der Reizschwelle oder der Reizgrenze zu bevorzugen. Wenn man dagegen, wie in unserm Fall, die Muskelzuckung nur überhaupt als Reagens auf die Erregbarkeit des Nerven benützen will, scheint sich diejenige Methode, welche die Variationen der Minimalerregung untersucht (1 b), am meisten zu empfehlen, da sie nicht nur rasch jede Erregbarkeitsschwankung erkennen lässt, sondern da bei ihr überdies der Nerv am wenigsten durch öftere Einwirkung der Prüfungsreize oder durch grosse Intensität derselben verändert wird.

Wegen der Veränderlichkeit der Nervmuskelpräparate ist es jedoch in der Regel nicht thunlich, eine Minimalerregung im strengsten Sinne als Prüfungsmittel anzuwenden. Je näher man nämlich mit der Stärke des Reizes an die Reizschwelle herankommt, um so störender werden die durch sonstige, nicht beabsichtigte Einflüsse stattfindenden Veränderungen der Erregbarkeit. Die wirkliche Minimalerregung ist für die meisten Fälle ein zu empfindliches Prüfungsmittel: ein Reiz, der eben eine merkliche Zuckung hervorbringt, kann leicht schon im nächsten Augenblick eine stärkere oder gar keine Zuckung mehr bewirken. Es ist daher im Allgemeinen die Regel festgehalten worden die Reizstärke so zu wählen, dass sie der Minimalerregung hinreichend nahe kommt, um sich der Empfindlichkeit der letzteren zu nähern, doch aber wieder weit genug von derselben entfernt ist, dass der Prüfungsreiz für sich allein eine hinreichend lange Zeit Zuckungen von annähernd gleichem Verlauf auslöst. Uebrigens richtet sich die Wahl der Reizstärke zugleich wesentlich nach der Grösse der Erregbarkeitsveränderungen, um deren Nachweisung es sich handelt. Sind die letzteren bedeutend, so kann man sich natürlich weiter von der Minimalgrenze entfernen. Dagegen wird die Nachweisung schwacher Erregbarkeitsveränderungen gerade durch den Umstand erschwert, dass sie auch schwache Prüfungsreize erfordern. Ebendesshalb bedürfen Untersuchungen letzterer Art, um beweisende Resultate zu liefern, in höherem Grade einer geeigneten Beschaffenheit des Untersuchungsobjectes. So gelingt es z. B. leicht in jeder Jahreszeit die Schwankungen der Erregbarkeit, welche die Schliessung starker Ströme begleiten, am Froschnerven nachzuweisen, während dies in Bezug auf die Wirkungen sehr schwacher Ströme, welche noch keine Zuckung erregen, grössere Schwierigkeiten hat.

b. Wahl der Prüfungsreize.

§. 4. Als Prüfungsreize werden wir nur kurz dauernde elektrische Stromstösse verwenden, da diese allein nicht nur in einer grösseren Zahl aufeinander folgender Versuche in hinreichend gleichförmiger Intensität sich erhalten lassen, sondern auch den Nerven möglichst wenig verändern, während letzteres bei der Benützung des dauernden constanten Stroms in höherem Grade der Fall ist. Wir sind daher angewiesen: 1) auf den Oeffnungsinductionsschlag, 2) auf den Schliessungsinductionsschlag und die ihm physiologisch ähnliche Wirkung, welche die Herstellung einer Nebenschliessung zur primären Spirale der Inductionsvorrichtung erzeugt; ausser ihnen kann dann noch 3) der Stromstoss einer constanten Kette, welche während einer gegebenen, sehr kurzen Zeit durch eine Nervenstrecke geschlossen wird, als Prüfungsreiz in Frage kommen. In den folgenden Versuchen sind sowohl Oeffnungs - wie Schliessungsinductionsschläge, vorzugsweise aber die ersteren angewandt worden. Obgleich sich der Schliessungsinductionsschlag durch die grössere Constanz seiner Wirkung empfiehlt, so steht doch der Benützung desselben für unsere Zwecke sein langsames Ansteigen im Wege, wodurch sich nicht nur der Zeitraum der latenten Reizung vergrössert, der Zeitpunkt des Anfangs der Erregung also weiter hinausgeschoben wird, sondern ausserdem bei etwas grösserer Stärke der Stromstösse Veränderungen durch den Strom entstehen, welche die Reizwirkung compliciren. Während nämlich bei jeder in Reizversuchen überhaupt anwendbaren Stärke der Oeffnungsinductionsschläge ausser dem Reizungsvorgang und den immer mit ihm verbundenen Erregbarkeitsschwankungen keine weitere Veränderung des Nerven sich nachweisen lässt, so dass die Grösse der eintretenden Erregung von der Richtung des reizenden Stromstosses ziemlich unabhängig bleibt, ist dies bei den Schliessungsinductionsschlägen nicht der Fall. Vielmehr machen sich hier schon bei mässiger Annäherung der secundären an die primäre Spirale Wirkungen geltend ähnlich denen, welche der dauernde Strom erzeugt, so dass die Richtung des Stromstosses nicht mehr gleichgültig ist und auch die Reizwirkung nicht mehr in allen Fällen im Momente der Entstehung des Stromes stattfindet *). Endlich sind die vorzugsweise beim Oeffnen eines Quecksilbercontactes störenden Ungleichheiten des Oeffnungsinductionsschlages geradezu verschwindend, wenn, wie in den folgenden Versuchen, ein fester Metallcontact vorhanden ist, welcher durch den zeitmessenden Apparat mit immer gleich grosser Geschwindigkeit unterbrochen wird. Unipolare Wirkungen sind bei den schwachen Stromstössen, deren wir uns bedienen, nicht leicht zu befürchten ; zudem sichert vor ihnen die ohnehin durch die Versuche geforderte vorsichtige Isolirung des Nerven und Muskels.

c. Zeitmessende Vorrichtung.

§. 5. Als zeitmessender Vorrichtung bediente ich mich des Pendelmyographions, welches sich zu Untersuchungen, bei denen es weniger auf die Messung ausserordentlich kleiner Zeiträume als auf die rasche und sichere Vergleichung des Verlaufs verschiedener Zuckungscurven ankömmt, vorzugsweise empfiehlt.

Zuerst hat Ad. Fick das Pendelmyographion zur Aufzeichnung der Muskelzuckungen angewandt **), dann ist dasselbe von Helmholtz für physikalische Zwecke vervollkommnet worden ***). Das von mir benützte Instrument gleicht, abgesehen von einigen Modificationen, die zum Theil durch äussere Umstände bedingt waren, im Wesentlichen dem Pendelmyographion von Helmholtz. Während das letztere eine so be-

---

*) Vgl. unten Cap. 4.
**) Vierteljahrsschrift der Züricher naturforschenden Gesellsch. 1862.
***) Verhandlungen des naturhistor.-med. Vereins zu Heidelberg, April 1869. (Heidelberger Jahrb. 1869, S. 353.)

deutende Masse besitzt, dass es nur in einer Mauer zureichend befestigt werden kann, musste ich darauf bedacht sein, mein Instrument transportabel zu machen. Die Fig. 1 stellt dasselbe sammt dem nachher zu beschreibenden Stromunterbrecher in ungefähr $1/7$ der wirklichen Grösse, theilweise in schematischem Umrisse, dar *). An einem massiven Holzgestell, welches auf vier starken Fussschrauben steht, ist oben das Axen-

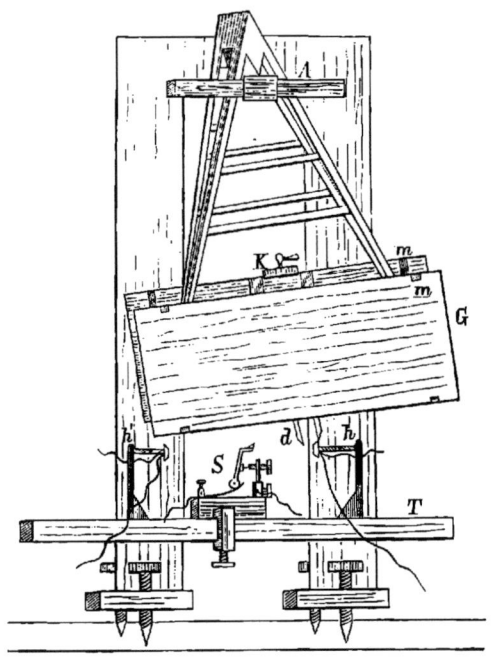

Fig. 1.

lager A befestigt, auf welchem das aus Eisen gefertigte Pendel mit zwei Stahlschneiden ruht. Am untern Ende des Pendels befindet sich vorn und hinten ein Messingrahmen, an deren jedem eine ebene Glasplatte G mittelst dreier Schrauben, die sich an den die Glasplatten zu beiden Seiten vertical umspannenden Messingfassungen m m befinden, festgeschraubt werden kann. Die vordere Glasplatte ist zur Aufzeichnung der Zuckungscurven bestimmt, sie wird vor dem Aufschrauben über der Lampe mit einer dünnen Russschichte beschlagen. Die hintere Glasplatte

---

*) Der Apparat ist mir, ebenso wie die übrigen in diesem Werk noch zu beschreibenden zeitmessenden Vorrichtungen, vom Herrn Mechaniker L. Zimmermann in Heidelberg in vorzüglicher Arbeit geliefert worden.

dient bloss zum Aequilibriren der vordern. Beide sind zu diesem Zweck
auf der Wage tarirt, indem kleine Ungleichheiten ihres Gewichtes durch
Abfeilen an den Messingfassungen compensirt wurden. Dem Instrument
sind mehrere tarirte Glasplatten beigegeben, damit längere Versuchsreihen angestellt werden können,· bevor die Curven ausgemessen werden.
Um mehrere Zuckungscurven unter einander zeichnen zu lassen, ohne
dass dabei immer eine Verschiebung des Muskelhalters erforderlich wird,
sind die die Glasplatten tragenden Rahmen in zwei Messingschlitten ein-
gefügt und werden auf diesen durch die Kurbel K so bewegt, dass, wenn
die vordere Glasplatte nach unten geht, die hintere um ebensoviel nach
oben sich verschiebt und umgekehrt. Hiernach kann der vordern Platte
jede erforderliche Lage zu dem zeichnenden Stift gegeben werden, während die Lage des Schwerpunktes und demnach auch die Schwingungsdauer des Pendels immer dieselbe bleibt. Schliesslich sind noch unten
am Pendel zwei stählerne Daumen d angebracht, von denen der eine
(rechts) dazu dient, das Pendel in einer bestimmten Anfangsstellung fest-
zuhalten, wärend der andere (links) dazu bestimmt ist, durch sein Anschlagen an die nachher zu beschreibenden Vorrichtungen einen elektrischen Strom oder eine kurze Nebenschliessung zu einem solchen zu
schliessen oder zu öffnen. Ausserdem kann dieser Daumen, in solchen Versuchen wo es darauf ankommt, das Pendel nur einmal von rechts nach links
schwingen zu lassen, benützt werden, um dasselbe sogleich nach Vollendung seiner ersten halben Schwingung wiederum aufzufangen. Zum Fest-
halten des Pendels in seiner Anfangslage ist der Halter h, zum Auffangen der Halter h' bestimmt, die beide auf dem am Holzgestell des Pendels befestigten Experimentirtisch T festgeschraubt sind. Jeder derselben
besteht aus einem zwischen Spitzen drehbaren Hebel, der auf einer Feder
aufruht und vorn einen Ansatz trägt, an welchen sich einer der Daumen d an-
legen kann, so wie dies in der Figur für die Anfangsstellung des Pendels gezeichnet ist. Der Hebel h' ist der Mitte des Schwingungsbogens um ein
Minimum näher gerückt als der Hebel h, so dass das Pendel am Ende
seiner Schwingung den Ansatz und die Feder bei h' zuerst niederdrückt
und dann durch die wieder in die Höhe schnellende Feder gefangen
wird. Sollen heftige Erschütterungen des ganzen Apparates, welche die
Stabilität desselben gefährden, vermieden werden, so muss h' eine solche
Stellung haben, dass das Pendel eben noch aufgefangen werden kann.
Es würde jedoch nicht leicht möglich sein, für den Halter h' ein für
allemal diese Stellung zu fixiren. Um genau den gewünschten Punkt zu
treffen, pflege ich daher durch ein leises Anziehen der Fussschrauben
rechts oder links nachzuhelfen. Auf diese Weise lässt sich dann sehr
genau die Grenze treffen, wo das Pendel ohne irgend eine merkliche Erschütterung des Apparates aufgefangen wird. Für viele Versuche kommt
es allerdings nicht in Betracht, wenn die Abscissenlinie der Zuckungscurven sehr dick wird, wie es immer geschieht, wenn man das Pendel nicht

auffängt, sondern einigemal hin- und herschwingen lässt. In solchen Fällen entfernt man dann den Halter h'. Bei andern Versuchen, z..B. bei solchen, über die Fortpflanzungsgeschwindigkeit der Nervenerreguug, kommt es aber sehr darauf an, den Punkt genau zu bestimmen, wo die Zuckungscurve sich von der Abscissenlinie erhebt, und dann ist es wünschenswerth, nur e i n e möglichst feine Abscissenlinie ziehen zu lassen. Hier ist dann die Anwendung des Halters zum Auffangen von grossem Vortheil. Allerdings aber dürfte derselbe nicht an solchen Pendelmyographien verwendbar sein, die in einer Mauer befestigt werden müssen, weil, wenn gefährliche Erschütterungen durch das wuchtige Pendel vermieden werden sollen, leise Veränderungen der Horizontalstellung nicht vermisst werden können. Um das Pendel aus seiner Anfangs- oder, nachdem es aufgefangen wurde, aus seiner Endstellung bequem loszulassen, sind an den Haltern h und h' Schnüre befestigt, durch deren Anziehen dies bewerkstelligt wird.

Je nach dem besondern Versuchszweck ist es wünschenswerth, dass der zeitmessende Apparat eine grössere oder geringere Geschwindigkeit besitzt. In dieser Beziehung bietet das Pendelmyographion den Vortheil, dass sich seine Geschwindigkeit durch Veränderung der Schwingungsamplituden sehr genau variiren lässt. Man kann dies, wenn man auf Benützung der Halter Verzicht leistet, mit der Hand ausführen. Bequemer ist es, von vornherein den Haltern h und h' eine solche Einrichtung zu geben, dass sie für mehrere Schwingungsamplituden benützt werden können. Zu diesem Zweck besitzen dieselben ausser der nach innen gerichteten noch eine nach aussen gerichtete Feder. Dreht man nun die Hebel nach aussen, so dass sie auf den äussern Federn aufruhen, so erhält man eine weit grössere Schwingungsamplitude als vorhin. Zwischengelegene Amplituden lassen sich endlich dadurch herstellen, dass man die Hebel verkürzt. Zu diesem Zweck befindet sich in der Mitte des Hebels noch einmal eine Bohrung, welche sich zwischen die Spitzen schrauben lässt. Der so um die Hälfte verkürzte Halter kann natürlich ebenfalls sowohl auf die innere wie auf die äussere Feder gelagert werden, so dass sich an dem Instrument vier Schwingungsamplituden herstellen lassen, bei deren jeder man die Einrichtung treffen kann, dass das Pendel am Ende seines Schwingungsbogens aufgefangen wird.

Das von mir benützte Instrument vollendet eine halbe Schwingung in 0,678 Secunden. Ich habe mich nur zweier Amplituden, einer von $9^0 30'$ und einer von 20^0 bedient. Für beide Amplituden habe ich die jedem Bogentheil der Pendelschwingung entsprechende absolute Zeit t von Grad zu Grad mit Benützung der Legendre'schen Tafeln *) nach der Formel

---

*) L e g e n d r e, traité des Fonctions elliptiques, tome II. table IX, p. 292 u. f.

$$t = \frac{T \, F\varphi \left(\frac{A}{2} \right)}{F \, 90 \left(\frac{A}{2} \right)}$$

berechnet, worin A die Amplitude, T die Zeit einer Viertelsschwingung bedeutet und

$$\sin. \varphi = \frac{\sin. \frac{\alpha}{2}}{\sin. \frac{A}{2}}$$

ist, wenn mit α derjenige Bogengrad bezeichnet wird, für welchen man die umgelaufene Zeit sucht, wobei diese von der Mitte des Schwingungsbogens an genommen ist. Ausserdem habe ich den Zeitwerth für die Bogengrade in den mittleren Theilen der Schwingungsamplitude mit Hülfe einer Stimmgabel von genau bekannter Schwingungsdauer, welche ihre Schwingungen auf die vorbeibewegte Platte des Myographions aufzeichnete, ermittelt. Die nach beiden Methoden erhaltenen Resultate stimmen sehr genau überein. Für die Bruchtheile eines Winkelgrads wurden die Zeitwerthe unter der Voraussetzung interpolirt, dass die Geschwindigkeit während dieser kleinen Zeit eine gleichmässige sei, was für die Mitte des Schwingungsbogens, welche bei der Messung kleinerer Zeitunterschiede allein benützt werden kann, mit ausreichender Genauigkeit zutrifft.

Der in der Regel benützte Wadenmuskel des Frosches ist mittelst eines durch das Kniegelenk gestossenen scharfen Hakens oder mittelst einer gezahnten Schraubenklemme fixirt. An der Achillessehne ist der gewöhnliche Myographionhebel befestigt, der eine vorn konisch zugeschliffene Nadel trägt, welche die feinsten Linien in die dünne Russschichte, mit welcher die Glasplatte beschlagen ist, einzeichnet. Der Myographionhebel ist unmittelbar an dem Stativ angebracht, an welchem sich auch der Tisch befindet, auf den die feuchte Kammer mit den thierischen Theilen und den übrigen Hülfsvorrichtungen aufgesetzt wird (s. §. 8). Ein von dem Hebel senkrecht herabreichender Messingbalken kann durch eine am Stativ befindliche Schraube unterstützt werden, so dass in diesem Fall der Muskel keine Belastung trägt. Diese Vorrichtung wurde theils durch gewisse Versuche gefordert, die eine Ueberlastung des Muskels mit sich brachten (vergl. unten §. 28). Ich habe aber ausserdem in andern Fällen, wo es sich um zuverlässige Bestimmungen des Unterschieds zweier latenten Reizungen handelte, dieselbe Unterstützung so angewandt, dass ich den Muskel zuerst durch den Hebel sich ausdehnen liess und dann den Hebel unterstützte. Dadurch wird erzielt, dass die Zuckungscurven sich jedesmal von derselben Abscissenlinie erheben, während sonst der Muskel leicht durch die nach der ersten Zuckung zurückbleibende Elasticitätsverminderung *) etwas gedehnt wird. Wenn die derartig ausgeführte Unterstützung auf die absolute Grösse des Stadiums der latenten Reizung einen Einfluss besässe, so würde derselbe in den betreffenden Versuchen nichts zu sagen haben, da die zwei verglichenen Zuckungscurven unter derselben Bedingung gezeichnet worden sind. Ich habe mich aber ausserdem durch besondere Versuche überzeugt, dass die in der angegebenen Art nach der Dehnung durch die mässige Belastung des Myographionhebels ausgeführte Unterstützung einen irgend merklichen Einfluss auf die absolute Grösse der latenten Reizung nicht ausübt. (Vgl. Cap. 4.) Kleinere Distanzunterschiede der gezeichneten Curven werden nöthigenfalls direct unter dem Mikroskop ausgemessen, indem die Myographionplatte von unten beleuchtet wird. Für eine Reihe von Versuchen habe ich jedoch, um die Zuckungscurven aufbewahren zu können, die Platte mit glattem Papier überzogen, welches über der Terpentinölflamme berusst war, und auf welchem nach Beendigung des Versuchs die gezeichneten Curven durch alkoholische Mastixlösung fixirt wurden. Eine Anzahl solcher Zeichnungen ist dieser Abhandlung beigegeben. In letzterem Fall ist es jedoch nöthig, die zeichnende Nadelspitze etwas abzustumpfen. Wo es sich um die genaue Messung sehr kleiner Zeitunterschiede handelt, ist daher dieses Verfahren nicht wohl anwendbar.

d. Stromunterbrecher und Stromschliesser.

§. 6. Um zu gegebener Zeit einen Stromstoss oder auch einen constanten Strom durch eine Nervenstrecke zu senden, habe ich mich zweier Vorrichtungen bedient, von denen ich die erste als den Stromunterbrecher, die zweite als den Stromschliesser bezeichnen will.

Der Stromunterbrecher (Fig. 1 S) gleicht, abgesehen von einer durch die gleichzeitige Benützung mehrerer Stromunterbrecher gebotenen Modification, vollständig der von Helmholtz zur Auslösung der Inductionsschläge am Myographion angewandten Vorrichtung. Derselbe besteht aus einem Messinghebel, der an einer zwischen Spitzen drehbaren Axe befestigt ist und durch eine Feder so gegen eine Platinspitze gedrückt wird, dass ein an den Hebel gelöthetes Platinplättchen fest an der Platinspitze ruht. Zwei Klemmschrauben nehmen die Leitungsdrähte auf. Das Ganze steht auf isolirender Unterlage. Am obern Ende des Hebels ist ein stählerner Daume angebracht, an den der Daume d des Pendels bei der Bewegung desselben anstösst, so dass der Hebel umfällt und der Contact zwischen Platinplättchen und Platinspitze unterbrochen wird. Durch ein Elfenbeinklötzchen ist der Daume iso-

*) S. meine Lehre von der Muskelbewegung, S. 116.

lirend an dem Hebel befestigt, damit in den Fällen, wo das Pendel die
Hebel zweier Unterbrecher gleichzeitig oder rasch' nach einander um-
wirft, dabei nicht eine leitende Verbindung zwischen denselben hergestellt werde.

Der kleine Apparat, der auf dem Myographiontisch festgeschraubt
wird und auf demselben verschiebbar ist, so dass die Unterbrechung an jeder beliebigen Stelle der Pendelbahn hergestellt werden kann,
lässt sich anwenden: a) zur Auslösung eines Oeffnungsinductionsschlages, b) zur Unterbrechung einer Nebenschliessung zum Kreis der primären Spirale, c) zur Oeffnung einer constanten Kette und d) zur Unterbrechung einer Nebenschliessung der Kette zum Nerven. In den Fällen
b und d bildet der Contact der Platinplatte und Platinspitze eine Nebenschliessung von sehr geringem Widerstande im Verhältniss zur primären
Spirale (im Falle b) oder zum Nerven (im Falle d), so dass also die Vorrichtung gebraucht werden kann, ebensowohl um einen dem Schliessungsinductionsschlag gleichenden Stromstoss wie um einen constanten Strom
plötzlich durch den Nerven zu senden.

Der Stromschliesser, der in Fig. 2 im Grundriss dargestellt ist,
besteht aus einem horizontal gestellten zweiarmigen Hebel, welcher um
eine verticale Axe gedreht werden kann. Der erste Hebelarm a b trägt
auch hier wieder ein Platinplättchen, das federnd gegen die durch die
Schraube p verstellbare Platinspitze gedrückt wird. Bei a befindet sich
ein (hier weggebliebener) vertical emporragender stählerner Daume, demjenigen am Unterbrecher gleichend. An der Verticalaxe b des Hebels
ist eine Messingscheibe m befestigt, an der ein Stück von etwa $1/4$ des
Kreisumfanges entfernt ist. Die Feder f ist mit einer Lederfütterung
versehen und drückt mit dieser da an, wo der gekrümmte Umfang der
Scheibe in den ebenen Theil derselben etwas abgerundet übergeht. Durch
die Schraube r kann die Spannung der Feder verändert werden. Hierdurch wird erzielt, dass der gegen die Platinspitze federnde Hebelarm

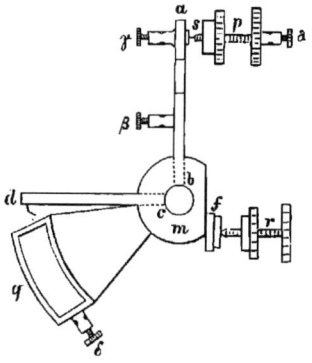

Fig. 2.

nicht wie bei dem Stromunterbrecher durch das herabfallende Pendel geworfen, sondern schleifend fortbewegt wird, so dass er bei geeigneter Federspannung sich auf kurze Distanzen mit derselben Geschwindigkeit bewegt wie das Pendel selber. Der zweite Hebelarm c d trägt bei d eine amalgamirte Kupferspitze. Ausserdem befindet sich an dem Apparat auf isolirender Unterlage ein stählernes Quecksilberschiffchen q, das um die Verticalaxe des Hebels drehbar ist. Der zweite Hebelarm bewegt sich so über dasselbe hinweg, dass die Kupferspitze in die convexe Quecksilberoberfläche eintaucht. Die Einrichtung ist getroffen, dass der Theil a des Hebelarms a b entweder mit den übrigen Theilen des ganzen Hebels in leitender Verbindung bleiben oder aber ducrh ein isolirendes Zwischenstück von denselben getrennt werden kann.

Dieser kleine Apparat kann selbstverständlich zu allen Zwecken gebraucht werden, zu welchen auch der Stromunterbrecher dient. In diesem Fall beschränkt man sich auf die Benützung des Hebelarms a b, und die Schraube r wird nur schwach angezogen, so dass der Hebel noch durch das Pendel geworfen wird. Ausserdem kann aber die Vorrichtung zu folgenden Versuchsanordnungen dienen: a) um einen constanten Strom von sehr kurzer Dauer durch eine Nervenstrecke zu senden. In diesem Fall steht der Theil a des ersten Hebelarms mit dem übrigen Hebel in leitender Verbindung. Zu den Schraubenklemmen α und β gehen Leitungsdrähte von der Kette aus, andere von den an den Nerven angelegten Elektroden; ausserdem sind α und δ durch einen kurzen Leitungsdraht verbunden. Die Schraube r ist angezogen, so dass der Hebel nicht mehr geworfen wird, das Schiffchen q so gestellt, dass die Kupferspitze nach einer Drehung des Hebels von bestimmtem Umfang in die Quecksilberkuppe eintaucht. Beim Andrücken des Platinplättchens an die Platinspitze bildet die Leitung $\alpha \beta$ eine Nebenschliessung von verschwindendem Widerstand zum Nerven. Im Momente, wo durch Anschlagen des Pendels der Contact gelöst wird, ergiesst sich der volle Strom der Kette durch den Nerven, sobald aber die Kupferspitze mit dem Quecksilber in q in Berührung kommt, bildet nun wieder die Leitung $\alpha \delta \beta$ eine Nebenschliessung von verschwindendem Widerstand. Die Zeiträume, während deren der Nerv durchflossen wird, können durch Drehung des Schiffchens q variirt werden. Zum Zweck feinerer Einstellungen befindet sich die Spitze d zunächst an einer (in der Zeichnung weggebliebenen) Feder, deren Stellung zum Hebel c d durch eine Schraube verändert werden kann.

b) Um in rascher Folge die Oeffnung eines ersten Stromes oder die Unterbrechung einer Nebenschliessung und die Schliessung eines zweiten Stromes oder die Herstellung einer Nebenschliessung zu einem solchen bewerkstelligen zu können. In diesem Falle wird der Theil a von dem übrigen Hebel isolirt. Die Schraubenklemmen α und γ vermitteln den Contact für den ersten Strom, β und δ und das Quecksilberschiffchen q

stellen die Leitung des zweiten Stromes her. Die Zeit zwischen beiden
Acten kann wieder durch Drehung von q variirt werden.

In den Versuchsanordnungen a oder b ist es stets erforderlich, die
Feder f gerade so stark zu spannen, dass das gegen den Hebelarm a b
fallende Pendel den Hebel schleifend bewegt, ohne dass dadurch für die
Bewegung des Pendels ein in Betracht fallender plötzlicher Widerstand
entstehen darf. Diejenige Federspannung, bei welcher bei einer gegebenen Amplitude dieser Grenzpunkt erreicht ist, erkennt man daran, dass
der bei a befindliche stählerne Daume des Hebels beim Fallen des Pendels gerade nur so weit fortgeschoben wird, dass der Stahlfortsatz des
Pendels sich noch reibend an demselben vorbeibewegt. Da nun aber der
so eingeführte Widerstand natürlich viel beträchtlicher ist als derjenige
durch den einfachen Stromunterbrecher, so kann er nicht mehr wie dieser vernachlässigt werden, sondern es ist eine doppelte Controle nöthig:
1) eine solche in Bezug auf eine etwa plötzlich eintretende Geschwindigkeitsänderung des Pendels, und 2) eine solche in Bezug auf die von der
Stelle des Widerstandes an eintretende Verlangsamung der Gesammtbewegung des Pendels. Diese doppelte Controle habe ich mittelst einer
schwingenden Stimmgabel ausgeführt, welche ihre Schwingungen auf die
berusste Platte des Myographions aufzeichnete, als dieses sich bald ohne
bald mit eingeschaltetem Stromschliesser bewegte. Die Versuche ergeben,
dass eine plötzliche Geschwindigkeitsänderung durch den Apparat nicht
hervorgebracht wird, wie auch die unmittelbare Beobachtung des schwingenden Pendels schon lehrt. Dagegen tritt allerdings eine merkliche Verlangsamung der Gesammtbewegung ein. Als der Hebel etwa in der Mitte
der Schwingungsamplitude durch das Pendel getroffen wurde, zählte ich
bei grosser Amplitude von 20° auf 15,57 Bogengrade vom Mittelpunkte
an 63 Stimmgabelschwingungen, während sich ohne Einschaltung des
Widerstandes auf einer Bogenlänge von 15,69 Graden 60 Schwingungen
befanden. Bei der kleinen Amplitude von 9° 30' fanden sich auf 7,08 Bogengrade 61 Schwingungen ohne, 60 mit Widerstand. Die Stimmgabel
machte 348 Schwingungen in der Secunde. Dies würde, die Geschwindigkeit des Pendels für die abgemessene Strecke als gleichförmig vorausgesetzt, was sie allerdings nicht ist, auf einen Winkelgrad oder 7,9
Mm. Bogenlänge für die grosse Amplitude einen Unterschied von 0,00046
Zeitsecunden, für die kleine Amplitude einen Unterschied von 0,00037
Zeitsecunden ergeben, eine Differenz, die so unbedeutend ist, dass ich
sie nicht weiter berücksichtigt habe.

Viele unserer Versuche bringen es mit sich, dass gleichzeitig zwei
Stromunterbrecher oder ein Stromunterbrecher und ein Stromschliesser
in beliebig zu variirenden Distanzen unter dem Pendel angebracht werden. Zu diesem Zweck kann jenen Hülfsvorrichtungen auf dem Myographiontisch jede beliebige Stellung zu einander gegeben werden; zu
den feineren Einstellungen dienen dann die Schrauben mit den Pla-

tinspitzen. Die Zeitdifferenzen der so hervorgebrachten Stromunterbrech-
ungen oder Stromschliessungen werden aus der Entfernung der verticalen Striche bestimmt, welche der zuckende Muskel zeichnet, wenn ihn
an den betreffenden Stellen bei langsam vorbeibewegtem Pendel ein
Reiz trifft.

e. Constante Kette und andere Hülfsvorrichtungen.

§. 7. Als constante Kette habe ich durchweg die D a n i e l l'sche
benützt, bei der man sich zwar, wie bekannt, nicht ganz der grossen
Constanz erfreut, welche die G r o v e'sche auszeichnet, dafür aber der
Unannehmlichkeit der Säuredämpfe entgeht. Uebrigens behält die
D a n i e l l'sche Kette, wenn das Zink gut amalgamirt und die Kupfer-
vitriollösung gesättigt ist, wie ich mich selbst durch Beobachtungen am
Galvanometer überzeugt habe, während der ersten Stunde nach der Zusammensetzung eine sehr constante Stromintensität, und auch in den
zwei darauffolgenden Stunden ändert sich dieselbe nur wenig und langsam. Da es sich in unsern Versuchen stets nur um die Vergleichung
von Stromeswirkungen handelt, die durch sehr kurze Zwischenzeiten von
einander getrennt sind, so ist hiernach die Constanz der D a n i e l l'schen
Kette jedenfalls eine mehr als ausreichende.

Zur Abstufung der Stromstärken dient der Platin-Neusilber-Rheochord,
als Nebenschliessung eingeschaltet, für sehr schwache Ströme ein kleiner
Eisenrheochord von derselben Construction *). Von einer Messung der
zur Anwendung gekommenen Stromintensitäten konnte gewöhnlich, wie
in den meisten physiologischen Reizversuchen, um so mehr abgesehen
werden, als je nach der Beschaffenheit der thierischen Präparate die
Wirkung bei derselben Stromstärke erheblich zu variiren pflegt. Dagegen wird sich in speciellen Fällen allerdings die Nothwendigkeit einer
galvanometrischen Prüfung der Intensität des in einer Nervenstrecke
fliessenden Stromes herausstellen. Im Allgemeinen habe ich bei der Angabe der Stromstärken die bekannteste physiologische Wirkung des constanten Stromes, nämlich das so genannte Zuckungsgesetz, zum Maass-
stabe genommen. Wir unterscheiden nach dem Zuckungsgesetz drei Stufen der Wirkung des constanten Stromes, nämlich:

erste Stufe (schwache Ströme): Schliessungszuckung des ab-
und aufsteigenden Stromes **),

---

*) Vergl. mein Handbuch der med. Physik, S. 477.
**) Der ersten Stufe zählen wir übrigens auch noch solche Ströme bei, die
zwar nur Schliessungszuckung des aufsteigenden, aber Schliessungs- und
Oeffnungszuckung des absteigenden Stromes hervorbringen. Die absteigende Oeffnungszuckung gesellt sich nämlich immer sehr bald der
Schliessungszuckung bei; manchmal tritt sie sogar schon bei schwächeren Strömen als diese ein. Vergl. mein Lehrbuch der Physiol., 2. Aufl.
§. 163.

zweite Stufe (mittlere Stromstärken) Schliessungs- und
Oeffnungszuckung des ab- und aufsteigenden Stromes, und
dritte Stufe (starke Ströme): Schliessungszuckung des
absteigenden und Oeffnungszuckung des aufsteigenden
Stromes.

Darnach werden wir, um die gewählte Stromstärke näher zu bezeichnen, die Ströme im Allgemeinen als solche, die der ersten, der zweiten oder dritten Stufe des Zuckungsgesetzes entsprechen, unterscheiden,
und, wenn es sich um etwas nähere Bestimmungen handelt, werden wir
hinzufügen, ob die Wirkung des Stromes der unteren oder der oberen
Grenze der betreffenden Zuckungsstufe nahe kommt. Ausserdem werden
wir übrigens auch Stromintensitäten zur Anwendung bringen müssen,
deren Wirkung, wie sich zeigen wird, überhaupt nicht mehr in den Rahmen des gewöhnlichen Zuckungsgesetzes sich einfügt. In solchen Fällen
wird dies unter gleichzeitiger Angabe der Zahl der Kettenglieder immer
ausdrücklich bemerkt werden.

Für die Zuleitung constanter Ströme, auch der kürzer dauernden,
bedienen wir uns in allen Fällen der unpolarisirbaren Zinkelektroden
auf den du Bois'schen Trägern und mit Anlegung von in verdünnter Kochsalzlösung getränkten Thonspitzen an den Nerven *). Für die Zuleitung der reizenden Prüfungsströme habe ich die unpolarisirbaren Zinkelektroden in einer compendiöseren Form angewandt, in welcher die Applica-
tion mehrerer Elektrodenpaare an den Nerven leichter möglich ist. Ich
gebrauche nämlich für diesen Zweck aus einer Glasröhre gefertigte Glas-
gefässchen, welche mit Zinkvitriollösung gefüllt, und in welche die
amalgamirten Zinkplatten gestellt werden, an denen die Leitungsdrähte
angelöthet sind. In diese Gefässchen werden rechtwinklig gebogene
kleinere Glasröhren gebracht, welche an ihrem unteren Ende mit in
Zinkvitriollösung geknetetem Thon verschlossen, dann mit 2 procentiger
Kochsalzlösung gefüllt sind und an ihrem oberen Ende mit derselben
Kochsalzlösung imprägnirte Thonspitzen führen, die an den Nerven angelegt werden. In solchen Fällen, wo eine störende Wirkung der Polarisation nicht leicht zu fürchten war, habe ich übrigens auch Platindrähte als reizende Elektroden benützt, die auf einem mit Siegellack
überzogenen Klötzchen, über welches der Nerv gebreitet wurde, in bestimmten Entfernungen von einander festgekittet waren. Wo wir bei der
Untersuchung der extrapolaren Erregbarkeit den Oeffnungsinductionsschlag in abwechselnder Richtung gebrauchen, da können diese natürlich viel bequemeren Platindrahtelektroden ohne einen irgend merklichen
Nachtheil angewandt werden. Anders ist dies bei der Untersuchung

---

*) E. du Bois-Reymond, Abhandlungen der Berliner Akademie, 1862.
Vergl. mein Handbuch der med. Physik, S. 500.

der intrapolaren Erregbarkeit oder bei der Benützung länger dauernder
Ströme als Prüfungsmittel, wo die unpolarisirbaren Reizelelektroden nicht
wohl zu umgehen sind.

f. Versuchsthiere.

§. 8. Als gewöhnliches Versuchsthier dient der Frosch, und zwar
in der Regel die durch grössere Leistungsfähigkeit ausgezeichnete Rana
viridis; in einzelnen Fällen, wo es sich um die Herbeiziehung warmblütiger Thiere handelt, das Kaninchen. Vom Frosch wird das Nervmuskelpräparat, der Wadenmuskel mit anhängendem Hüftnerven, hergestellt.
Das Kaninchen wird nur im lebenden Zustande angewandt. (Siehe
unten.)

Grosse Sorgfalt ist bei den Versuchen auf die Herstellung des feuch-
ten Raumes und auf die Constanz der Temperatur zu verwenden. Zu er-
sterem Zweck befindet sich das Nervmuskelpräparat mit den Elektroden unter einem Glaskasten, in welchem jeder verfügbare Raum mit
Gefässen gefüllt ist, welche in Wasser getränkte Schwämme enthalten.
Ausserdem ist die ganze Innenwand der feuchten Kammer mit einer
Wasserschichte beschlagen, dadurch dass längere Zeit vor Beginn des
Versuchs ein Gefäss mit heissem Wasser in den Raum gesetzt wurde.
Das Nervmuskelpräparat darf jedoch vor vollständiger Abkühlung der
feuchten Kammer nicht in dieselbe gebracht werden. Da wir bei der
grossen Zahl von Hülfsvorrichtungen, deren wir bedürfen, der feuchten
Kammer eine bedeutende Grösse geben müssen, so erweist sich das
zuletzt erwähnte Hülfsmittel der Feuchterhaltung von grossem Vortheil.
Es gewährt überdies den Nutzen, dass sich an der Aufzehrung der Dunst-
schichte ermessen lässt, ob der Raum noch hinreichend mit Wasserdämpfen
versehen ist.

Zur Controle der Temperatur ist in der Decke des Glaskastens ein
Loch gebohrt, durch welches ein Thermometer in die feuchte Kammer
herabhängt. Wo über die Temperatur nichts ausdrücklich bemerkt wird,
sind die Versuche stets bei 12 — 14° R. angestellt worden. Irgend er-
heblichere Wärmeschwankungen, welchen die Präparate ausgesetzt werden, machen dieselben für die meisten Zwecke durchaus unbrauchbar.

Mit derselben Sorgfalt wie auf die Temperatur des Versuchsraums
muss auf die Temperatur des Aufbewahrungsortes der Thiere gesehen
werden. Die frisch eingefangenen Thiere werden in einem kühlen Raum
aufbewahrt, am besten im Keller oder an einem ähnlichen gleichmässig
temperirten Ort. Hiebei erhalten sie am längsten ihre Leistungsfähigkeit.
Im Winter werden sie 24 Stunden vor der Verwendung in das Arbeits-
lokal gebracht, in welcher in der Nacht die Temperatur nicht unter 10° R.
sinkt und bei Tage selten über 14° R. steigt. An wärmeren Herbst-
oder Wintertagen ist es zweckmässiger, die Thiere erst wenige Stunden

vor dem Versuch in das Zimmer zu verbringen. Ueberhaupt ist es räth-
lich, den Aufenthalt in dem wärmeren Lokal gerade nur so lange dauern
zu lassen, als nöthig ist, damit der Zustand des Nerven sich der höheren Temperatur anpassen könne. Hierzu ist, wie die Erfahrung zeigt,
eine längere Zeit erforderlich, wenn die Aussentemperatur sehr tief steht.
Ein allzulanger Aufenthalt in der Wärme vermindert wieder die Leistungsfähigkeit. Immer aber sind solche Thiere noch viel brauchbarer, als
diejenigen, welche man etwa unmittelbar aus der Winterkälte in die Zim-
merwärme verbracht hat. Wir werden uns im Cap. 5 mit den Veränderungen, welche die Erwärmung und Abkühlung in den Zuständen der
Nervenfaser hervorbringt, näher beschäftigen und dort die Ursachen kennen lernen, durch welche diese Vorsichtsmaassregeln gefordert werden.
Man kann unbedenklich behaupten, dass der grösste Theil der Angaben
über wechselnde Leistungsfähigkeit und Reizbarkeit der Nerven in der
Nichtbeachtung der Temperatur, deren wichtiger Einfluss auch schon
Pflüger *) nicht entgangen ist, ihren Grund hat.

Zu einzelnen Zwecken untersuchen wir die mit dem lebenden Organismus, beziehungsweise dem Blutlauf, noch in Verbindung erhaltenen
Nerven. Die hierauf bezüglichen Versuchsmethoden werden am betreffenden Ort näher besprochen werden. (Vergl. Cap. 5.)

3. Eintheilung der Untersuchung.

§. 9. Da der elektrische Strom das einzige Hülfsmittel ist, mit welchem wir hinreichend gleichmässige und in ihrer Stärke nach Willkür
zu verändernde Erregungen des Nerven hervorbringen können, so sind
wir auch bei der Untersuchung des Verlaufs der Erregung vorzugsweise
auf die elektrische Reizung angewiesen. Die übrigen Reize können wir
höchstens insoferne zur Vergleichung herbeiziehen, als wir constatiren
wollen, ob die für die elektrische Erregung gefundenen Gesetze im Allgemeinen auch für die übrigen Formen der Nervenerregung massgebend
sind.

Das Studium der elektrischen Erregung wird aber am zweckmässigsten von der Wirkung des constanten Stromes ausgehen, da bei dieser
allein die Effecte, welche das Entstehen und das Verschwinden des Stromes hervorbringt, sich auseinanderhalten lassen. Wir untersuchen daher
zuerst die Erregung durch Schliessung der Kette, sodann die Erregung
durch Oeffnung der Kette und reihen erst hieran die Betrachtung derjenigen Reizwirkungen, welche durch kurz dauernde Stromstösse oder
andere Reize von kurzer Dauer, nämlich durch mechanische Erschütterungen, hervorgebracht werden.

Die Untersuchung der Schliessungserregung zerfällt in die Ermittel-

---

*) Untersuchungen über die Physiologie des Elektrotonus, S. 133.

ung derjenigen Vorgänge, welche die Schliessung der Kette a u s s e r-
h a l b der Elektroden des constanten Stromes oder in den e x t r a p o l a-
r e n Theilen des Nerven anregt, und in die Untersuchung der Vorgänge
z w i s c h e n den Elektroden oder in der i n t r a p o l a r e n Strecke.

Die e x t r a p o l a r e n V o r g ä n g e werden zur Seite der positiven
Elektrode oder Anode voraussichtlich andere sein, als zur Seite der negativen Elektrode oder Kathode. Die Gesammtheit der extrapolaren Erregungsvorgänge zerfällt somit in die a n o d i s c h e n e x t r a p o l a r e n
V o r g ä n g e und in die k a t h o d i s c h e n e x t r a p o l a r e n V o r g ä n g e.
Um beide vollständig kennen zu lernen, muss der zeitliche Verlauf der auf
die Schliessung des Stromes folgenden Erregbarkeitsschwankungen in verschiedenen Entfernungen von der Anode und Kathode nachgewiesen
werden.

Wir sind mit der Untersuchung der extrapolaren Erregungsvorgänge
durchweg auf die u n t e r dem Strom, zwischen diesem und dem Muskel
gelegene Nervenstrecke angewiesen; denn nur in dieser haben wir Aus
sicht, die ausserhalb des Stromes von demselben angeregten Vorgänge
unvermischt mit andern Erscheinungen aufzufinden, während bei der Prüfung o b e r h a l b der vom Strom durchflossenen Strecke neben jenen Vorgängen zugleich der Einfluss der Leitung der Erregung durch die durch-
flossene Strecke zur Beobachtung kommen muss. So wichtig daher seiner Zeit der Nachweis war, dass die Vorgänge zu beiden Seiten des
Stromes nicht durch die Lage der untersuchten Nervenstrecke einerseits
zu dem Centralorgan, andererseits zu dem Muskel beeinflusst werden, so
können wir doch jetzt dieses Ergebniss als durch vielfache Erfahrungen,
namentlich aber durch die Untersuchungen Pflüger's über die Physiologie des Elektrotonus, als hinreichend sichergestellt betrachten und uns
demnach auf die Untersuchung derjenigen Theile des Nerven beschränken, in welchen die Erscheinungen der extrapolaren Erregung nicht ver-
mischt mit Veränderungen der Leitung sich darbieten. Soweit die letzteren für den Erregungsvorgang selbst von Bedeutung sind, werden wir
ohnehin in der Betrachtung der intrapolaren Vorgänge auf sie zurückkommen.

Bei der Untersuchung der Vorgänge in der i n t r a p o l a r e n Nervenstrecke muss, ähnlich wie bei den extrapolaren Vorgängen, gefragt
werden, wie von Strecke zu Strecke die Erregung zwischen Anode und
Kathode verläuft. Die intrapolaren Erregungsvorgänge zerfallen somit
wieder in diejenigen Vorgänge, welche sich in der Nachbarschaft der
Anode, und in diejenigen, welche sich in der Nachbarschaft der
Kathode entwickeln, oder in die a n o d i s c h e n i n t r a p o l a r e n V o r-
g ä n g e und in die k a t h o d i s c h e n i n t r a p o l a r e n V o r g ä n g e.

Ausserdem kann aber auch der Gesammteffect dieser beiden Vorgänge erforscht werden, indem man ermittelt, wie die Erregung in der
intrapolaren Strecke entsteht und verläuft, wenn diese als ein Ganzes un-

2 *

tersucht wird. Dies wollen wir als die i n t r a p o l a r e T o t a l e r r e g-
u n g bezeichnen.

Nachdem auf solche Weise die Gesammtheit der auf die Schliessung
des Stromes folgenden Erregungsvorgänge erforscht ist, werden wir in
ähnlicher Weise die Oeffnungserregung und die Erregung durch kurz
dauernde Reize zergliedern, wobei wir aber in diesen Fällen, auf die in
der ersten Untersuchung erhaltenen Resultate Bezug nehmend, nur .die
aus denselben sich ergebenden Hauptfragen behandeln werden. Sodann
werden noch einige Einflüsse zu besprechen sein, welche bei jeder Form
der Erregung auf den Verlauf derselben sich geltend machen: nämlich
die Einflüsse des physiologischen Zustandes der Ernährung, der äusseren
Temperatur und der Körperwärme. In einem Schlusskapitel, welches
die Gesammtheit der Ergebnisse zusammenfasst, werden wir endlich diejenigen Schlüsse über das Wesen der Nervenerregung zu ziehen suchen,
welche diese Untersuchung der äussern Nervenmechanik zu gestatten scheint.

Wir zerfällen somit unsere Untersuchung in sechs Capitel, in welchen wir handeln :

1) von der extrapolaren Schliessungserregung,

2) von der intrapolaren Schliessungserregung ,

3) von der Oeffnungserregung,

4) von der Erregung durch kurz dauernde Reize ,

5) von dem Einfluss verschiedener physiologischer und physika-
   lischer Bedingungen auf den Verlauf der Erregung.

6) von dem Wesen der Nervenerregung.

Erstes Capitel.

Von der extrapolaren Schliessungserregung.

Allgemeines Verfahren zur Untersuchung der extrapolaren Erregbarkeitsschwankungen.

§. 10. Der Verlauf der auf die Schliessung des Stromes folgenden extrapolaren Erregung kann mittelst der Erregbarkeitsprüfung im Allgemeinen durch folgende Verfahrungsweisen erforscht werden:

1) Die Stärke des constanten Stromes, der die Erregung hervorbringt, wird während einer Versuchsreihe constant erhalten, und die Zeit zwischen Schliessung des Stromes und Einwirkung des Prüfungsreizes wird variirt; solche Versuchsreihen mit Variation der Zeiträume müssen dann successiv bei den verschiedenen Stromstärken angestellt werden.

2) Die Zeit zwischen Strom und Prüfungsreiz wird während einer Versuchsreihe constant erhalten, dagegen die Stärke des Stroms variirt; diese Versuchsreihen mit Variation der Stromstärken sind dann bei verschiedener Grösse der Zeitzwischenräume vorzunehmen.

Ferner kann 3) in jedem dieser Fälle die Entfernung des mittelst des Prüfungsreizes untersuchten Punktes von der durchflossenen Strecke und

4) die Richtung des reizenden Stromstosses verändert werden.

Endlich liesse sich noch 5) mit den Spannweiten der Elektroden des constanten Stromes sowie der Reizelektroden wechseln, während die übrigen in Betracht kommenden Elemente constant bleiben. Wir haben jedoch auf den letzteren Punkt, der in dem vorliegenden Fall ein untergeordnetes Interesse darzubieten schien, unsere Beobachtungen nicht ausgedehnt.

Es ist klar, dass die Versuchsmethoden 1 und 2 zu den nämlichen Resultaten führen müssen ; es ist daher jede, vorzugsweise aber die erste gewählt worden, weil sie den Verlauf der Erscheinungen am anschaulichsten darstellt. Der Einfluss der Lage des untersuchten Punktes zur durchflossenen Strecke sowie der Richtung des reizenden Stroms ist in den nämlichen Versuchsreihen untersucht worden, indem der Prüfungsstrom successiv verschiedenen Punkten der Nervenlänge zugeführt und ihm eine wechselnde Richtung gegeben wurde.

Das Schema, nach welchem unsere Versuche über den Verlauf der Erregbarkeitsänderungen in den extrapolaren Nervenstrecken angestellt werden, ist hiernach das folgende (Fig. 3). Auf dem Myographiontisch befinden sich, in jeder beliebigen Entfernung von einander, von null an bis nahezu zum doppelten Werth der Schwingungsamplitude, fixirbar, zwei Stromunterbrecher, deren einem auch ein Stromschliesser substituirt

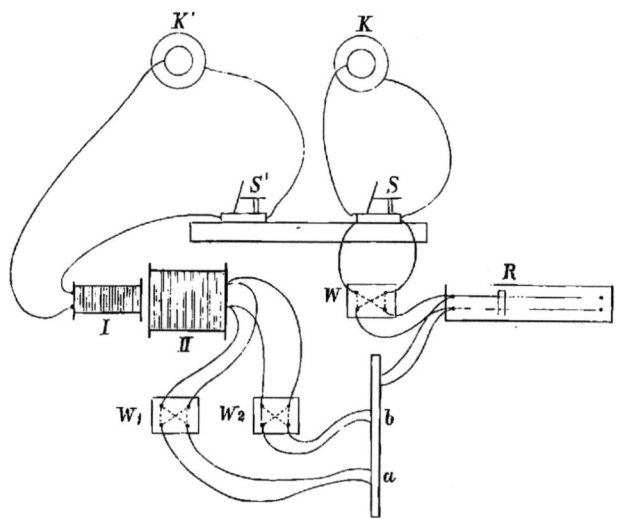

Fig. 3

werden kann. Der Unterbrecher S bildet, so lang er geschlossen ist, für den Strom der Kette K eine Nebenschliessung von sehr verschwindendem Widerstand zum Nerven. In die Leitung zum letzteren ist ausserdem der Rheochord R als Nebenschliessung eingeschaltet zum Behufe der Abstufung der Stromstärke. Ferner befindet sich in ihr ein Rumkorff'scher Stromwender *) W, damit dem Strom im Nerven beliebig ab- oder aufsteigende Richtung gegeben werden kann. So lange S geschlossen ist, ergiesst sich kein irgend merklicher Strom durch den Nerven; im Moment aber, wo durch das herabfallende Pendel der Contact

---

*) Vgl. Wiedemann, Lehre vom Galvanismus, Bd. I S. 280.

gelöst wird, fliesst der ganze Strom durch die verzweigte Leitung des Rheochords und des Nerven.

Der Unterbrecher S' ist in die Leitung der Kette K' eingeschaltet, in welcher sich ausserdem die primäre Spirale I des Inductionsapparates befindet. Von jedem Ende der secundären Spirale II gehen zwei Leitungsdrähte zu je einem der Rumkorff'schen Stromwender W_1 und W_2. Wird W_1 geschlossen, so bleibt W_2 geöffnet, ebenso umgekehrt. Im Moment, wo durch das Pendel der Contact in S' gelöst und dadurch der Strom in der primären Spirale unterbrochen wird, kann daher entweder durch die Nervenstrecke a oder durch die Nervenstrecke b ein Oeffnungsinductionsschlag gesendet, und diesem kann je nach der Stellung des Stromwenders die ab- oder aufsteigende Richtung gegeben werden.

Soll nun die Erregbarkeit in einer gegebenen, durch die gegenseitige Stellung von S und S' bestimmten Zeit nach Schliessung des constanten Stromes geprüft werden, so lässt man zunächst, während die Wippe W geöffnet und eine der Wippen W_1, W_2 auf- oder absteigend geschlossen ist, das Pendel eine Schwingung ausführen : man erhält dann diejenige Zuckung, die der Prüfungsreiz ohne Stromeseinwirkung erzeugt. Hierauf wird in einem zweiten Versuch ausser der vorigen auch noch die Wippe W geschlossen : jetzt erhält man die Zuckung, welche der Prüfungsreiz unter Einwirkung der vorangegangenen Erregung durch den constanten Strom auslöst, und zwar sind beide Zuckungen einander superponirt, so dass sich mit grosser Sicherheit ihre etwaigen Unterschiede in Bezug auf Höhe und Dauer und in Bezug auf die Zeit der latenten Reizung feststellen lassen. Decken sich beide Zuckungen vollständig, so gilt dies als ein Zeichen, dass die Erregbarkeit unverändert geblieben ist. Sobald im zweiten Versuch das Pendel seine Schwingung vollendet hat, wird die Wippe W geöffnet, damit der Strom nicht unnöthig lange auf den Nerven einwirkt. Um jeden Verdacht auszuschliessen, dass etwa die Wirkung des Prüfungsreizes unabhängig sich verändert haben möchte, wird 1) abwechselnd der Prüfungsreiz zuerst ohne, und dann mit constantem Strome, hierauf zuerst mit und dann ohne constanten Strom untersucht; 2) werden die Versuchsreihen möglichst so ausgeführt, dass man schliesslich wieder zu den Anfangsversuchen zurückkehrt: es wird also z. B. bei Variirung der Zeit von null zu den grösseren Zeiträumen übergegangen und dann wieder allmälig zu null zurückgekehrt.

Gegen den Verdacht, dass Stromesschleifen aus dem Kreis des constanten Stromes in denjenigen des Prüfungsstromes übergegangen seien, sichert die gewöhnliche, am Schluss der Versuchsreihe vorgenommene Controle der Durchschneidung des Nerven oder der Umschnürung desselben mit einem feuchten Faden zwischen der durchflossenen und der geprüften Nervenstrecke.

I. Verlauf der Erregung unter der positiven Elektrode.

(Anodische extrapolare Erregungsvorgänge.)

1. Von der Einwirkung schwacher und starker Ströme, welche keine Zuckung erregen.

§. 11. Die Untersuchung der extrapolaren Erregbarkeit im Moment der Schliessung des Stromes und unmittelbar nach derselben gestaltet sich in dem e i n e n Fall verhältnissmässig am einfachsten, wenn der Strom keine Zuckung erzeugt. Hier lassen sich in jedem Zeitpunkt ohne weiteres aus der Vergleichung der von der nämlichen Abscissenlinie sich erhebenden Zuckungen der Prüfungsreize die Schwankungen der Erregbarkeit ermessen. Dieser Fall findet aber, wie aus dem Zuckungsgesetze bekannt ist (§. 7), sowohl dann statt, wenn der Strom sehr schwach, als auch dann, wenn er sehr stark ist, indem bei starken aufsteigenden Strömen die Schliessungszuckung hinwegbleibt und nur noch die Oeffnungszuckung sich einstellt.

A. Schwache aufsteigende Ströme.

§. 12. Die Erregbarkeit unmittelbar nach der Schliessung des schwachen aufsteigenden Stromes ist in höherem Grade, als irgend eine andere Erscheinung des Gebietes, das wir betreten, von den Eigenschaften des untersuchten Nerven abhängig; die Erforschung dieser Erregbarkeitsschwankungen bietet daher weitaus die grössten Schwierigkeiten. Nimmt man die Prüfungsreize etwas entfernter von der Minimalerregung, um ihren Effect constant zu erhalten, so kann man in vielen Fällen bis zur Grenze herangehen, wo der aufsteigende Strom Schliessungszuckung erzeugt, ohne dass in der Zeit unmittelbar nach der Schliessung des Stromes irgend eine Veränderung sich einstellt. Wählt man dagegen eine wirkliche Minimalerregung, so wird man selten Spuren einer veränderten Erregbarkeit vermissen, aber es ist dann eine sehr constante Beschaffenheit des Versuchsobjectes erforderlich, um zu beweisenden Ergebnissen zu gelangen.

Ueberblickt man, nach Ueberwindung dieser Schwierigkeiten, die Versuchsresultate, so ordnen sich dieselben in nicht weniger als drei wesentlich verschiedene Gruppen:

1) in solche Fälle, in denen kurze Zeit nach Schliessung des Stromes eine Abnahme der Erregbarkeit nahe der positiven Elektrode sich einstellt und gegen den Muskel hin fortschreitet, während zu keiner Zeit eine Spur vermehrter Erregbarkeit nachweisbar ist;

2) in solche Fälle, in denen kurze Zeit nach Schliessung des Stromes entweder in der ganzen Nervenlänge zwischen positiver Elektrode und Muskel oder nur in den von der Anode entfernteren Nervenstrecken eine gesteigerte Erregbarkeit gefunden wird, welche dann erst einer Abnahme der Erregbarkeit Platz macht;

3) in solche Fälle, in denen nur Zunahme, keine Abnahme der Erregbarkeit sich nachweisen lässt. So gross die Mannigfaltigkeit der Erscheinungen ist, die uns in den hier unterschiedenen Fällen entgegentreten, so werden wir uns doch bald überzeugen, dass dieselben eine Stufenfolge von Zuständen darstellen, die sich durch gewisse äussere Einwirkungen leicht in einander überführen lassen, ebenso wie sie ohne unser Zuthun durch die wechselnden Lebensbedingungen der Nervensubstanz erzeugt werden. Zunächst aber wollen wir jede dieser Erscheinungsgruppen näher ins Auge fassen.

a. **Abnahme der Erregbarkeit unter dem schwachen aufsteigenden Strome.**

§. 13. Die Nerven, welche in diese erste Kategorie gehören, sind durchweg solche von hoher Leistungsfähigkeit, d. h. sie sind einer bedeutenden Kraftentwickelung fähig, und behalten lange ihre Reizbarkeit, womit aber durchaus nicht gesagt ist, dass sie auch einen hohen Grad von Erregbarkeit besitzen müssen; im Gegentheil pflegt die letztere bei den Nerven der zweiten Gruppe sowohl der Schliessung des constanten Stromes wie andern Reizen gegenüber erheblich grösser zu sein.

Nach dem Zuckungsgesetze, wie es zuletzt von Pflüger dargelegt wurde *), reagirt der unveränderte Nerv zunächst auf die Schliessung des schwachen aufsteigenden Stromes mit Zuckung seines Muskels, und erst bei etwas stärkeren Strömen tritt die Schliessungszuckung auf den absteigenden Strom hinzu. Diese Regel trifft jedoch keineswegs immer ein, sondern oft wird die absteigende Schliessungszuckung zuerst beobachtet.

Die hier in Frage stehenden Nerven bieten ausnahmlos dies Verhalten dar, ohne dass jedoch umgekehrt aus dem Erstauftreten der absteigenden Schliessungszuckung immer auf die jetzt zu besprechenden Eigenschaften geschlossen werden könnte.

Die Erscheinungen, welche die Erregbarkeitsabnahme zur Seite der positiven Elektrode des schwachen Stromes begleiten, sind nun im wesentlichen die folgenden:

1) Untersucht man die Erregbarkeit eines der Anode möglicht nahe gelegenen Punktes, so zeigt sich dieselbe im Moment der Sehliessung noch völlig unverändert. Lässt man aber zwischen dieser und der Einwirkung des Prüfungsreizes nur eine kurze Zeit verfliessen, so gibt sich,

---

*) Untersuchungen über die Physiologie des Elektrotonus, S. 455.

falls der letztere der Minimalgrenze hinreichend nahe kommt, eine geringe aber deutliche Abnahme der Erregbarkeit zu erkennen. Mit wachsender Zeitdistanz zwischen der Entstehung des Stromes und dem Prüfungsreiz wird diese Abnahme grösser, bis endlich der gewählte Minimalreiz keine Zuckung mehr auslöst.

Die Fig. 4 stellt einen Theil eines solchen Versuchsverlaufs dar, wie er unmittelbar vom Wadenmuskel des Frosches aufgezeichnet worden ist. a ist der Zeitpunkt der Schliessung des Stromes, b der Zeitpunkt des Prüfungsreizes. R bedeutet die Zuckung, welche der Prüfungsreiz für sich verursachte, R C diejenige Zuckung, welche er nach Schliessung

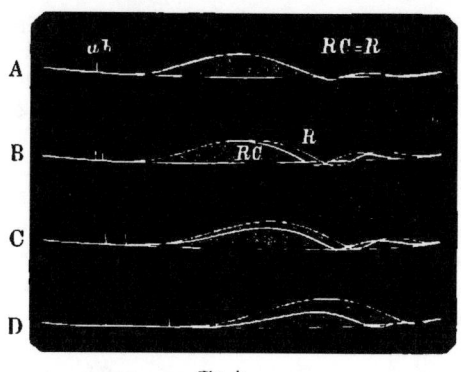

Fig. 4.

des constanten Stromes auslöste. a ist überall gleichweit, nämlich 5,5°, von der Mitte des Schwingungsbogens entfernt, ein Winkelgrad entspricht 7,9 Mm. Bogenlänge, die Schwingungsamplitude ist, wie auch in den folgenden Versuchen, die kleinere von 9°30′. Somit ist die Zeit ab in A = 0, in B = 0,0032, in C = 0,0096 und in D = 0,032″. Die Richtung des reizenden Stromstosses, eines Oeffnungsinductionsschlags, war die aufsteigende, die negative Reizelektrode war 5, die positive 10 Mm. von der positiven Elektrode des constanten Stromes entfernt. In A fallen R und RC zusammen, in B bis D werden Höhe und Dauer der Zuckung RC immer kleiner im Vergleich mit den nämlichen Dimensionen der Zuckung R.

Auch bei mässiger Geschwindigkeit unserer zeitmessenden Werkzeuge können wir demnach das allmälige Wachsen der Erregbarkeitsabnahme an dem der Anode benachbarten Punkte verfolgen. In dem vorliegenden Beispiel hat es länger als 0,03 Secunden gedauert, bis die gewählte Minimalerregung des Prüfungsreizes in nur 5 Mm. Entfernung von der Anode zum völligen Verschwinden kam. Dennoch ist in diesem Fall, im Vergleich mit Beispielen, die wir noch werden kennen lernen, die Abnahme der Erregbarkeit mit verhältnissmässig grosser Geschwindigkeit vor sich gegangen.

2) Die Abnahme der Erregbarkeit gibt sich nicht nur durch verminderte Zuckungshöhe, sondern auch durch verminderte Zuckungsdauer und durch Verlängerung des Stadiums der latenten Reizung zu erkennen. Von diesen drei Symptomen tritt im gegenwärtigen Fall regelmässig die Verminderung der Zuckungsdauer zuerst auf, indem die beiden mit einander verglichenen Zuckungen bis zu ihrem Maximum sich decken und erst während des Stadiums der abnehmenden Energie von einander sich trennen, dadurch dass die Zuckung R C früher wieder zur Abscissenlinie herabsteigt. Erst bei weiterer Abnahme der Erregbarkeit nimmt auch die Zuckungshöhe ab, und zuletzt wird, wenigstens bei der hier gewählten Geschwindigkeit des zeitmessenden Apparates, die latente Reizung verändert. So zeigt die Fig. 4 in B fast nur Verkürzung der Dauer, in C hat auch die Zuckungshöhe deutlich abgenommen, aber in D erst ist die Zeit der latenten Reizung merklich vergrössert. Wir können dieses Ergebniss dahin zusammenfassen, dass die Veränderung der Prüfungszuckung in Folge der abnehmenden Erregbarkeit von ihrem Ende nach ihrem Anfang hin fortschreitet.

3) Untersucht man gleichzeitig einen der Anode benachbarten und einen von ihr entfernteren Punkt des Nerven, jedesmal, um die Bedingungen der Erregbarkeitsprüfung constant zu erhalten, mit gleich gerichteten Inductionsschlägen, so ergibt sich ausnahmslos, dass, während an dem näheren Punkt die Erregbarkeitsabnahme bereits im Wachsen begriffen ist, sie an dem ferneren noch nicht begonnen hat. Hat sie dort bereits zum völligen Auslöschen der Minimalerregung geführt, so beginnt sie hier erst merklich zu werden, um dann ebenfalls langsam anzusteigen. So gab in dem Versuchsbeispiel, welchem die Fig. 4 entnommen ist, eine 20 Mm. von der Anode entfernte Nervenstrecke bei allen Zeitdistanzen A bis C R C = R, erst bei D stellte sich eine merkliche Abnahme der Zuckung R C heraus.

4) Die Abnahme der Erregbarkeit, welche die Schliessung des schwachen aufsteigenden Stromes hervorbringt, erlischt ziemlich bald wieder, obgleich die Kette geschlossen bleibt. Schon einige Secunden nach Schliessung des Stromes findet man in der Regel die vorige Erregbarkeit wiederhergestellt, falls nicht, wie es an minder leistungsfähigen Präparaten vorkommen kann, der Strom die Erregbarkeit bleibend alterirt hat, so dass die zuvor gewählte Minimalerregung auch nach dem Oeffnen der Kette nicht mehr die frühere Zuckungsgrösse auslöst.

Trotzdem geschieht das Wiederschwinden der Erregbarkeitsabnahme langsam genug, dass es sich in der Regel der genaueren Verfolgung mit unsern zeitmessenden Hülfsmitteln entzieht, indem der Beginn jenes Schwindens meistens in eine Zeit fällt, die vom Zeitpunkt der Schliessung des Stromes zu weit abliegt, als dass sie bei der grössten Entfernung der beiden Stromunterbrecher erreicht werden könnte. In einzelnen Fällen, in welchen die herabsetzende Wirkung der Schliessung des Stro-

mes ausnahmsweise rasch vorübergeht, kann sich an einem der Anode
näheren Punkte die normale Erregbarkeit bereits wiederhergestellt finden, während sie an einem ferneren Punkt erst in Abnahme begriffen ist.

5) Die Wirkung des schwachen aufsteigenden Stromes nimmt in
Folge öfter wiederholter Stromschliessungen allmälig ab. Dies gibt sich
zunächst daran zu erkennen, dass die Abnahme der Erregbarkeit noch
langsamer ansteigt und sich fortpflanzt, als bei unverändertem Zustand
des Präparates. Häufig stellt sich dann aber auch bald, namentlich an
den von der Anode entfernteren Punkten, eine vorübergehende Zunahme
der Erregbarkeit ein. Es hat jetzt dasjenige Verhalten Platz gegriffen,
welches wir unten werden kennen lernen. Viele Versuche werden durch
den baldigen Eintritt dieses veränderten Zustandes unbrauchbar für die
genauere Verfolgung der reinen Erregbarkeitsabnahme.

6) Die Richtung des reizenden Stromstosses ist für den Erfolg der
Erregbarkeitsprüfung nicht gleichgültig. Für den vorliegenden Fall lassen
sich alle Erfahrungen dahin zusammenfassen, dass der aufsteigende, also
der dem constanten Strom gleichgerichtete Prüfungsstrom ein empfindlicheres Reagens für die Abnahme der Erregbarkeit ist, als der absteigende. Nicht in allen Fällen ist dieser Einfluss der Richtung der Prüfungsströme nachzuweisen; er scheint zuweilen durch andere Einflüsse,
z. B. durch die verschiedene Reizbarkeit der geprüften Nervenpunkte,
verdeckt zu werden. Wo er zu finden ist, da gibt er sich häufig darin
kund, dass zwar sowohl bei auf- wie absteigender Richtung der Prüfungsströme Abnahme der Erregbarkeit vorkommt, dass diese aber für
die aufsteigende Richtung beträchtlicher ist, indem ein durch die der
Anode nähere Nervenstrecke b (in Fig. 3) absteigend fliessender Stromstoss eine geringere Abnahme der Erregbarkeit ergibt als die durch die
entferntere Strecke a in aufsteigender Richtung geführte. Da mit der
Entfernung von der positiven Elektrode, wie die Prüfung mit gleich gerichteten Stromstössen regelmässig ergibt, die Veränderung der Erregbarkeit geringer wird, so kann dieses abweichende Resultat nur durch
den Einfluss der Richtung der Prüfungsströme bedingt sein. In andern
Fällen macht sich derselbe Einfluss noch merklicher geltend, indem der
absteigende Prüfungsstrom überhaupt an keinem Punkte des Nerven eine
Veränderung der Erregbarkeit und nur der aufsteigende die von der
Anode gegen den Muskel sich ausbreitende Erregbarkeitsabnahme erkennen
lässt. Würden die Fälle letzterer Art allein vorliegen, so bliebe die Annahme möglich, dass die Abnahme der Erregbarkeit unter dem schwachen aufsteigenden Strom nur unter dem gleichzeitigen Einfluss des aufsteigenden Prüfungsstromes überhaupt existire. Diese Meinung wird aber
durch jene andern Fälle, in denen auch der absteigende Prüfungsstrom
eine herabgesetzte Erregbarkeit ergibt, widerlegt. Wir können daher nur
statuiren, dass der aufsteigende Prüfungsstrom das empfindlichere Reagens für die unter der Anode sich einstellenden Zustände ist. Hiermit

stimmt auch vollkommen überein, dass die Unwirksamkeit der absteigenden Prüfungsströme gerade in solchen Fällen beobachtet wird, in denen die herabgesetzte Erregbarkeit rasch wieder schwindet, in denen also die ganze Erregbarkeitsschwankung augenscheinlich eine geringere Stärke besitzt.

Aus der Gesammtheit dieser Erscheinungen ergibt sich, dass nach der Schliessnng des schwachen aufsteigenden Stromes an der positiven Elektrode ein Vorgang sich einstellt, welcher langsam und mit abnehmender Intensität und Geschwindigkeit gegen den Muskel sich ausbreitet. An jedem Punkt, den er ergreift, gibt sich dieser Vorgang durch ein allmäliges Sinken der Erregbarkeit kund, welches nach einiger Zeit ebenso allmälig wieder verschwindet. Den ganzen Vorgang können wir daher als eine von der positiven Elektrode gegen den Muskel herabfliessende Hemmungswelle bezeichnen. Zur Unterscheidung von ähnlichen Erscheinungen, welche, wie wir später erfahren werden, unter gewissen Bedingungen zur Seite der Kathode sich einstellen, wollen wir dieselbe speciell mit dem Namen der anodischen Hemmungswelle belegen.

§. 14. Die geschilderten Erscheinungen sollen nun an einer Reihe von Versuchsbeispielen erläutert werden. Die Nummern in der ersten Verticalcolumne der folgenden Tabellen zeigen die Reihenfolge an, in welcher die Beobachtungen angestellt sind. D gibt den Abstand der negativen Reizelektrode von der positiven Elektrode des constanten Stromes. In den Fällen, wo die Richtung des Prüfungsstromes während der Versuchsreihe wechselt, ist sie beigefügt. Unter T sind sodann die Zeiträume zwischen Schliessung des Stromes und Eintritt des Prüfungsreizes in Secunden verzeichnet. Unter R sind die Hauptmaasse der Zuckungscurven des Prüfungsreizes o h n e Einwirkung des constanten Stromes, unter R C dieselben Maasse m i t Einwirkung des Stromes enthalten, und zwar sind die Höhe (H), die der Zuckungsdauer entsprechende Länge (L) sowie die latente Reizung (LR) in Millimetern angegeben. Als Höhe ist die unmittelbar gemessene aufgeführt, die, weil der Muskel am Mittelpunkt der Länge des Myographionhebels zieht, das doppelte der wirklichen Muskelverkürzung beträgt. Da an die Kenntniss der absoluten Dauer der Zuckung und der latenten Reizung ein besonderes Interesse sich im vorliegenden Fall nicht knüpft, so habe ich diese Längen nicht erst in Zeiträume umgerechnet. Uebrigens ist die latente Reizung und selbst die Zuckungslänge nicht immer gemessen worden, sondern in der Regel nur, wenn beide an den verglichenen Curven bemerkenswerthe Unterschiede darboten. Da die latente Reizung bei der gewählten Geschwindigkeit des zeitmessenden Apparates gewöhnlich keine merklichen Differenzen zeigte, so fehlt sie am häufigsten. Unterschiede der Zuckungsdauer sind fast immer zu finden, wenn überhaupt zwei Zuckungscurven von einander abweichen. Die Messungen sind durchweg bloss mit dem Cirkel ausgeführt. Dieses Verfahren, wel-

ches zu wenig zuverlässig wäre, wenn getrennt gezeichnete Curven
verglichen werden sollten, ist hier, wo diese aufs genaueste einander superponirt sind, jedenfalls ausreichend, um die ungefähre Grösse
der Unterschiede anzugeben, da über die Richtung der letzteren ohnehin
kein Zweifel aufkommen kann.

Versuch I.

Spannweite der const. El. 6, der Reizelektroden 4 Mm. Zwei Reizelektrodenpaare. Reiz: aufsteigender Oeffnungsinductionsschlag. Abstände
der negativen Reizelektroden von der + El. des const. Stromes (D) 8
und 24 Mm.

Nr.	D	T	R			RC		
			H	L	LR	H	L	LR
1	8	0	3	30	6	3	30	6
2	24	0	3	30	—	3	30	—
3	8	0,023	3	29	6,5	2,5	29	6,5
4	„	0,045	3,25	28	7	2,5	28	3
5	24	„	3	30	—	3	30	—
6	8	0,070	3	30	7	2,4	30	7
7	24	„	3	30	—	3	30	—
8	8	0,083	3	30	—	0	0	—
9	24	„	3	30	—	3	30	—
10	8	0,119	2,8	30	—	0	0	—
11	24	„	2,8	30	—	2,8	30	—
12	„	0,196	2,8	30	—	2,5	30	—
13	„	0,280	3	28	—	2,8	28	—
14	8	0,152	3	27	—	2,5	26	
15	24	„	3	27	—	3	27	—
16	8	0,130	3	28	—	0	0	—
17	24	„	3	28	—	3	28	—
18	8	0,066	3	28	8	1,5	22	11
19	24	„	3	28	—	3	28	—
20	8	0,052	3	27	—	2,75	27	—
21	8	0	3	24	—	3	24	—
22	24	0	3	24	—	3	24	—

In diesem Versuch tritt an dem entfernteren Punkt die Abnahme
der Erregbarkeit beträchtlich später als an dem der Anode näheren
Punkte ein. Während sie in 8 Mm. Distanz schon nach 0,02" deutlich
zu finden ist, scheint sie etwa 0,2" zu gebrauchen, um in 24 Mm. Entfernung nachweisbar zu werden. Daraus würde sich eine ungefähre Fortpflanzungsgeschwindigkeit von 89 Millim. in der Secunde ergeben. Nimmt
man an, dass die Abnahme der Erregbarkeit an der positiven Elektrode
im Moment der Schliessung des Stromes beginnt, so würde die Secundengeschwindigkeit bis zum oberen Punkt 400 Mm., bis zum unteren

120 Mm. betragen. Der erste dieser Werthe ist jedenfalls eher zu klein als zu gross, da die Erregbarkeitsabnahme vermuthlich an der Anode selbst erst eine kurze Zeit nach Schliessung des Stromes merklich wird. Wenn nun auch selbstverständlich diese Bestimmungen höchst approximative sind, so lässt sich doch aus denselben entnehmen:

1) dass die Fortbewegung der Erregbarkeitsabnahme mit ausserordentlich geringer Geschwindigkeit geschieht, und

2) dass diese Geschwindigkeit wahrscheinlich mit der Entfernung von der positiven Elektrode noch fortwährend abnimmt.

Dasselbe Resultat lässt sich aus einer Anzahl ähnlich ausgeführter Versuche gewinnen, in denen, um den Nerven nicht allzusehr durch öftere Schliessung des Stromes zu verändern, meist nur für e i n e n Punkt bei aufsteigender Richtung des Prüfungsstromes die Zeit bestimmt wurde, in welcher die Erregbarkeitsabnahme eben merklich wurde. So ergab sich, wieder unter der Voraussetzung, dass die Zuckung an der Anode im Moment der Schliessung beginnt:

Secundengeschwindigkeit der Erregbarkeitsabnahme.	Entfernung des Punktes, für welchen dieselbe bestimmt wurde, von der Anode in Mm.
1) 420	6
2) 200	20
3) 186	20
4) 500	13⎫
6) 80	13⎭

Die Zahlen 4 und 5 sind an demselben Präparate, die eine zu Anfang, die andere zu Ende der Versuchsreihe erhalten worden.

V e r s u c h II.

Spannweite der const. El. 20 Mm., der Reizelekroden 5 Mm. Zwei Reizelektrodenpaare. Reiz: Oeffnungsinductionsschlag, abwechselnd auf- und absteigend.

Nr.	D	T	R			RC		
			H	L	L R	H	L	L R
1	7 aufst.	0,038	3	28	—	0	—	—
2	12 abst.	„	3	28	—	3	26	—
3	7 aufst	„	3	28	—	0	—	—
4	22 aufst.	„	2,5	26	—	0	—	—
5	27 abst.	„	3	30	—	3	30	—
6	7 aufst.	„	3	27	—	0	—	—
7	12 abst.	„	3	27	—	3	27	—
8	22 aufst.	„	3	27	13	1,5	23	15
9	27 abst.	0,19	3	30	—	3	30	—
10	22 aufst.	„	2,5	28	—	0	—	—

Nr.	D	T	R			RC		
			H	L	LR	H	L	LR
11	12 abst.	0,19	3	29	—	3	29	—
12 -	7 aufst.	„	3	31	—	3	30	—
13	„	„	3	30	—	3	30	—
14	22 aufst.	„	3	28	—	0	—	—
15	7 aufst.	0,23	3	26	—	3	26	—
16	12 abst.		3	26	—	3	26	—
17	22 aufst.		2,5	26	—	0	—	—
18	27 abst.	„	3	27	—	3	27	—
19	22 aufst.	0,091	3	29	11	2,4	27	12
20	7 aufst.	„	3	28	11,5	1,5	25	14
21	12 abst.	„	3	29	—	3	29	—
22	27 abst.	„	3	28	—	3	28	—
23	7 aufst.	0,019	3	28	—	0	—	—
24	12 abst.	„	3	28	—	3	28	—
25	22 aufst.	„	3	28	—	3	28	—
26	27 abst.	„	3	28	—	3	28	—
27	7 aufst.	0,007	3	30	—	3	30	—
28	22 aufst.		3	28	—	3	28	—

Der Strom wird so weit verstärkt, dass absteigende Schliessungszuckung entsteht.

29	7 aufst.	0,084	2,5	30	—	0	—	—
30	12 abst.	„	2,6	30	—	2,6	28	—
31	27 abst.	„	2,5	28	—	2,5	28	—
32	22 aufst.	0,084	2,5	24	—	2,5	24	—
33	„	0,32	2,5	24	—	2,5	24	—
34	7 aufst.		2	22	—	0	—	—
35	12 abst.		2	25	—	0	—	—
36	27 abst.		2	27	—	2	27	—
37	7 aufst.	0,20	2	22	—	2	22	—
38		0,32	2	22	—	0	—	—

Die vorstehende Versuchsreihe ist in mehrfacher Rücksicht beachtenswerth. Vergleichen wir die beiden Punkte, welche aufsteigend gereizt wurden (in 7 und 22 Mm. Entfernung von der Anode), so wird im ersten Theil der Versuchsreihe bei den schwächsten Stromstärken, welche weder ab- noch aufsteigend Schliessungszuckung hervorbringen, nach einem ziemlich kurzen Zeitraum die Minimalerregung durch den aufsteigenden Strom an beiden Punkten herabgedrückt (Nr. 1, 3, 4, 8). Wird nun die Zeitdistanz allmälig vergrössert, so nimmt für den von der Anode entfernteren Punkt die Hemmung zu (10, 14, 17), während sie für den näheren Punkt abnimmt und bald sogar ganz schwindet (12, 13, 15). Verringern wir wieder die Zeitdistanz, so erreichen wir zunächst eine Grenze, wo die Erregbarkeit für beide Punkte herabgesetzt ist (19,

20), und bei der kleinsten Zwischenzeit endlich zeigt nur der obere Punkt Abnahme der Erregbarkeit, während diese am unteren noch unverändert ist. Wir verstärken jetzt den schwachen Strom (Nr. 29), aber zugleich verändert sich der Zustand des Nerven sehr rasch, wie wir schon an der Abnahme der Zuckungsböhen erkennen. Der tiefere Punkt wird nun gar nicht mehr von der Hemmung erreicht: an dem oberen ist sie nur bei den grössten Zeiträumen zu finden, wo sie vorhin, bei Anwendung der schwächsten Ströme schon wieder geschwunden war.

Bei den schwächsten Strömen (Nr. 1—28) zeigt sich ein so augenfälliges Uebergewicht der hemmenden Wirkung bei der aufsteigenden Richtung der Prüfungsströme, dass die absteigende Richtung nur im Anfang eine geringe Verkürzung der Zuckungsdauer gibt (2), in allen andern Beobachtungen ist bei absteigender Richtung der Prüfungsströme der constante Strom unwirksam. Dies wird anders nach der Verstärkung des Stromes, wo sich bei auf- wie absteigender Richtung des Stromstosses die Abnahme der Erregbarkeit bemerklich macht (34, 35).

In andern Versuchen ist von einem solchen Unterschied zu Gunsten der aufsteigenden Richtung der Prüfungsströme nichts zu entdecken. Als Beispiel hiefür diene noch die folgende kleine Versuchsreihe.

Versuch III.

Spannweite der const. Elektr. 5 Mm., der Reizelektroden 4 Mm. Reiz: Oeffnungsinductionsschlag, abwechselnd auf und absteigend.

Nr.	D	T	R		R C	
			H	L	H	L
1	12 aufst.	0,037	3	30	2	24
2	16 abst.		3,6	30	2,5	25
3	20 aufst.	„	2,5	27	2,5	24
4	24 abst.	„	2,5	28	2	24
5	16 aufst.	0,25	2,5	28	2	26
6	24 abst.		1,8	27	1,5	26
7	12 aufst.		2,4	29	2	25
8	20 aufst.		2	24	2	24

Der Reiz wird durch eine schwache Verschiebung der secundären Rolle etwas verstärkt.

9	12 aufst.	0,25	3,4	28	3	25
10	20 aufst.	„	3	25	3	25
11	12 aufst.	0,083	4	28	3,7	26
12	20 aufst.	„	3	25	3	25
13	12 aufst.	0,28	3	23	3	23

Nr.	D	T	R		R C	
			H | L		H | L	
14	20 aufst.	0,28	3	22	3	22
15	20 aufst.	0,049	3	24	3	24
16	12 aufst.	„	3	26	2,5	24
17	16 abst.	0,032	3,5	25	3	22
19	24 abst.		3,5	27	3,5	26

In dieser ganzen Versuchsreihe kommt offenbar keiner Richtung des Prüfungsstromes ein irgend merkliches Uebergewicht in der Nachweisung der Erregbarkeitsabnahme zu. Unbedeutende Differenzen, wie sie anscheinend zu Gunsten des untersten absteigend gereizten Punktes sich geltend machen (vgl. Nr. 3 und 4, 6 und 8) können leicht durch eine verschiedene Reizbarkeit der geprüften Punkte bedingt sein. Wenn nämlich in Folge einer solchen die Erregung des einen Punktes der Minimalgrenze näher kommt, so wird sich bei ihm, nach dem früher (§. 3) Bemerkten, eine leise Schwankung der Erregbarkeit intensiver bemerklich machen.

Die Erregbarkeitsabnahme ist an den oberen Punkten während der ganzen Versuchsreihe sehr bald nach Schliessung des constanten Stromes zu finden (1, 2, 11, 17). Dagegen ist ihre Dauer, wie in der vorigen Versuchsreihe, eine verhältnissmässig kurze, nach 0,28" ist keine Spur mehr vorhanden, sie zeigt sich aber wieder, sobald wir zu den kleineren Zeiträumen zurückkehren. Auch an den tiefer gelegenen Punkten sind zu Anfang des Versuchs schon nach kurzer Zeit Spuren der Erregbarkeitsabnahme anzutreffen, später sind aber solche weder nach kurzen noch grossen Zeiträumen mehr nachzuweisen. Die von der positiven Elektrode ausgehende Wirkung hat sich jetzt augenscheinlich auf eine kleinere Nervenstrecke zurückgezogen.

b. Zu- und Abnahme der Erregbarkeit unter dem schwachen aufsteigenden Strom.

§. 15. Unter Bedingungen, die wir theilweise noch werden kennen lernen, und die fast in der Mehrzahl der Versuche sich ohne Zuthun des Beobachters einstellen, bieten die Erscheinungen ein von dem oben geschilderten wesentlich verschiedenes Bild dar. Wir beobachten dasselbe häufig ebenfalls noch an Nervmuskelpräparaten, welche zuerst auf den absteigenden Strom mit Zuckung reagiren, ausnahmslos ist es aber an solchen Nerven zu finden, welche aufsteigende Schliessungszuckung zuerst auslösen.

Die Beobachtungen, welche hierher gehören, gruppiren sich unter die folgenden zwei Hauptfälle:

l) Abnahme der Erregbarkeit in den der Anode benachbarten Nervenstrecken, Zunahme derselben in den entfernteren, kurze Zeit nach der Schliessung des Stromes, worauf dann später entweder auch hier die Abnahme der Erregbarkeit eintritt oder aber die frühere Erregbarkeit wiederkehrt;

2) Zunahme der Erregbarkeit in der ganzen der Untersuchung zugänglichen Länge des Nerven zwischen Anode und Muskel und später eintretende Erregbarkeitsabnahme, die sich langsam von der positiven Elektrode aus fortpflanzt.

Die Voraussetzung bleibt natürlich unbenommen, und sie ist sogar sehr wahrscheinlich, dass auch in den Fällen der letzteren Kategorie jene Nervenstrecke dicht an der positiven Elektrode, welche wir wegen der Gefahr, dass Stromesschleifen sich in den Kreis des Prüfungsstromes ergiessen, nicht wohl mehr untersuchen können, noch in blosser Erregbarkeitsabnahme befindlich sei. In der That finden sich auch zwischen den beiden Hauptfällen, die wir oben unterschieden haben, alle möglichen Uebergangsstufen. Obgleich wir somit nicht der Meinung sind, dass es sich hier irgendwie um scharf geschiedene Zustände handle, so scheint es doch um der übersichtlichen Beschreibung der Erscheinungen willen zweckmässig, diese Hauptgruppen auseinanderzuhalten. Zur zweiten werden wir demnach alle diejenigen Beobachtungen rechnen, in denen schon 4—5 Millim. von der positiven Elektrode entfernt die der Schliessung des Stromes´folgende Zunahme der Erregbarkeit nachweisbar ist.

α. Fälle, in welchen die Erregbarkeitszunahme auf die unterste Nervenstrecke beschränkt ist.

§. 16. Die hier einzureihenden Beobachtungen schliessen sich unmittelbar den unter a geschilderten Erscheinungen der reinen Erregbarkeitsabnahme an. Nahe der positiven Elektrode verhält sich die Sache hier vollkommen ebenso wie oben. Nahe dem Muskel finden wir aber zur selben Zeit, wo unter der Anode schon die Hemmung beginnt, eine Zunahme der Erregbarkeit. In Bezug auf diese letztere lässt sich im Allgemeinen Folgendes feststellen

l) Die Zunahme der Erregbarkeit dauert immer erheblich länger als der gewöhnliche Zeitraum einer Zuckung beträgt. Im Uebrigen ist ihre Dauer abhängig von der Geschwindigkeit und Weglänge der von der Anode herabfliessenden Hemmungswelle sowie von der Lage der geprüften Nervenstrecke. Wird nämlich diese noch von der Hemmungswelle erreicht, so erlischt vor der letzteren die gesteigerte Erregbarkeit.

2) Häufig sind in den hier vorliegenden Fällen nicht alle Elemente der Zuckung in gleichem Sinne verändert, sondern die Erregbarkeitszunahme gibt sich oft nur durch Vergrösserung der Zuckungshöhe zu erkennen, während die Zuckungsdauer sogar verkürzt ist. Das Stadium der latenten Reizung ist entweder verkürzt oder nicht merklich verän-

3 *

dert. Wahrscheinlich haben wir diese Erscheinung so zu deuten, dass, während im Anfang des Zuckungsverlaufs die Erregbarkeit gesteigert ist, gegen Ende desselben die hemmende Wirkung anfängt, sich geltend zu machen. Diese Vermuthung bestätigt sich dadurch, dass bei einer kürzeren Zeitdistanz zwischen der Schliessung des Stroms und dem Prüfungsreiz alle Elemente der Zuckung im Sinne der Erregbarkeitszunahme verändert werden, dass dagegen bei einer Vergrösserung dieses Zeitraumes zwar die Zunahme der Zuckungshöhe anhält, aber die Zuckungsdauer abnimmt, worauf endlich bei den grössten Zeitdistanzen auch die Zuckungshöhe verkürzt und die latente Reizung verlängert wird.

Ein Versuchsbeispiel dieser Art habe ich in Fig. 5 durch den Wadenmuskel des Frosches aufzeichnen lassen. Bei der kleinen Distanz a b

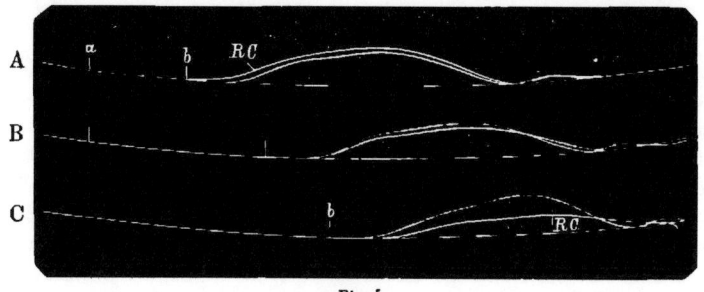

Fig. 5.

ist die Zuckung R C sowohl an Höhe wie an Dauer vergrössert, und die latente Reizung hat abgenommen (A), bei etwas grösserer Distanz sehen wir die Zuckungsdauer verkürzt (B), bei der grössten endlich hat die Zuckungshöhe von R C bedeutend ab- und die latente Reizung zugenommen (C). Der Punkt a ist in A und B jedesmal 5°, in C (wo er sich nicht mehr auf der Zeichnung befindet) 8,5° von der Mitte des Schwingungsbogens entfernt. Der Zeitraum a b beträgt in A 0,038, in B 0,072 und in C 0,33''. In C ist die Zuckungsdauer wieder grösser geworden, eine Veränderung, die gewöhnlich dann eintritt, wenn sich die Zeit der latenten Reizung stark vermindert hat.

3) Im Vergleich mit der langsamern Entstehung der Erregbarkeitsabnahme und ihrer trägen Fortpflanzung über den Nerven zeigt das Anschwellen und die Ausbreitung der Erregbarkeitszunahme eine bedeutende Geschwindigkeit. Sie ist immer sehr kurze Zeit nach der Schliessung des Stromes schon nachzuweisen, und ihre Schnelligkeit ist so gross, dass sie nicht mehr mit unsern Hülfsmitteln verfolgt werden kann. Wir können daher mit grosser Wahrscheinlichkeit annehmen, dass ihre Geschwindigkeit derjenigen des Erregungsvorganges selber gleichkommt. Der exacte Beweis hierfür lässt sich aber, auch bei einer bedeutenderen Geschwindigkeit des zeitmessenden Apparates, nicht führen, weil die Prüfungszuckung selbst eine so lange Zeit in Anspruch nimmt, dass

überhaupt nur so langsame Veränderungen, wie sie bei der anodischen Hemmungswelle stattfinden, durch die Erregbarkeitsprüfung der Zeit nach verfolgt werden können.

4) Auch in diesen Versuchen ist die Richtung der Prüfungsströme nicht ohne Einfluss. Sie macht im selben Sinne wie oben sich geltend, indem sich der aufsteigende Prüfungsstrom als das empfindlichere Reagens für die Erregbarkeitsabnahme erweist. Umgekehrt ist dann aber der absteigende Prüfungsstrom empfindlicher für die Erregbarkeitszunahme. Nicht nur kann daher eine kurze Nervenstrecke, abwechselnd ab- und aufsteigend gereizt, Veränderungen der Erregbarkeit ergeben, welche sich in diesem Sinne entgegengesetzt sind, sondern es kann sogar sich ereignen, dass eine tiefere Nervenstrecke aufsteigend durchflossen Abnahme, eine etwas höher gelegene absteigend durchflossen gleichzeitig Zunahme der Erregbarkeit zeigt.

5) Das hier geschilderte Verhalten bieten sehr viele Nerven im vollkommen unveränderten Zustande dar, so dass bei ihnen kein schwacher Strom, sofern er überhaupt noch die Erregbarkeit beeinflusst, gefunden werden kann, der nicht in den von der positiven Elektrode entfernten Nervenstellen vorübergehend Zunahme der Erregbarkeit hervorriefe. Die nämlichen Erscheinungen stellen aber in Folge öfterer Einwirkungen des Stroms oder in Folge des Absterbens allmälig auch an solchen Präparaten sich ein, an denen anfangs blosse Erregbarkeitsabnahme nachzuweisen war. Endlich ist, wenn man den Strom so stark nimmt, dass er der Grenze nahe kommt, wo die aufsteigende Schliessungszuckung entsteht, in der Regel die Erregbarkeitszunahme der tieferen Nervenpunkte als die Vorläuferin der wirklichen Erregung zu finden.

Alle diese Erscheinungen führen zu dem Ergebniss, dass in den hier vorliegenden Beobachtungen zu dem Vorgang, welchen wir vorhin als Hemmungswelle bezeichnet haben, ein neuer Vorgang hinzutritt, der, ebenfalls von der Anode gegen den Muskel sich ausbreitend, auf allen Punkten, die er ergreift, eine rasch ansteigende Zunahme der Erregbarkeit verursacht, welche, nachdem sie einige Zeit angedauert hat, wieder verschwindet. Diese Zunahme wird aber in den hier betrachteten Fällen in dem der Anode benachbarten Nervenbezirk durch die dort verhältnissmässig bald entstehende Hemmung verdeckt.

Wir werden somit zu der Vorstellung geführt, dass in diesen Beobachtungen neben der Hemmungswelle eine Erregungswelle zum Vorschein kommt, welche sich gleichzeitig mit jener von der Anode gegen den Muskel hin ausbreitet. Beide Vorgänge unterscheiden sich durch ihre Geschwindigkeit. Die Hemmungswelle steigt in den Fällen, von denen wir zunächst handeln, nur nahe der Anode noch rasch genug an, dass hier die Erregungswelle latent wird. Diese bricht nun aber vermöge ihrer grösseren Geschwindigkeit plötzlich an den entfernteren Stellen hervor. Später wird sie entweder auch hier von der langsam nachrückenden Hemmungswelle ausgelöscht, oder sie macht nach einiger Dauer dem früheren Zustande Platz. Diese Erregungswelle, die wir wieder zur Unterscheidung von ähnlichen Vorgängen auf der Seite der Kathode, als die anodische Erregungswelle bezeichnen wollen, unterscheidet sich von der Hemmungswelle ausser durch ihre grössere Geschwindigkeit noch weiterhin dadurch, dass sie mit unveränderter Intensität über die ganze extrapolare Nervenstrecke sich ausbreitet, während die Hemmungswelle allmälig auf ihrem Wege erlischt. In den von der Anode entferntesten Nervenstrecken lässt daher in der Regel am längsten die Erregungswelle sich nachweisen, weil sie hier nicht von der nachfolgenden Hemmungswelle erstickt wird, sondern langsam dem früheren Zustande Platz macht.

§. 17. Zur Erläuterung dieser Erscheinungen mögen die folgenden Versuchsreihen dienen.

Versuch I.

Spannweite der constanten Elektroden 6 Mm. Zwei Reizelektrodenpaare von je 5 Mm. Spannweite. Reiz: aufsteigender Oeffnungsinductionsschlag. In der Regel sind bloss die Zuckungshöhen gemessen, Länge und latente Reizung nur wo sie ungleich sind.

Nr.	D	T	R			RC		
			H	L	LR	.H	L	LR
1	6	0,028	3	—	—	0	—	—
2	24	„	3	32	5	3,5	29	5,5
3	6	0,080	2	—	—	0	—	—
4	24	„	3	34,5	5	3,5	31,5	5
5	6	0,116	3	—	—	0	—	—
6	24	„	3,5	—	—	3,5	—	—
7	24	0,164	3	—	—	3	—	—
8	24	0,227	3	—	—	3	—	—
9	24	0,220	3	—	—	3	—	—
10	24	0,145	2,8	—	—	2,8	—	—
11	6	0,084	2,8	—	—	0	—	—
12	24	„	3	30	—	4,5	29,5	—

Die untere Nervenstrecke wird hier gar nicht mehr von der Hemmung erreicht, höchstens macht in der Verkürzung der Zuckungsdauer eine solche sich geltend. Während des Stadiums der Erregbarkeitszunahme, das sehr kurze Zeit nach der Schliessung beginnt und mindestens 0,08″ anhält, ist nämlich nur die Zuckungshöhe vergrössert, die Zuckungsdauer dagegen regelmässig verkürzt.

Versuch II.

Spannweite der const. Elektr. 5 Mm. Zwei Reizelektrodenpaare von je
5 Mm. Spannweite. Reiz: aufsteigender Oeffnungsinductionsschlag.

Nr.	D	T	R			RC		
			H	L	LR	H	L	LR
1	8	0,045	6,5	—	—	0	—	—
2	8	0,141	6,5	—	—	0	—	—
3	22	„	6	—	—	7	—	—
4	22	0,095	6,8	—	—	7,5	—	—
5	8	0,172	6	—	—	0	—	—
6	22	„	4,5	—	—	1,5	—	—
7	8	0,205	6	—	—	0	—	—
8	22	„	2	—	—	1,5	—	—
9	8	1*	6	—	—	0	—	—
10	22	1*	5,5	—	—	5,5	—	—
11	22	0,3	4,5	—	—	5	—	—
12	22	„	4,5	—	—	5	—	—
13	8	„	5,25	—	—	5	—	—

Nachdem der Nerv durch andere Zuckungsversuche ermüdet, wird in
der Versuchsreihe fortgefahren:

14	8	0,20	5	—	—	6	—	—
15		0,32	5,5	—	—	5	—	—
16		1*	5,5	—	—	4,5	—	—
17		2*	5,5	35	—	5,5	33	—
18		0,180	6	—	—	6	—	—
19		0,070	6	39	—	6,25	37	—

In dieser Versuchsreihe wird anfänglich auch der entferntere Punkt
von der Hemmungswelle erreicht, aber erst nach ungefähr 0,17″ (Nr. 6),
während nach einer kürzeren Zeit erhöhte Erregbarkeit zu finden ist.
Nach wiederholter Reizung hört aber die erstere Wirkung auf, und es
ist nun selbst nach 0,3″. noch die Erregbarkeit nahe dem Muskel vergrössert (11). Diese Veränderung schreitet so weit fort, dass zuletzt
auch der nähere Punkt nach der Schliessung gesteigerte Erregbarkeit besitzt, die erst nach ziemlich langer Zeit der Hemmung Platz macht (Nr.
14 u. f.).

So wie es dieser Versuch andeutet, verlaufen schliesslich die Er-

---

*) Die mit einem Sternchen bezeichneten Zahlen sind nur approximativ be-
stimmt worden, weil sie den Umfang des Pendelmyographions überschreiten.

scheinungen auch an solchen Nerven, die anfänglich nirgends eine Spur von Erregbarkeitszunahme erkennen liessen. Zunächst tritt diese an einem entfernten Punkte auf, der von der Hemmungswelle nicht mehr oder eben noch vorübergehend erreicht wird. Dann erstreckt sie sich in dem Maasse, als sich die Hemmung gegen die positive Elektrode zurückzieht und zu ihrer Ausbildung längere Zeit gebraucht, allmälig weiter nach oben, bis endlich an sehr erschöpften Nerven nur noch Spuren der anodischen Hemmung dicht bei der positiven Elektrode nachzuweisen sind, während die ganze übrige Länge des Nerven eine beträchtlich andauernde Erregbarkeitszunahme zeigt.

Das folgende Beispiel erläutert endlich den Einfluss der Richtung der Prüfungsströme.

V e r s u c h III.

Spannweite der const. Elektr. 20 Mm. Zwei Reizelektrodenpaare, Spannweite des oberen 6, des unteren 4 Mm. Reiz: Oeffnungsinductionsschlag, abwechselnd auf- und absteigend.

Nr.	D	T	R			RC		
			H	L	LR	H	L'	LR
1	8 aufst.	0,169	5	50	10	2,5	49	14
2	14 abst.	„	5,2	48	10	3	42	11
3	28 abst.	„	4	44	—	5,5	44	—
4	24 aufst.	„	5,5	46	10	5	44	11
5	8 aufst.	0,095	5	48	—	0	—	—
6	14 abst.	„	5	46	8	2	52	13
7	24 aufst.	„	5	50	10	4	49	11
8	8 aufst.	0,065	3,5	46	—	0	—	—
9	14 abst.	„	4,5	48	—	4,5	48	—
10	24 aufst.	„	5	50	8	3	48	10
11	28 abst.	„	5	51	-	5	51	—
12	8 aufst.	0,007	4	50		4	50	—
13	14 abst.		4	45	—	4,5	45	—
14	24 aufst.		5	49	—	5	49	—
15	28 abst		4	46	—	5	46	—
16	24 aufst.		5	49	—	5	49	—
17	14 abst.	„	4	46	—	4,5	46	—
18	8 aufst.	„	5	52	—	5	52	—
19	8 aufst.	0,042	4	50,5	—	3,5	50,5	—
20	14 abst.	„	4	50,5	—	3,5	50,5	—
21	24 aufst.	„	5	49	—	4	49	—
22	28 abst.	„	4,5	50	—	5	50	—
23	8 aufst.	0,029	4,5	48	6,5	2,5	48	9
24	14 abst.	„	4	49	—	4	49	—
25	24 aufst.	„	4	51	—	4	51	—

Nr.	D	T	R			R C		
			H	L	LR	H	L	LR
26	8 aufst.	0,139	4	46	—	2	44	—
27	14 abst.		4	46	—	4	48	—
28	24 aufst.		4	50	—	3	48	—
29	28 abst.		4	48	—	4,5	48	—

Bei den grösseren Zeitdistanzen findet sich zu Anfang des Versuchs (1 — 4) Hemmung bei beiden Stromesrichtungen, zu Ende des Versuchs (26 — 29) nur noch bei aufsteigender Richtung der Prüfungsströme. Bei kleineren Zwischenzeiten stellt sich regelmässig für die aufsteigende Richtung die Hemmung, für die absteigende die Erregung ein. (Vergl. namentl. Nr. 8—18.)

Der Unterschied dieser von den unter a zusammengestellten Beobachtungen besteht augenscheinlich darin, dass dort die von der Anode herabfliessende Hemmung schnell entstand und stark genug war, um der Erregungswelle den Weg zu versperren, während sie hier nicht dazu ausreicht. Eine geringe Veränderung der Stromstärke genügt in der Regel, um diesen Unterschied aufzuheben. Wählen wir für einen Nerven, der bei den schwächsten Strömen blosse Hemmung zeigt, eine Stromstärke, die der Grenze nahe kommt, wo Schliessungszuckung des aufsteigenden Stromes entsteht, so bietet sich auch hier gewöhnlich, noch bevor die Schliessungszuckung wirklich eintritt, eine Zunahme der Erregbarkeit in den tiefer gelegenen Nervenstrecken. Der Unterschied der beiden Fälle reducirt sich also darauf, dass es für gewisse Nerven einen Strom von geringer Intensität gibt, bei welchem bloss die Hemmungswelle auf der Seite der Anode nachweisbar ist, während für andere Nerven kein schwacher Strom, welcher überhaupt die Erregbarkeit verändert, gefunden werden kann, wo nicht neben der Hemmungswelle zugleich eine Erregungswelle verliefe.

In den Fällen nun, in welchen die Erregungswelle neben der Hemmungswelle existirt, wird die erstere stets in den von der Anode entfernteren Nervenstrecken gefunden, während gleichzeitig in den näheren die Hemmung besteht. Die Hemmungswelle folgt aber der Erregungswelle nach. An einem der Anode ferneren Nervenpunkt finden wir daher successiv in einem früheren Zeitraum Erregung, in einem späteren Hemmung. Dies gilt jedoch nicht für den der Anode nächsten Nervenbezirk: hier ist die erste Veränderung, die wir überhaupt auffinden können, die Hemmung. Es ist daher augenscheinlich, dass die Erregungswelle durch gehemmte Nervenstrecken ihren Weg nimmt. So weit die Hemmung reicht, wird die Erregung latent und kommt unterhalb des gehemmten Bezirks wieder zum Vorschein.

β. Fälle , in welchen die Erregbarkeitszunahme in der ganzen der Untersuchung zugänglichen Nervenlänge zu finden ist.   (Asthenischer Zustand
der Nervenfaser.)

§. 18.   Was wir in dem zweiten der zuletzt (§. 17) mitgetheilten
Versuche als Resultat der Erschöpfung durch oft wiederholte Reize beobachteten, das gänzliche Schwinden der Hemmungswelle auch in dem
der Anode näheren Bezirk , während die Erregung um ebensoviel weiter heraufrückt, bietet sich in anderen Fällen von Anfang an als das regelmässige Verhalten dar.   Stets wird dieses Verhalten dadurch angedeutet, dass an solchen Präparaten, wenn sie sich in vollkommen frischem
Zustande befinden, nicht die absteigende sondern die aufsteigende Schliessungszuckung zuerst auftritt.   Es ist mir in zahlreichen Beobachtungen
nicht ein einziger Fall vorgekommen, in welchem dieses Zuckungsgesetz,
welches gewöhnlich als das normale betrachtet wird, nicht verbunden gewesen wäre mit mehr oder weniger unvollständiger Ausbildung der Hemmungswelle.   Immerhin sind aber hierbei noch sehr weite Abstufungen
möglich.   In der Regel findet man die Hemmung sogar auf ziemlich
entfernte Nervenpunkte sich erstreckend, nur ist ihre normale Geschwindigkeit noch erheblich verlangsamt, und die Zone, innerhalb deren während einer gewissen Zeit nach Schliessung des Stromes keine Erregbarkeitszunahme zu finden ist , beschränkt sich auf die allernächste Umgebung der positiven Elektrode.   Von diesem Fall an, der noch wenig sich
unterscheidet von dem gewöhnlichen Verhalten der Präparate, welche
absteigende Schliessungszuckung zuerst geben , trifft man nun aber alle
möglichen Abstufungen bis zu solchen Nerven , an denen überhaupt in
keinem Zeitpunkt nach Schliessung des schwachen aufsteigenden Stromes und an keinem Punkt der unter demselben gelegenen Nervenstrecke
eine merkliche Spur der Hemmung mehr nachzuweisen ist.   Während
der Ersteintritt der aufsteigenden Schliessungszuckung nur im Allgemeinen die geringere Ausbildung der Hemmungswelle signalisirt, so bietet dagegen der Verlauf der Zuckung das unfehlbare Zeichen für
den Grad, in welchem jener Zustand entwickelt ist.   Stets nämlich ist
die Zuckung mehr oder weniger erheblich in ihrer Dauer vergrössert.
Schon bei den geringeren Graden des Zustandes verminderter Hemmung
ist sie manchmal doppelt so lang als bei stark ausgebildeter Hemmung.
In diesem Falle macht sich aber der Unterschied vorzugsweise bei den
Minimalerregungen geltend, während er bei stärkeren Reizen wieder zu
verschwinden pflegt.   Bei höheren Graden jenes Zustandes erreicht endlich die Contraction oft das vierfache der Zeit einer gewöhnlichen Zuckung und mehr, sie nimmt dann einen tetanischen Charakter an , und
zwar gilt dies gleichmässig ebensowohl für die Zuckungen, welche durch
Schliessung des constanten Stromes irgend einer Richtung entstehen,
wie für diejenigen , welche durch einen andern Reiz, z. B. durch

den Schliessungs oder Oeffnungsinductionsschlag, ausgelöst werden. Höhe und Dauer der Zuckung bleiben sich jetzt bei den verschiedensten Reizstärken nahehin gleich. Zugleich zeigt die Zuckung noch insofern einen abweichenden Verlauf, als sie meist nicht, wie es bei der rasch verlaufenden Zuckung die Regel ist, während des Stadiums der zunehmenden Energie zuerst mit wachsender und dann mit abnehmender Geschwindigkeit ansteigt : sondern die Contraction verlässt langsam und sogleich mit abnehmender Geschwindigkeit die Abscissenlinie. Während ferner bei der rasch verlaufenden Zuckung die Wiederverlängerung schneller als die Verkürzung zu erfolgen pflegt, übertrifft hier im Gegentheil das letztere Stadium das erste beträchtlich an Dauer. Endlich ist auch die Zeit der latenten Reizung sehr verlängert. Die Zuckung zeigt mit einem Wort sogleich und im höchsten Grade diejenigen Eigenthümlichkeiten, welche den Zuckungen ermüdeter Präparate zuzukommen pflegen.

Es dürfte zweckmässig sein, für den hier im Allgemeinen geschilderten Zustand des Nerven, dessen hervorstechendstes Merkmal die mangelhafte Hemmung unter dem aufsteigenden Strome ist, eine Bezeichnung zu wählen, in der wir die Gesammtheit der obigen Eigenschaften kurz zusammenfassen : wir wollen denselben daher künftig als den asthenischen Zustand bezeichnen und von ihm dasjenige Verhalten des Nerven, wobei die Hemmungswelle kräftig ausgebildet ist, als den sthenischen Zustand unterscheiden. Da aus dem bisher Gesagten schon hervorzugehen scheint, dass der asthenische Zustand eine bedeutende Verminderung der inneren Kräfte des Nerven andeutet, eine Vermuthung, welche durch die folgenden Beobachtungen zur Gewissheit erhoben wird, so mag die Wahl des Ausdrucks hierin ihre Rechtfertigung finden. Nach Allem braucht übrigens kaum bemerkt zu werden, dass beide Zustände nur in den extremen Fällen scharf von einander geschieden sind, dass es aber alle möglichen Uebergangsstufen vom einen zum andern gibt. In der That lernen wir oft diese Uebergänge an einem und demselben, ursprünglich kräftigen Nerven dann kennen, wenn wir ihn durch wiederholte Reize allmälig erschöpfen. Anderseits darf man aber den asthenischen Zustand nicht etwa als ein blosses Resultat der Veränderung durch die Reize betrachten. Zahlreiche andere Ursachen können ihn ebenso herbeiführen wie die Ermüdung, und da solche Ursachen zum Theil unter den natürlichen Lebensbedingungen auf den Nerven einwirken, so kann man daher leicht auf Präparate stossen, die auf den ersten Reiz, der auf sie wirkt, schon mit den charakteristischen Zeichen jenes Zustandes antworten. Ausser der Ermüdung durch oft wiederholte Reize sind es namentlich gewisse Einflüsse der Temperatur, die wir noch werden kennen lernen, und mangelhafte Ernährung, welche den asthenischen Zustand bedingen.

Nerven, an denen der asthenische Zustand sich so weit ausgebildet

findct, dass die Hemmungswelle zwar nicht ganz fehlt, aber stark verlangsamt und geschwächt ist, bieten nun der Untersuchung durch schwache aufsteigende Ströme folgende Eigenthümlichkeiten:

1) Während der Phase der Erregbarkeitszunahme ist nicht, wie in
den früheren Fällen, das Vorhandensein der Hemmung wenigstens daran
noch kenntlich, dass die Zuckungsdauer verkürzt und das Stadium der latenten Reizung vergrössert ist, sondern bei geringeren Graden des asthenischen Zustandes zeigt sich neben der Zuckungshöhe auch die Zuckungsdauer vergrössert; die latente Reizung bleibt entweder unverändert, oder
sie ist sogar vermindert. Kurz: alle Elemente der Zuckung sind verändert im Sinne der erhöhten Erregbarkeit.

Bei bedeutenderen Graden des asthenischen Zustandes zeigen aber
Zuckungshöhe und latente Reizung keine Veränderung mehr, sondern
nur die Dauer des Endstadiums der Zusammenziehung ist zuerst, während die Erregungswelle besteht, vergrössert und dann, nach Eintritt der
Hemmungswelle, vermindert.

Die Fig. 6 gibt eine hierher gehörige Beobachtung aus dem Stadium
der zunehmenden Erregbarkeit. R und RC fallen bis gegen Ende ihres Verlaufs vollständig zusammen, hier aber senkt sich R C später zur Abscissen-

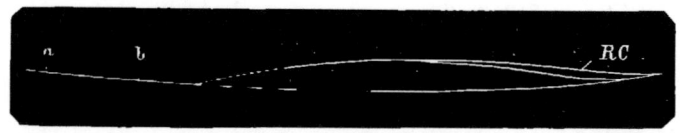

Fig. 6.

linie. Bei längerer Zeitdistanz a b kann das Verhältniss von R und R C
sich umkehren; immer aber unterscheiden sich beide Zusammenziehungen
nur in ihrem Endstadium. Diese Erscheinung hängt damit zusammen,
dass der in hohem Grad asthenische Nerv auch eine Reizverstärkung nur
durch verlängerte Zuckungsdauer beantwortet. (S. unten §. 20.)

2) Wie die Hemmungswelle, so ist auch die Erregungswelle verlangsamt. Ihr Anwachsen und Fortschreiten kann daher in diesem
Fall häufig sogar mittelst der Erregbarkeitsprüfung verfolgt werden. Der
Zeitraum zwischen Schliessung des Stromes und Einwirkung des Prüfungsreizes muss schon ziemlich gross sein, wenn überhaupt eine Veränderung der Zuckung entstehen soll. Diese besteht dann zunächst in
einer Erregbarkeitszunahme, der erst bei weiterer Vergrösserung des Zeit-
zwischenraumes die Hemmung folgt, vorausgesetzt dass die untersuchte
Nervenstrecke überhaupt von der letzteren erreicht wird.

3) Auch hier ist die Richtung der Prüfungsströme auf die Ergebnisse der Untersuchung von Einfluss. Dieser Einfluss ist aber demjeni-

gen, welchen wir bei kräftiger Ausbildung der Hemmungswelle nachweisen konnten, gerade entgegengesetzt, indem der aufsteigende, also
gleich gerichtete Prüfnngsstrom, eine Wirkung im Sinne der Erregbarkeitszunahme ausübt.

§. 19. In den Versuchsbeispielen, die nun zur Erläuterung der entwickelten Sätze folgen sollen, werden wir successiv von geringeren zu
höheren Graden des asthenischen Zustandes übergehen.

Versuch I.

Mässige Asthenie. Die Schliessungszuckung des aufst. Stromes tritt zuerst auf, im Verlauf des Versuchs verschwindet sie aber, und es tritt für
alle Stromstärken letztes Stadium des Zuckungsgesetzes ein. Spannweite der const. Elektroden 12, der Reizelektroden 4 Mm. Reiz: Oeffnungsinductionsschlag.

Nr.	D	T	R			R C		
			H	L	L R	H	L	L R
1	6 aufst.	0,049	3,5	28	6,5	4,5	29,5	5
2	10 abst.	„	3,5	30	7,5	4,5	31	6
3	22 aufst.	„	3,5	28	8	4	30	6,5
4	26 abst.	„	3,5	30	8	4,5	31	7
5	6 aufst.	0,133	3.5	31	—	3,5	31	—
6	10 abst.	„	3,5	31	—	3,5	31	—
7	22 aufst.	„	4	33	—	4	33	—
8	26 abst.	„	4,5	36	—	4,5	36	—
9	6 aufst.	0,28	4	31	—	3,75	31	—
10	10 abst.		4	32	7	3,75	31,5	7,5
11	22 aufst.		4	32	—	4	32	—
12	26 abst.	„	4,5	35	—	4,5	35	—
13	6 aufst.	0,40	3,5	26	—	3,5	26	—
14	10 abst.	„	3,5	26	—	3,5	26	—

Der Strom wird verstärkt, so dass er der Grenze nahe kommt, wo
Schliessungszuckung des aufst. Stromes auftritt.

Nr.	D	T	R			R C		
15	6 aufst.	0,22	3	38	—	3,5	40	—
16	10 abst.	„	3	42	—	2,5	40	—
17	10 abst.	„	3	42	—	2,5	40	—
18	6 aufst.	„	3	39	—	3,25	40	—
19	22 aufst.		3	37	—	3	40	—
20	26 abst.	„	3	40	—	2,75	38,5	—
21	6 aufst.	0,188	2	40	—	2,25	42	—
22	10 abst.	„	2,5	41	—	2,5	45	—

Nr.	D	T	R			R C		
			H	L	LR	H	L	LR
23	26 abst.	0,188	2	42	—	2,5	46	—
24	22 aufst.	„	2,5	44	—	2,5	48	—
25	6 aufst.	„	2	41,5	—	2	49	—
26	10 abst.	„	2	49	—	2	49	—
27	6 aufst.	„	2	52	—	2,5	52	—
28	10 abst.	0,037	2	54	—	2	54	—

Die Zunahme des asthenischen Zustandes im Verlauf dieser Versuchsreihe ist deutlich an der Zunahme der Zuckungslänge zu bemerken. Dem entsprechend vermindert sich denn auch die Geschwindigkeit der Erregungs- und Hemmungswelle. Die erstere ist zu Anfang des Versuchs nach 0,049″ bis zum untersten Nervenpunkt zu beobachten (1 — 4), bei 0,13″ scheinen sich Erregung uud Hemmung zu compensiren (5 —8) dann, bei 0,28″, tritt die letztere auf, ohne aber die beiden tieferen Punkte zu erreichen (9—12). Von jetzt an ist selbst bei den grösseren Zeiträumen nur noch bei absteigendem Prüfungsstrom die Hemmung nachzuweisen (16, 17, 20), und auch die Erregung ist bedeutend gesunken. Die begünstigende Wirkung der aufsteigenden Richtung des Prüfungsstromes auf die Erregbarkeitszunahme erhellt namentlich aus Nr. 15—25.

Versuch II.

Hochgradige Asthenie. Spannweite der const. Elckr. 20, der Reizelektroden 5 Mm. Reiz: Oeffnungsinductionsschlag.

Nr.	D	T	R			R C		
			H	L	LR	H	L	LR
1	5 aufst.	0,043	5	30	8	6	32	6
2	20 aufst.	„	5	31	9,5	5,5	31,5	8
3	5 aufst.	0,107	5	33	—	5,5	33	—
4	20 aufst.	„	5	33	—	6	34	—
5	5 aufst.	0,157	3,5	34	—	4,5	34	—
6	10 abst.		4	35	—	4	35	—
7	20 aufst.		3,5	36	—	4,25	36	—
8	25 abst.	„	4	34	—	3	33	—
9	5 aufst.	0,036	3,5	34	12	4,5	39	8
10	10 abst.		4	35,5	—	4	35,5	—
11	20 aufst.		3,5	35,5	—	4	35,5	—
12	25 abst.		3,5	—	—	4	—	—
13	5 aufst.		3	35	—	3,5	35	—

Nr.	D	T	R			RC		
			H	'L	RR	H	L	LR
14	10 abst.	0,036	4	36	—	4	36	—
15	5 aufst.	0,28	3,5	34	—	3,5	34	—
16	20 aufst.	„	3,5	—	—	3,5	—	—
17	25 abst.	„	3,5	—	—	3,5	—	—
18	5 aufst.	1*)	3,5	—	—	3	—	—

In dieser Versuchsreihe, in welcher die Hemmungswelle ausserordentlich schwach ist, macht sich der Einfluss der Richtung der Prüfungsströme deutlicher noch als in der vorigen geltend. (Vgl. namentlich Nr. 5—8.)

V e r s u c h   III.

Hochgradige Asthenie. Spannweite der const. Elektr. 8 Mm. Reiz: aufsteigender Oeffnungsinductionsschlag.

Nr.	D	T	R		RC		
			H	L	H	L	
1	8	0,0093	3,5	62	3,5	62	
2	28	„	3,5	55	3,5	55	
3	8	0,093	5	63	5,5	63	RC nur im aufst. Theil der Zuckung höher, dann mit R zusammenfallend.
4	28	„	5	53	5	53	
5	8	0,117	4 [2,5]	62	4 [3,5]	63	In [ ] die Höhen des absteigenden Theils der Zuckung.
6	28		4 [2]	59	4 [2,5]	59	
7	8	0,157	5 [1,5]	61	5 [2,5]	64	
8	28	„	4,5	56	4,5	56	
9	8	0,211	5 [3,5]	54	4 [1,5]	41	
10	28		3,5	47	3,5	47	
11	8	„	5	57	4,5	56	
12	28	0,27	4	50	4	50	

*) Approximativ bestimmt.

Nr.	D	T	R		RC		
			H	L	H	L	
13	8	0,196	4	51	4	53	Lat. Reizung von R C
14	28	„	2,5	36	3,5	40	1 Mm. kürzer.
15	8	0,158	3,5 [2]	68	3,5 [2,5[	68	In [ ] die Höhen des abst. Theils der Zuck-ung.
16	8	0,130	3,5	80	3,5	80	

Hier lässt sich deutlich das langsame Fortschreiten auch der Erregungswelle verfolgen. Bei 0,009″ ist diese noch nirgends zu finden (1,2), nach 0,09″ findet sie sich nur am oberen (3,4), erst nach 0,11—0,19″ auch am unteren Punkt (6,14). Die Hemmungswelle ist oben nach 0,21″ (9,11), unten überhaupt gar nicht nachzuweisen. Nehmen wir hiernach den Weg von 8 Mm. in 0,2″ für die Hemmungswelle an, so würde sich hieraus die enorm langsame Secundengeschwindigkeit von 40 Millimetern ergeben, unter der Annahme, dass dieselbe an der positiven Elektrode im Moment der Schliessung des Stromes begonnen habe. Wenn auch diese Zahl selbstverständlich eben so wenig wie die früher berechneten einen Anspruch darauf macht, die absolute Geschwindigkeit des Vorgangs mit Genauigkeit anzugeben, so kann sie immerhin zur Vergleichung mit den früher unter ähnlichen Voraussetzungen erhaltenen Zahlen dienen und die beträchtliche Verlangsamung der Hemmungswelle in den hier in Rede stehenden Fällen einigermassen veranschaulichen.

Setzt man an Präparaten mit sehr gesunkener Hemmung die Versuche einige Zeit fort, so überzeugt man sich übrigens bald, dass die hier erreichte Geschwindigkeit noch lange nicht die Grenze ist. Bald tritt ein Stadium ein, wo es gar keiner zeitmessenden Hülfsmittel mehr bedarf, um das Fortschreiten der Hemmungswelle nachzuweisen, sondern wo deutlich mindestens mehrere Secunden vergehen, bis dieselbe an einer von der positiven Elektrode etwas entfernteren Stelle angelangt ist. In der Regel sind dann aber solche Präparate für die Untersuchung mit schwachen Strömen überhaupt nicht mehr zu verwenden, da nun ein nachweisbarer Grad der Hemmung erst bei solchen Stromstärken auftritt, bei denen die Schliessungszuckung des aufsteigenden Stromes sich einstellt. Die letztere verschwindet zwar wieder beim Absterben des Nerven; an solchen absterbenden Präparaten sind aber die Erscheinungen zu unstät, um brauchbare Resultate zu liefern.

c) Zunahme der Erregbarkeit unter dem schwachen aufsteigenden Strome ohne nachweisbare Abnahme derselben.

§.20. In den vorigen Beobachtungen hatten wir uns dem Grenzfall bereits genähert, der, weil er für eine weitere Untersuchung kein Object darbietet, nur kurz erwähnt werden muss.

Es handelt sich hier um die höchsten Grade des asthenischen Zustandes. Bei diesen verschwindet endlich jede Spur einer Hemmung unter dem schwachen aufsteigenden Strome, während eine, längere Zeit andauernde, Zunahme der Erregbarkeit zu finden ist. Man begegnet dieser Erscheinung an lange in der Gefangenschaft gehaltenen, halb verhungerten Fröschen oder an solchen Thieren, die rasch aus der Winterkälte in das warme Zimmer gebracht worden sind; ebenso stellt er sich ein als das Zeichen äusserster Erschöpfung nach oft wiederholter Reizeinwirkung.

An Nerven dieser Art hat jeder Reiz, die Schliessung des constanten Stromes sowohl wie ein einzelner Inductionsschlag, einen langsam ansteigenden und dann wieder sinkenden Tetanus zur Folge. Die Reizschwelle ist in der Regel nicht erheblich vergrössert, oft sogar vermindert, d. h. der Nerv reagirt schon auf schwache Reize mit Zusammenziehung. Dagegen bleibt die Höhe der Zuckung unverändert bei wachsender Reizstärke; ebenso unveränderlich ist das Stadium der latenten Reizung Von allen Elementen der Zuckung variirt noch allein die Zuckungsdauer, indem mit steigender Erregung die tetanische Contraction an Dauer zunimmt. Ein Anfang dieses Zustandes ist schon in Fig. 6 dargestellt, wo auch die Zunahme der Erregbarkeit nur noch in der veränderten Zuckungslänge sich kundgibt. An Nerven von der hier erörterten Beschaffenheit ist nun selbst in dichter Nähe der positiven Elektrode in keinem Zeitpunkt nach der Schliessung des Stromes die Spur einer Hemmung zu finden, wohl aber eine mehr oder weniger dauernde Erregbarkeitszunahme. Dabei ergibt, wie wir hier einstweilen bemerken wollen, die Untersuchung der Erregbarkeit zur Seite der Anode und Kathode vollständig die gleichen Resultate. Dies wird in solchen extremen Fällen auch bei Steigerung der Stromstärken in der Regel nicht viel anders; nur die stärksten Ströme lassen noch vorübergehend eine geringe Hemmung in der Nähe der Anode erkennen.

Das Stadium der latenten Reizung ist immer stark vergrössert, ein Zeichen, dass die Erregungswelle sich bedeutend verlangsamt hat.

B. Starke aufsteigende Ströme.

§. 21. Giebt man dem aufsteigenden Strom eine solche Intensität, dass die bei geringerer Stromstärke vorhandene Schliessungszuckung ausbleibt, indem man, um sicher zu sein, dass sie nicht während der Versuchsreihe wieder eintritt, mit der Stromverstärkung etwas über die Grenze hinausgeht, bei welcher sie verschwunden ist, so zeigt sich stets eine ziemlich rasch hereinbrechende Hemmung, die von der positiven Elektrode gegen den Muskel mit erheblich grösserer Geschwindigkeit

Wundt, Mechanik der Nerven.   4

als bei schwachen Strömen verläuft. Immerhin ist aber auch in diesem
Fall die Bewegung der Hemmungswelle noch ein sehr langsamer Vor-
gang, der sich selbst bei mässiger Empfindlichkeit der zeitmessenden
Vorrichtung deutlich verfolgen lässt. Eine Zunahme der Erregbarkeit
lässt bei diesen starken Strömen zunächst nirgends unter der positiven
Elektrode sich nachweisen.

Sehr bald jedoch, in der Regel schon nach wenigen Reizversuchen
mit dem starken Strom, ändert sich das Schauspiel, indem an den tiefer
gelegenen Nervenstellen während einer kurzen Zeit nach Schliessung des
Stromes vorübergehend vermehrte Erregbarkeit sich einstellt, die dann
erst später der verminderten Platz macht. Untersucht man daher successiv in verschiedenen Zeiträumen mehrere Nervenpunkte zwischen
Anode und Muskel, so trifft man an den der ersteren näher liegenden
nur eine allmälig wachsende Hemmung. Während diese schon besteht,
ist die Erregbarkeit der tiefer gelegenen Strecken noch unverändert, dann,
während nahe der Anode die Erregbarkeit meist schon auf null gesunken ist, stellt sich hier die Zunahme der Erregbarkeit ein, bis endlich
auch diese der Hemmung Platz macht. Wenn daher die Erregungswelle
da, wo sie überhaupt auftritt, immer der Hemmungswelle vorangeht,
so braucht doch auch sie eine ziemlich beträchtliche Zeit, um an einem
tiefer gelegenen Punkte anzulangen.

Im Vergleich mit der Wirkung schwacher Ströme ist demnach die
Hemmungswelle beschleunigt und die Erregungswelle verlangsamt. Beide
folgen sich daher innerhalb eines kürzeren Zeitraumes.

Wählt man die Stromstärke so, dass sie der Grenze, wo die aufsteigende Schliessungszuckung wegbleibt, näher kommt, so pflegt sogleich an den tiefer gelegenen Nervenstrecken während einiger Zeit die
erhöhte Erregbarkeit nachweisbar zu sein: wie diese bei den schwachen
Strömen die Erregung verkündete, so bleibt sie auch noch zurück, wenn
die Stromstärke eben den Punkt überschritten hat, wo durch sie die Erregung unterdrückt wird.

Von minder ausgeprägtem Einfluss auf die Erscheinungen als bei
den schwachen Strömen ist der innere Zustand des Nerven. Jene leisen
Uebergangsstufen der Zustände, welche dort sich nachweisen liessen,
verschwinden hier vor der mächtigen Wirkung des Stromes, die anfänglich auch im weniger leistungsfähigen Nerven eine energische Hemmungswelle hervorbringt, freilich aber auch den kräftigeren bald erschöpft und
so der Erregungswelle den Durchgang gestattet. Nur sehr asthenische
Nerven unterscheiden sich hier von Anfang an dadurch, dass sie auf den
starken Strom fast nicht anders als auf den schwachen reagiren, indem
bis nahe zur Anode kurz nach der Schliessung des Stromes die Erregungswelle zu finden ist. Sehr bald stellt dann aber auch an derartigen
Nerven, falls nicht deren oberes Ende abgestorben ist, selbst bei den

stärksten Strömen die Schliessungszuckung sich ein, so dass sie zur
weiteren Fortführung der Versuche unbrauchbar werden.

Sobald die Hemmung, entweder wegen öfterer Einwirkung des starken Stromes oder weil dieser von Anfang an nahe der Zuckungsgrenze
gewählt wurde, nicht mehr stark genug ist, um der Erregungswelle völlig
den Weg zu versperren, macht sich auch hier ein Einfluss der Richtung
des Prüfungsstromes deutlich bemerkbar, indem der aufsteigende, also
der dem constanten gleich gerichtete Prüfungsstrom im Sinne der Hemmung, der absteigende dagegen im Sinne der Erregung zu wirken scheint.
Dieser Einfluss verschwindet einerseits da, wo die hemmende Wirkung
des Stromes sehr ausgeprägt ist, in welchem Fall ab- und aufsteigende
Reizstösse die verminderte Erregbarkeit mit gleicher Entschiedenheit
angeben, und anderseits da, wo die Hemmung auch bei den stärksten
Strömen ganz verschwindet, also bei sehr asthenischen Nerven, bei welchen jede Richtung der Prüfungsströme eine gleich deutliche Zunahme
der Erregbarkeit erkennen lässt. Der Einfluss der Prüfungsströme macht
sich demnach am kenntlichsten in jenen mittleren Fällen, wo nur die
von der Anode entfernteren Strecken vorübergehend vermehrte Erregbarkeit darbieten. Hier ist diese in der Regel nur mit dem absteigenden
Prüfungsstrome nachzuweisen, während der aufsteigende von den nämlichen Stellen aus entweder unveränderte oder selbst verminderte Erregbarkeit zeigt.

Nachdem wir die Wirkung schwacher Ströme an einem graphischen
Beispiel erläutert haben, welches das allmälige Anschwellen der Hemmung an einem Punkt darstellte (Fig. 4), wollen wir hier eine ebenfalls vom
Wadenmuskel des Frosches aufgezeichnete Versuchsreihe benützen, welche
die allmälige Ausbreitung der Hemmungs- und Erregungswelle über eine
längere Nervenstrecke erkennen lässt. Die Fig. 7 stellt drei Versuchs-
gruppen dar, in deren jeder successiv ein 8 (1), 12 (2), 20 (3) und
24 (4) Mm. von der Anode entfernter Punkt gereizt wurde. In den Versuchen 1 und 3 war die Richtung des Prüfungsstromes, eines Oeffnungsinductionsschlages, die aufsteigende, in 2 und 4 die absteigende. Der
Punkt a ist in A und B 4⁰, in C (wo er aus der Fig. wegfiel) 8⁰ von
der Mitte des Schwingungsbogens entfernt. Der Zeitraum a b ist in A
0,058, in B 0,103 und in C 0,33″. Beim kleinsten dieser Zeiträume
sehen wir die Hemmung bereits am zweiten der gereizten Punkte ange-
kommen, am dritten ist die Erregbarkeit unverändert, am vierten findet
sich eine merkliche Erregbarkeitszunahme. In einer hier nicht abgebildeten zweiten Versuchsgruppe, in welcher die Zeit a b etwas kleiner genommen war, fand sich bei 3 und 4 keine Veränderung der Erregbarkeit,
bei 2 war die Zuckung nur um ein Minimum verringert, bei 1 aber blieb
R C = 0. Jetzt wurde zur grössern Distanz a b von 0,103″ übergegangen (B): in 1 und 2 ist R C = 0, in 3 ist es eben unter R gesunken, in 4
ist R C noch gesteigert, aber weniger als in A. Beim grössten Zeitraum

4 *

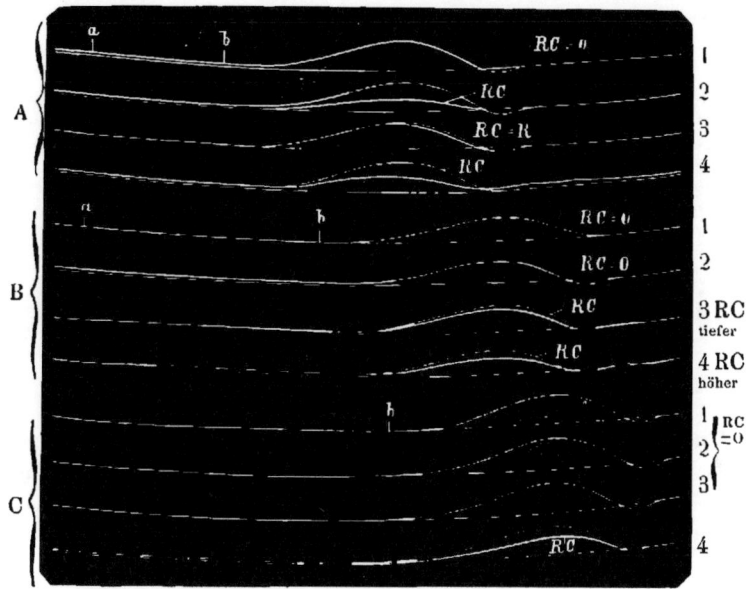

Fig. 7.

C endlich ist für 1–3 die Zuckung RC = 0 geworden, und auch bei 4 ist sie unter R gesunken. Die Hemmungswelle hat jetzt vollständig die Erregung verdrängt.

§. 22. In den numerischen Versuchsbeispielen, die ich nun folgen lasse, werden wir successiv von den Fällen stärkerer zu denjenigen schwächerer Hemmung übergehen.

Versuch I.

Spannweiten der constanten und der Reizelektroden 5 Mm. Reiz: auf- oder absteigender Oeffnungsinductionsschlag. Voller Strom von 14 Elementen. Dan.

Nr.	D	T	R			R C		
			H	L	LR	H	L	LR
1	10 abst.	0,090	3	58	—	0	—	—
2	5 aufst.		4	58	—	0	—	—
3	25 abst.	„	5	44	—	5	44	—
4	10 abst.	„	4	52	—	0	—	—
5	10 abst.	0,140	4	46	—	0	—	—

Nr.	D	T	R			R C		
			H	L	LR	H	L	LR
6	25 abst.	0,140	3	32	—	2	36	—
7	20 aufst.		3	47	9	1,4	40	12
8	25 abst.	„	3	48	—	3	48	—
9	10 abst.	0,330	2,5	40	12	1	35	18
10	5 aufst.	„	2,5	43	—	0	—	—
11	20 aufst.	„	2	42	10	1	40	17
12	10 abst.	0,174	2	46,5	11	0,6	40	19,5
13	5 aufst.		2	54	—	0	—	—
14	25 abst.		2	54	—	2	54	—
15	20 aufst.		2	52	—	2	52	—

Hier ist während der ganzen Beobachtungsreihe nirgends gesteigerte Erregbarkeit zu finden. Doch verlangsamt sich augenscheinlich im Verlaufe derselben die Geschwindigkeit der Hemmungswelle. Von dieser ist am Ende des Versuchs selbst nach 0,17″ in 20 Mm. Entfernung noch keine Spur nachzuweisen (15).

Versuch II.

Spannweite der const. Elektr. 8, der Reizelektroden 4 Mm. Reiz: Oeff nungsinductionsschlag. Strom von 14 Elementen Dan.

Nr.	D	T	R			R C		
			H	L	LR	H	L	LR
1	8 aufst.	0,102	3,5	30	—	0	—	—
2	12 abst.		3,5	30	—	0	—	—
3	20 aufst.		5,5	30	—	3	28	—
4	24 abst.		3	30	—	4	30	—
5	20 aufst.		3,5	30	—	3,5	30	—
6	12 abst.		4	30	8	1,5	28	12
7	8 aufst.		3,5	30	—	0	—	—
8	8 aufst.	0,058	4	32	—	0	—	—
9	12 abst.	„	4	32	8	2	30	10
10	20 aufst.	„	4	33	—	4	33	—
11	24 abst.	„	2,5	32	—	4	32	—
12	8 aufst.	0,012	4	31,5	—	0	—	—
13	12 abst.		4	32	—	3,5	31	—
14	20 aufst.		4	30	—	3,5	29	—
15	24 abst.		4	30	—	4	30	—
16	20 aufst.		4	30	—	4	30	—
17	12 abst.		4	30	—	3,75	29	—

Nr.	D	T	R			RC		
			H	L	LR	H	L	LR
18	8 aufst.	0,012	4	31,5	—	0	—	—
19	8 aufst.	0,32	4	29	—	0	—	—
20	12 abst.		4	29	—	0	—	—
21	20 aufst.		4	28	—	0	—	—
22	24 abst.		4	28	—	2,5	28	—

Versuch III.

Spannweite der const. Elektr. 5 Mm., der Reizelektr. 4 Mm. Reiz: auf-
oder absteigender Oeffnungsinductionsschlag.   Strom von 18 Elementen
Dan.

Nr.	D	T	R			RC		
			H	L	LR	H	L	LR
1	8 aufst.	0,109	2	32	—	0	—	
2	16 aufst.	„	3	30	—	0	—	—
3	16 aufst.	0,072	3	30	—	0	—	—
4	20 abst.	„	3	30	—	2,6	30	—
5	8 aufst.	„	3	30	—	0	—	—
6	16 aufst.	0,019	3	28	—	0	—	—
7	20 abst.		2,8	27	9,5	3,2	27,5	8
8	20 abst.		2,5	28	9,5	3,5	31	8
9	8 aufst.	0,009	3	28	8	1	28	10,5
10	12 abst.	„	3	28	—	3	28	—
11	16 aufst.	„	3	27	—	1	34	—
12	12 abst.	„	3	27	—	2	30	—
13	20 abst.	„	3	28	—	3,5	30	—
14	8 aufst.	0,044	3	29,5	—	0	—	—
15	12 abst.		3	28	—	4	33	—

Bei den kleineren Zeiträumen ist an den tiefer gelegenen Nervenpunkten Zunahme der Erregbarkeit zu finden ; mit der Vergrösserung
der Zeiträume schwindet dieselbe. In dieser wie in der vorigen Versuchsreihe ist übrigens die erhöhte Erregbarkeit nur bei absteigender
Richtung der Prüfungsströme nachzuweisen. Schliesslich fügen wir noch
eine kurze Versuchsreihe an einem sehr asthenischen Nerven bei.

Versuch IV.

Spannweite der const. Elektroden 12, der Reizelektroden 5 Mm. Reiz:
Oeffnungsinductionsschlag. Strom von 14 Elementen Dan.

Nr.	D	T	R			R C		
			H	L	L R	H	L	L R
1	10 aufst.	0,042	2,5	31	10,5	3	33	7,5
2	15 abst.		3	31	10,5	3,5	38	4,5
3	25 aufst.	,,	3	32	9,5	4,5	42	0
4	30 abst.	,,	3	31,5	9,5	4,5	40,5	0
5	10 aufst.	0,134	2,5	27	13	3	29	11
6	10 aufst.		3,5	31,5	—	4	33	—

Die Schliessungszuckung des aufsteigenden Stromes erscheint, welche auch bei weiterer Stromverstärkung nicht mehr verschwindet.

In dieser Versuchsreihe findet sich bis zu relativ beträchtlichen Zeit-räumen und bei jeder Richtung der Prüfungsströme nur erhöhte Erreg-barkeit.

Zur approximativen Bestimmung der Geschwindigkeiten der Hemm-ungswelle bei diesen starken Strömen scheinen am ehesten die Versuche II und III geeignet. Halten wir uns der Vergleichbarkeit wegen auch hier an den aufsteigenden Prüfungsstrom, so ist die Hemmungswelle bei II nach 0,012″ eben in 20 Mm. Entfernung bemerkbar, erreicht aber schon kurz darauf diesen Punkt nicht mehr (14, 16). Bei III ist sie je-denfalls nach 0,009″ in 16 Mm. Distanz nachzuweisen (11). Hieraus würde sich im ersten Fall eine ungefähre Secundengeschwindigkeit von 1600, im zweiten (für die etwas kleinere Entfernung) von mindestens 1700 Millim. ergeben. In einer weiteren, hier nicht mitgetheilten Ver-suchsreihe war nach 0,013″ die Hemmung in 20 Millim. Entfernung eben merklich geworden, was einer Secundengeschwindigkeit von 1500 Millim. entspräche. Bei den meisten Versuchen mit dem starken Strom hat die Bestimmung der Geschwindigkeit der Hemmungswelle wegen der raschen Veränderungen, die der Strom hervorbringt, allzugrosse Schwierigkeiten. Jedenfalls aber ergibt sich aus den obigen Daten, dass diese Ge-schwindigkeit bei den starken Strömen bedeutend, ungefähr um das 7- bis 10fache, grösser ist als bei den schwachen Strömen unter der Zuckungsgrenze.

2. Vom Abklingen der Erregung nach Ablauf der Schliessungszuckung des auf-steigenden Stromes.

§. 23   Für jene Ströme von mittlerer Intensität, bei welchen die aufsteigende Stromesrichtung Schliessungszuckung zur Folge hat, lässt

sich der Verlauf der Erregung in der bisherigen Weise nur noch in demjenigen Zeitraume verfolgen, in welchem die Zuckung selber schon abgelaufen ist, und in welchem, wie bisher, die Zuckungen R und RC,
welche der Prüfungsreiz auslöst, von der nämlichen Abscissenlinie sich
erheben. Ehe wir uns nach Methoden umsehen, welche auch während
des Verlaufs der Zuckung die Erregbarkeit zu messen gestatten, wollen
wir daher zunächst dieses Stadium des Abklingens der Erregung zu erforschen suchen.

Der eine Umstand unterscheidet sogleich die zuckungerregenden
Stromstärken von den schwachen und starken Strömen, deren Wirkung
wir untersucht haben, dass jetzt fast in allen Fällen während eines gewissen Zeitraums in den von der Anode entfernteren Nervenstrecken
eine Zunahme der Erregbarkeit nachgewiesen werden kann. Diese letztere zeigt aber je nach der Stromstärke und dem Zustand des Nerven
sowohl in Bezug auf ihre Dauer wie in Bezug auf die Ausdehnung der
Nervenstrecke, an welcher sie auftritt, erhebliche Verschiedenheiten. Wir
können in dieser Hinsicht folgende vier Hauptfälle unterscheiden, zwischen welchen natürlich alle möglichen Uebergänge vorkommen:

1) Ströme, welche der unteren Zuckungsgrenze nahe
   kommen.

a. Sthenischer Zustand. Bei diesen schwachen Strömen ist die
Zunahme der Erregbarkeit unmittelbar nach geschehener Zuckung schon
nahe bei der positiven Elektrode und gleichzeitig auf allen Punkten der
unteren extrapolaren Nervenstrecke zu finden. Einige Zeit nach Ablauf
der Zuckung verschwindet sie in der Nähe der Anode, um der nun erst
herabsteigenden Hemmungswelle Platz zu machen, während sie tiefer unten noch fortbesteht. An den entfernteren Nervenpunkten geht sie dann,
ohne zwischengelegenes Stadium herabgesetzter Erregbarkeit, unmittelbar
in den früheren Zustand über.

b. Asthenischer Zustand. Unmittelbar nach geschehener Zuckung findet sich in der ganzen Nervenlänge bis zum Muskel, selbst in
dichter Nähe der Anode, eine Zunahme der Erregbarkeit, die durchweg
viel bedeutender ist, als sie im vorigen Fall an irgend einem Punkte beobachtet wurde. Später geht nahe der Anode diese Zunahme in Abnahme über, doch braucht es dazu einer viel längeren Zeit. In der tiefer gelegenen Nervenstrecke hält ebenfalls das Stadium zunehmender
Erregbarkeit länger an, bis es dem früheren Zustande Platz macht. Bei
extremen Fällen der Asthenie endlich sind zu keiner Zeit und an keinem Punkte nach geschehener Zuckung merkliche Spuren der Hemmung
nachzuweisen, sondern überall geht dann nach einer längeren Zeit die
gesteigerte unmittelbar in die normale Erregbarkeit über. In diesem Fall

klingt die Erregbarkeit unter dem aufsteigenden wieder genau ebenso ab wie unter dem absteigenden Strome. (Vergl. §.20.)

2) Ströme, welche der oberen Zuckungsgrenze nahe kommen.

a. Sthenischer Zustand. Bei diesen stärkeren Strömen, bei welchen die Grösse der Schliessungszuckung schon wieder abzunehmen beginnt, befindet sich unmittelbar nach Ablauf der Zuckung eine ziemlich ausgedehnte Nervenstrecke unter der Anode in stark herabgesetzter Erregbarkeit. Weiter unten bis an den Muskel ist die Erregbarkeit gestiegen. Nach einiger Zeit breitet sich aber auch hier noch die Hemmung über eine gewisse Strecke aus.

b. Asthenischer Zustand. Das Verhalten des Nerven unterscheidet sich von demjenigen bei schwachen Strömen dadurch, dass 1) die Hemmungswelle etwas schneller und weiter sich ausbreitet, aber auch 2) die Erregung intensiver und dauernder ist. Schon in mässiger Entfernung von der positiven Elektrode bringt daher eine Verstärkung des Stroms zunächst nur eine vermehrte Zunahme der Erregbarkeit hervor, und erst wenn man einen grösseren Zeitraum verfliessen lässt, macht sich auch die stärker hemmende Wirkung geltend. Bei hohen Graden der Asthenie unterscheidet sich der starke Strom von dem schwachen kaum mehr in seiner Wirkung.

In allen hier aufgezählten Fällen kann die Zunahme der Erregbarkeit sich verrathen: 1) in der vergrösserten Zuckungshöhe, 2) in der Zunahme der Zuckungsdauer und 3) in der Abnahme des Stadiums der latenten Reizung. Wo die Erregbarkeit stark und dauernd erhöht ist, sind stets alle drei Symptome vereinigt zu finden: so findet man sie namentlich in der Regel beisammen, wenn man an asthenischen Nerven die Erregbarkeit kurz nach geschehener Zuckung prüft. Wo dagegen die Zunahme der Erregbarkeit kürzer dauert und hierauf einer Abnahme Platz macht, da pflegen nicht mehr alle drei Veränderungen der Prüfungszuckung in gleichem Sinne stattzufinden. Es ist dann aber stets aus dem ganzen Zusammenhang der Erscheinungen die Bedeutung solcher Differenzen im Verlauf der Zuckungen unzweideutig zu entnehmen, wie wir sogleich an einem Beispiel erläutern werden. In Fig. 8 (A—D) ist a, der Zeitpunkt der Schliessung des constanten Stromes, 3,5° von der Mitte des Schwingungsbogens entfernt, die Richtung des zur Zeit b ausgelösten Prüfungsstromes, eines Oeffnungsinductionsschlages, ist immer die aufsteigende; der Zeitraum a b ist in A — D so gewählt, dass zwischen den Zuckungen C und R die Zwischenzeit gleich bleibt. Bei mässiger Stromstärke zeichnete der Muskel 5 Mm. von der Anode gereizt die Curven A, in 20 Mm. Entfernung die Curven B. Dann ·wurden nach Verstärkung des Stromes die Curven C und D von den nämlichen Punkten aus erhalten. Die Deutung dieser Curven kann nicht zwei-

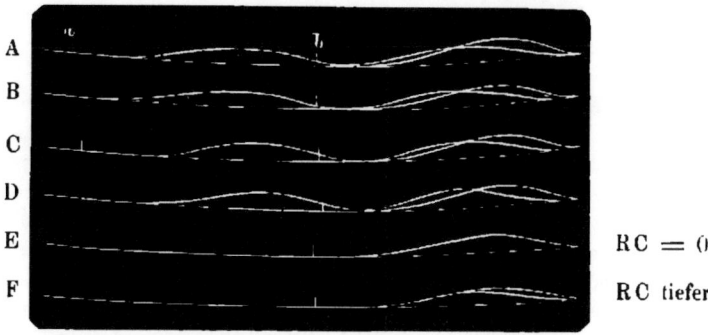

A

B

C

D

E   RC = 0

F   RC tiefer

Fig. 8.

felhaft sein. Unmittelbar nach Schliessung des Stromes hat überall
die Erregbarkeit zugenommen: desshalb früherer Anfang der Prüfungszuckung. Aber sehr bald macht sich die Hemmung geltend, an
dem der Anode näheren Punkt schon während der latenten Reizung, daher diese hier weniger als vom ferneren Punkt aus verkürzt
erscheint. Doch auch an letzterem wird die Hemmung schon hinreichend
bemerklich, um eine Abnahme der Zuckungshöhe und Zuckungsdauer
zu verursachen. Verstärken wir den Strom, so wird bei der Kürze des seit
Ablauf der Zuckung verflossenen Zeitraumes zunächst nur die Erregbarkeitszunahme bemerkbar: wir sehen daher in C und D die latente Reizung noch mehr verkürzt und zugleich die Zuckungshöhen R und R C in
C nahehin, in D völlig gleich geworden, die Verkürzung des letzten Stadiums der Zuckungsdauer hat dagegen eher zugenommen. Machen wir
bei gleich bleibender Stromstärke den Zeitraum a b grösser, wie es in
E und F geschehen ist (a und die Schliessungszuckung sind hier aus
der Abbildung weggefallen und der Zeitraum a b beträgt 0,25″), so wird
an dem näheren Punkt (E) die Prüfungszuckung ganz unterdrückt, für den
ferneren Punkt (F) sind alle drei Variabeln in gleichem Sinne verändert,
Höhe und Dauer der Zuckung haben abgenommen, und die latente Reizung ist um ein (im Holzschnitt nicht mehr sichtbares) Minimum grösser
geworden.

Wenn der asthenische Zustand stärker ausgebildet ist, so gestaltet
sich der Verlauf der Erscheinungen etwas abweichend. Es wird nämlich
jetzt der Eintritt der Hemmung nicht nur bedeutend verspätet, so dass er
mit unsern zeitmessenden Hülfsmitteln oft gar nicht mehr genau bestimmt
werden kann, sondern es macht sich auch die Erregbarkeitszunahme
zum Theil in anderer Form geltend. Zunahme der Zuckungshöhe und
Abnahme der latenten Reizung pflegt man in diesem Fall bloss unmittelbar nach dem Ablauf der Schliessungszuckung zu beobachten, in einem
späteren Stadium dagegen ist, wie schon bei den schwachen Strömen (s.
Fig. 6), nur noch die Zuckungsdauer in ihrem Endstadium vergrössert. Diese

Erscheinung entspricht dem, was wir früher (in §. 18) über die Kennzeichen der hochgradigen Asthenie bemerkten.

Wie bei den starken Strömen, welche die Zuckungsgrenze überschritten haben, so hat auch bei den zuckungerregenden Stromstärken die oft wiederholte Schliessung des Stromes einen verderblichen Einfluss auf die Grösse und Ausbildung der Hemmungswelle In der Regel macht sich dieser Einfluss schon im Verlauf kürzerer Versuchsreihen geltend, indem die Herabsetzung der Erregbarkeit immer unvollkommener wird und zuletzt ganz schwindet, während die Erregungswelle zusehends wächst und immer näher an die Anode heranreicht. Experimentirt man mit Stromstärken, welche der oberen Zuckungsgrenze nahe kommen, so gibt sich diese Veränderung, falls nicht gleichzeitig die Einflüsse des Absterbens wirksam werden, daran zu erkennen, dass die Schliessungszuckung zunimmt und die obere Zuckungsgrenze sich weiter hinausschiebt. Stirbt dagegen der Nerv ab während der Beobachtungen, so nimmt bei constant erhaltener Stromstärke die Schliessungszuckung ab, während trotzdem die Hemmung geschwächt und die Erregungswelle verstärkt wird; die Zuckungsgrenze wird in diesem Fall in der umgekehrten Richtung verschoben.

Eine von dem Einfluss wiederholter Stromschliessungen und Reizungen sehr verschiedene Wirkung tritt endlich zuweilen dann in die Erscheinung, wenn der Strom eine noch längere Zeit hindurch häufig immer in aufsteigender Richtung geschlossen wird. Es kann dann plötzlich ein Zeitpunkt kommen, wo die schon fast geschwundene Hemmung plötzlich wieder wächst und zugleich an Geschwindigkeit der Ausbreitung beträchtlich zunimmt, bis zuletzt auf allen Punkten zwischen Nerv und Muskel schon unmittelbar nach Ablauf der Schliessungszuckung totale Unerregbarkeit besteht. Zugleich nimmt die Schliessungszuckung ab und sinkt schliesslich auf null, während die Oeffnungszuckung zunimmt und endlich in einen Oeffnungstetanus übergeht. Hier ist augenscheinlich die Ritter'sche Modification eingetreten, für welche die instantane Geschwindigkeit, mit der auf allen Punkten zwischen positiver Elektrode und Muskel die Hemmung sich einstellt, ein charakteristisches Zeichen ist.

Auch bei der Untersuchung des Abklingens der Erregung nach geschehener Zuckung lässt sich in manchen Fällen ein Einfluss der Prüfungsströme in dem Sinne, dass die aufsteigende Richtung der letzteren bei der Nachweisung der herabgesetzten, die absteigende bei der Nachweisung der gesteigerten Erregbarkeit bevorzugt ist, nicht verkennen. Doch macht dieser Einfluss hier in viel geringerem Grade sich geltend, als bei den schwachen Strömen, welche keine Zuckung erregen. In vielen Versuchsreihen ist er verschwindend klein gegenüber dem Einfluss der Entfernung, in welcher sich die gereizte Stelle von der positiven Elektrode befindet.

§. 24.   Aus einer grossen Zahl von Versuchen, die ich über das Abklingen der Erregung ausgeführt habe, will ich hier nur wenige- Beispiele auswählen, welche die oben unterschiedenen Hauptfälle erläutern. Unter t ist die Zeit zwischen Ende der Schliessungs- und Anfang der Prüfungszuckung, unter C die Höhe der Schliessungszuckung aufgeführt. Die übrigen Bezeichnungen bleiben die bisherigen.

V e r s u c h I.

Schwacher Strom. Sthenischer Zustand. Spannweite der const. Elektr. 4, der Reizelektr. 5 Mm. Reiz: Oeffnungsinductionsschlag.

Nr.	D	T	t	C	R			RC		
					H	L	LR	H	L	LR
1	5 aufst.	0,21	0,125	4	4	25	—	0	—	—
2	20 aufst	„	„		4	29	—	3,5	26	—
3	20 aufst.	0,33	0,218		4	29	—	3	25	—
4	25 abst.				4	28	—	4	26	—
5	10 abst.				4	28	—	0	—	—
6	20 aufst.	„	„	„	4	26	—	4	26	—
7	5 aufst.	0,100	0,011	3	3,5	26	13	2,8	26	9
8	20 aufst.	„		„	4	26	11	4,2	26	7,5
9	10 abst.	„	„	„	3,2	26	11	3,2	26	7,5
10	25 abst.	„	„	„	3	26	11	4	27	7
11	5 aufst.	0,211	0,165	3	3	27	—	0	—	—
12	10 abst.				2,5	27	—	1,5	24	—
13	20 aufst.				3	27,5	—	2,2	24	—
14	25 abst.				3	29	—	2,5	26	—
15	5 aufst.				3	29	—	0	—	—

In dieser Versuchsreihe ist für kleine Zeiträume zwischen C und R regelmässig die latente Reizung der Zuckung vermindert, die Zuckungshöhe aber nur bei Reizung von der Anode entfernterer Punkte des Nerven vergrössert, in der Nähe derselben herabgesetzt (7 — 10), bei grösseren Zeitdistanzen sind alle Elemente der Zuckung im Sinne der verminderten Erregbarkeit verändert (1 – 6, 11 15.)

V e r s u c h II.

Starker Strom.   Sthenischer Zustand.   Spannweite der const. Elektr. 10,
der Reizelektroden 8 Mm.   Reiz: Oeffnungsinductionsschlag, abwechselnd
auf- und absteigend.

Nr.	D	T	t	C	R	RC
1	10 aufst.	0,094	0	2	2	0
2	18 abst.	„	0		2	4
3	„	0,138	0,067	2	2,5
4	10 aufst.	„	—		2	0
5	18 abst.	0,22	0,070		2	3
6		0,27	—		2	0

Ebenso bleibt bei grösseren Zeitzwischenräumen für den oberen und unteren gereizten Punkt R C == 0.

V e r s u c h III.

Schwacher Strom.   Asthenischer Zustand.   Spannweite 22 Mm.   Reiz:
Oeffnungsinductionsschlag, abwechselnd auf- und absteigend.

Nr.	D	T	t	C	R			RC		
					H	L	LR	H	L	LR
1	7 aufst.	0,102	0	3,5	3	37	8	4,5	37	6,5
2	12 abst.				3	38,5	7	5	38	5
3	22 aufst.		„	„	3,5	35	7	5	37	5
4	26 abst.		„	„	3,2	35	7	5	37	5
5	7 aufst.	0,133	0,033	3	3,5	35	9,5	4	40	5
6	12 abst.	„			3,5	36	8,5	4	40	5
7	22 aufst.	„		„	3,5	35	8	3,5	40,5	4
8	26 abst.	„		„	3,5	36,5	7,5	4,5	43	0
9	7 aufst.	0,24	0,055	2,8	4	38	—	4	39	—
10	12 abst.			„	4	36	—	4	37	—
11	22 aufst.			„	3	35	—	3	35,5	—
12	26 abst.			„	3,5	34,5	—	3,5	35	—

Die Erregbarkeit ist bis zu den grössten Zeiträumen vergrössert (1—9),
bei diesen zeigt sie sich unverändert (9—12).

Versuch IV.

Starker Strom (18 Elem. Dan.) Asthenischer Zustand, durch oft wiederholte Reize herbeigeführt. Spannweite 15 Mm. Reiz: auf - oder absteigender Oeffnungsinductionsschlag.

Nr.	D	T	t	C	R	RC
1	12 aufst.	0,099	0	3,5	4	4,5
2	24 aufst.	„	„	„	3,5	5
3	12 aufst.	0,126	0,027	„	4-	4
4	24 aufst.	„	„	„	3,5	4,5
5	12 aufst.	0,30	0,22	„	4	3,8
6	16 abst.	„			3,5	4,5
7	28 abst.	„	„	„	3,5	4,5
8	12 aufst.	0,147	0,077	4	3,5	4
9	24 aufst.				4	4,5

Hier tritt bei den grössten Zeiträumen nahe der Anode eine schwache
Hemmung auf (5), tiefer unten bleibt die Erregbarkeit selbst nach 0,3″
noch vergrössert.

Schliesslich theile ich noch einen Versuch mit, in welchem die Zeiträume t und T constant blieben, aber die Stromstärke durch Einschaltung
wechselnder Rheochordlängen als Nebenschliessung variirt wurde.

Versuch V.

Asthenischer Zustand. Spannweite 22 Mm. Reiz: Oeffnungsinductionsschlag. Kette 1 Element Dan. T = 0,138, t = 0. In Columne W
ist die Länge eingeschalteten Platindrahts in Cm. angegeben. Die Höhen
von R und RC sind in 5 Mm. Entfernung vom Anfang der Curven R
gemessen, weil der Anfang der Zuckungscurven hauptsächlich beachtens-
werthe Verschiedenheiten darbot.

Nr.	D	W	R	RC
1	7 aufst.	40	1	4
2	„	Voller Strom	1	2,5
3	„	40	1	3,5
4	12 abst.	20	1	3
5		40	1	3,4
6		Voller Strom	1	3

Nr.	D.	W	R.	R C
7	12 abst.	40	1	3,4
8	„	Voller Strom	1	3
9	22 aufst.	20	1,5	3
10	„	40	1,5	3,5
11	„	Voller Strom	1,5	3,5
12	26 abst.	20	1,2	3
13	„	40	1,2	3
14	„	Voller Strom	1	3
15	7 aufst.	20	1	2,5
16.		40	1	2,5
17		Voller Strom	1	2,5

Dieser letzte Versuch zeigt deutlich, wie auch in solchen Fällen, wo die Erregungswelle stets überwiegt, doch noch bei stärkeren Strömen in der Nähe der Anode sich die Hemmung bemerklich macht. Oeftere Reizuugen vernichten aber auch diese Wirkung, wir sehen sie daher gegen Ende des Versuchs geschwunden.

3. Verlauf der Erregung während des Stadiums der latenten Reizung.

Mit einer den vorliegenden Gegenstand nahe berührenden Frage hat sich bereits Helmholtz in seinen Versuchen über Reizung durch zwei schnell auf einander folgende elektrische Schläge beschäftigt [*]. Diese Versuche entfernen sich aber, abgesehen von dem Umstande, dass eine und dieselbe Nervenstelle die zwei Reize empfieng, und dass beide Reizungen durch Oeffnungsinductionsschläge bewirkt wurden, von der uns vorliegenden Aufgabe hauptsächlich dadurch, dass es sich bei ihnen in der Regel um die Auslösung zweier Zuckungsmaxima handelte. In diesem Fall schienen sich nach den Beobachtungen von Helmholtz die beiden Zuckungen einfach zu addiren. Nur wenn der Zeitunterschied der Reizungen weniger als $^1/_{600}$ Secunde betrug, verlief die Zuckung so, als wenn nur eine einzige Reizung stattgefunden hätte. In Bezug auf schwächere Reizungen, welche nicht das Zuckungsmaximum hervorbringen, bemerkte Helmholtz, dass sie sich auch bei der kleinsten Zwischenzeit verstärken.

Um wo möglich die leisesten Schwankungen der Erregbarkeit während des Stadiums der Latenz mit Hülfe des Prüfungsreizes nachzuweisen, werden wir uns auch hier nicht des Zuckungsmaximums, sondern einer schwächeren Zuckung bedienen. Dabei ergeben sich nun aber

[*] Monatsberichte der Berliner Akademie vom 15. Mai 1854.

schon im vorliegenden Falle die Veränderungen der Erregbarkeit nicht
mehr so einfach, wie in den Beobachtungen, wo die Zuckung ausblieb,
oder wo sie bereits abgelaufen war. Denn die Prüfungszuckung reicht
stets in die Schliessungszuckung des constanten Stromes hinüber, ja sie
beginnt in der Regel später als diese. Wir werden also die Curve C
als Abscissenlinie der Curve R C betrachten müssen. Es ist aber klar,
dass hierbei kleinere Unterschiede der Zuckungen R und R C nichts mehr
beweisen können. Denn möglicher Weise könnte die Muskelcontraction
solche Unterschiede hervorbringen, ohne dass sich in der Erregbarkeit
des Nerven etwas geändert hätte, obgleich dieses Moment, da die Curve
R C in der Regel mindestens von dem Anfang der Curve C sich ablö-
sen wird, natürlich nicht so sehr ins Gewicht fällt als bei der Prüfung
der Erregbarkeit während des Verlaufs der Zuckung. Die in dem angedeuteten Umstand gelegenen Schwierigkeiten werden jedoch offenbar um
so weniger in Betracht kommen, je schwächer die Muskelzuckungen sind.
Wir werden daher gut thun für den vorliegenden Fall unsere Schlüsse
vorzugsweise auf solche Versuche zu gründen, in denen sowohl der Prüfungsreiz wie der constante Strom minimale Zuckungen auslösen. Die auf
solche Weise ausgeführten Beobachtungen ergeben nun folgendes:

Lässt man den Prüfungsreiz gleichzeitig mit der Schliessung des constanten Stromes einwirken, so fällt die Zuckung durch den doppelten
Reiz immer mit der einen der beiden einfachen Zuckungen zusammen,
und zwar regelmässig mit der stärkeren. Ist also C die höhere Zuckung,
so decken sich R C und C, ist R die höhere, so decken sich R C und R.
Interessant ist hierbei noch der spezielle Fall, in welchem C höher aber
kürzer als R ist: auch hier fällt meistens R C vollständig mit C zusammen, die Zuckung verläuft so, als wäre der Prüfungsreiz gar nicht vorhanden.

Ebenso wie bei gleichzeitiger Reizung verhält es sich, wenn zwischen Schliessung des constanten Stromes und Prüfungsreiz nur eine sehr
kurze Zeit verfliesst. In der Regel betrug die Zeitdistanz, innerhalb welcher nur der stärkere Reiz wirkte, $0,004 - 0,006$ oder durchschnittlich
$1/200$ Sec. Doch zeigt sich diese Zeit in hohem Grade abhängig von den
inneren Zuständen des Nerven. In Folge der Ermüdung durch wiederholte
Reize nimmt sie beträchtlich zu; sie verändert sich daher fortwährend im
Verlauf einer Versuchsreihe, ein Umstand, der ihrer genauen Bestimmung einigermassen im Wege steht. Bei asthenischen Nerven ist sie von
Anfang an grösser, sie kann hier $1/50$ Secunde und darüber betragen.

Ein Einfluss der Entfernung des vom Prüfungsreiz getroffenen Punktes von der durchflossenen Nervenstrecke lässt sich nicht nachweisen;
wenn ein solcher Einfluss existirt, so fällt er jedenfalls in die Breite der
durch die Veränderungen des Nerven hervorgerufenen Schwankungen.
Ebenso habe ich einen Einfluss der Richtung der Prüfungsströme nicht
aufzufinden vermocht.

Dagegen steht jener Zeitraum in einer leicht nachweisbaren Abhängigkeit von der Stärke des constanten Stromes. Hat man nämlich bei schwachen Strömen, die eben Zuckung erregen oder sich wenig von dieser Grenze entfernen, die Zeitdistanz so getroffen, dass eben noch eine gegenseitige Verstärkung der beiden Reizungen eintritt, und wählt man nun eine grössere Stromintensität, welche übrigens der Grenze wo die Schliessungszuckung wieder verschwindet noch nicht einmal nahe zu kommen braucht, so ist jetzt jene Verstärkung nicht mehr nachweisbar. Kehrt man dann zurück zu dem schwächeren Strom, so ist sie abermals deutlich zu finden. Der Zeitraum, in welchem die Reize sich nicht verstärken, ist also kleiner, wenn der aufsteigende Strom der unteren Zuckungsgrenze nahe kommt, als wenn er der oberen sich nähert. Doch findet noch innerhalb der gewöhnlich vom Stadium der Latenz in Anspruch genommenen Zeit sowohl diesseits der unteren wie jenseits der oberen Zuckungsgrenze Verstärkung der Reizungen statt, nur ist dann der Zeitraum, welcher zwischen Stromschliessung und Prüfungsreiz verfliessen muss, grösser als bei den zuckungerregenden Strömen. Die stärksten Ströme, welche sich erheblich von der oberen Zuckungsgrenze entfernen, hemmen aber schon bei den kleinsten Zeitzwischenräumen, wenn der gereizte Punkt nahe bei der Anode gelegen ist; ja selbst bei gleichzeitiger Einwirkung des Prüfungsreizes findet dann noch in der Regel eine Verkürzung des Endstadiums der Zuckung statt.

Umgekehrt findet man in denjenigen Fällen, in welchen wegen Annäherung an die obere Zuckungsgrenze oder auch weil dieselbe bereits überschritten ist die Höhe und Dauer der combinirten Zuckung vermindert wurde, doch noch, dass bei gewissen Zeitzwischenräumen die latente Reizung der letzteren kleiner ist, so zwar dass der absolute Anfang der Zuckung R C demjenigen sowohl von R als von C vorangeht. Es tritt dieser Fall bei den starken Strömen regelmässig dann ein, wenn die Zeitdistanz zwischen Schliessung des Stromes und Prüfungsreiz eine gewisse mittlere Grösse beträgt, bei welcher die Zuckung C eben noch merklich später als R beginnt. Bei kleineren Zeitzwischenräumen fällt dagegen der Anfang von R C mit R, bei grösseren mit C zusammen. Nach der Schliessung schwacher Ströme, wo die latente Reizung von C viel kürzer ist, so dass der Anfang dieser Zuckung immer R vorangeht oder mindestens damit zusammenfällt, beginnt R C in der Regel gleichzeitig mit C. Nur wenn man den constanten Strom sehr schwach nimmt, so dass wieder das Stadium der Latenz von C ziemlich gross wird, findet sich manchmal eine ähnliche Verschiebung des Anfangs der Zuckung R C.

Innerhalb der Grenzen zuckungerregender Stromstärken scheint der Zeitraum, in welchem sich die Zuckungen nicht verstärken, so lange mit der Stromstärke abzunehmen, als die Schliessungszuckung zunimmt; wenigstens lässt sich dies deutlich für die der unteren Zuckungsgrenze nahe liegenden Stromstärken nachweisen. Den gleichen Einfluss hat das

Wachsthum des Prüfungsreizes. Hat man daher für eine gegebene Intensität beider Reizungen den Zeitraum gefunden, wo sich die Zuckungen
nicht mehr verstärken, so tritt wieder Verstärkung ein, wenn man entweder die Zuckung durch den constanten Strom oder die Prüfungszuckung etwas zunehmen lässt.

Sobald die Zeitgrenze überschritten wird, in der bei einer gegebenen
Intensität beider Reizungen diese sich nicht verstärken, so übertrifft die
combinirte Zuckung R C die beiden Zuckungen R und C sowohl an Höhe
wie an Dauer. In der Regel macht sich sogar die Wirkung des Prüfungsreizes zuerst an der Verlängerung der Zuckung bemerklich, ehe sie
auch die Zuckungshöhe beeinflusst. Ist die Grenze erst wenig überschritten, so erhebt sich R C nur wenig über C oder R, dann aber wächst es
allmälig so weit, dass es der Summe von C und R gleichkommt und oft
sogar diese überschreitet. Letzteres findet aber nur dann statt, wenn der
constante Strom der unteren Zuckungsgrenze sich nähert. Das Wachsthum der Erregbarkeit geschieht bei jeder zuckungerregenden Stromstärke continuirlich mit der Vergrösserung des Zeitraums zwischen der
Schliessung des Stromes und dem Eintritt des Prüfungreizes. Die Zuckung R C erreicht also stets ihren Maximalwerth, wenn jener Zeitraum
der Grösse des Stadiums der Latenz nahe kommt. Ein Wendepunkt der
Erregbarkeitscurve lässt sich auch bei den stärksten Strömen, die noch
Schliessungszuckung hervorbringen, nicht nachweisen.

Aus dieen Beobachtungen ergibt sich, dass wir das Stadium der
latenten Reizung in zwei Zeiträume trennen müssen: in das Stadium der Unerregbarkeit, welches unter dem aufsteigenden Strom
durchschnittlich $1/_{200}$ Sec. dauert, und in das Stadium der wachsenden Erregbarkeit, in welchem diese zuerst allmälig auf ihre normale
Grösse ansteigt und dann die letztere überschreitet. Das Stadium der
Unerregbarkeit wächst mit der Annäherung an die obere und an die untere Zuckungsgrenze, im ersteren Fall schneller als im letzteren. Wird
die obere Zuckungsgrenze überschritten, so dehnt es sich dann über den
gewöhnlichen Zeitraum der latenten Reizung aus, bis endlich die stärksten Ströme eine dauernde Hemmung hervorbringen.

‾ §. 26. Ich werde nun zuerst einige Beispiele solcher Versuche mittheilen, in welchen, bei grösserer Pendelamplitude, die Grösse des Stadiums der Unerregbarkeit bestimmt wurde, dann andere Beispiele anfügen, in welchen das Wachsen der Erregbarkeit in dem darauf folgenden
Stadium untersucht wurde; bei letzteren ist die kleinere Amplitude gewählt worden.

A. Versuche zur Bestimmung des Stadiums der Unerregbarkeit.

Wir ziehen aus den Versuchsprotokollen nur diejenigen Messungen
aus, welche der gesuchten Grenze nahe kommen.

Versuch I.

Spannweite der const. Elekr. 17 Mm., der Reizelektroden 5 Mm. Reiz: aufsteigender Oeffnungsinductionsschlag. Entfernung der negativen Reizelektr. von der Anode (D) = 5 Mm.

T	C	R	RC

Schwacher Strom (Rheoch. 2).

0,0192	3,5	4	6	
0,00625	3,5	3	4,8	
0,00555	3,5	3,5	3,5	(R C = R = C)
0,00690	3,5	3,5	4	

Stärkerer Strom (Rheoch. 40).

0,00690	3,5	3,5	3,5	(R C = R = C)

Strom wieder geschwächt (Rheoch. 2).

0,00690	3,5	3,5	4,5
0,00490	3,5	3,5	3,5

Versuch II.

Spannweite der const. Elektr. 12 Mm., der Reizelektroden 5 Mm. Reiz: aufsteigender Oeffnungsinductionsschlag. D = 8 Mm. Asthenischer Zustand.

T	C	R	RC	
0,00528	3	3	3	(R C = C)
0,00870	3	3	3	(R C = C)
0,0104	3	3	3	(R C = C)
0,0247	3	3	4,5	
0,0219	3	2	3	(R C = C)
0,0356	3	3	4	

In dem ersten dieser Versuche beträgt das Stadium der Unerregbarkeit jedenfalls nicht weniger als 0,0055", im zweiten, der einen Fall hochgradiger Asthenie betrifft, mindestens 0,02." In einer Anzahl anderer, auf ähnliche Weise am leistungsfähigen Nerven ausgeführter Beobachtungen wurden folgende Werthe gefunden

1) 0,0065
2) 0,0048
3) 0,0048
4) 0,0055
5) 0,0038
Im Mittel 0,00508 Secunden.

V e r s u c h III.

Spannweite der constanten Elektroden 24 , der Reizelektroden 5 Mm
Reiz: aufsteigender Oeffnungsinductionsschlag. D = 5 Mm. Nachweisung des Einflusses der Stromverstärkung nahe der unteren Zuckungsgrenze.

T	C	R	R C	
0,00551	3,5	4,5	5	Schwacher Strom
	2,5	4,5	4,5	Strom noch mehr geschwächt RC = R
	4,5	4,5	5	Strom wieder verstärkt
	1,5	4,5	4,5	Strom geschwächt R C = R
„	3,5	4,5	4,5	Strom verstärkt R C = R
0,00965	3,5	4,5	5,5	
	2	4,5	4,5	Strom geschwächt R C = R
	5	4,5	6	Strom verstärkt.

V e r s u c h IV.

Spannweite der const. Elektr. 16, der Reizelektr. 5 Mm. Reiz: Oeffnungsinductionsschlag. D = 5 Mm. Nachweisung des Einflusses der
Stromverstärkung nahe der oberen Zuckungsgrenze.

T	C	R	R C	
0,00822	2,5	2,7	4	Schwacher Strom
	1	3	3	Starker Strom R C = R
	2	3	3,5	Schwacher Strom
0,0246	2	2,5	4	„
	1	2,5	3	Strom verstärkt
	0	2	2,25	Strom bis zum Verschwinden der Zuckung verstärkt
0,0336	0	2	2,5	Strom über der Zuckungsgrenze
	2	2	3,5	Strom geschwächt
0,0168	2	2	3	
0,0168	1	2	2,25	Starker Strom
0,0101	1	2	2	R C = R

T	C	R	R C	
0,0101	0	2	0	Strom über die Zuckungsgrenze verstärkt
0	0	2	2	(Das Endstadium der Zuckung R C ist um 3 Mm. verkürzt.

B. Versuche zur Untersuchung des Stadiums der wachsenden Erregbarkeit.

Versuch I.

Spannweite der const. Elektroden 15, der Reizelektroden 5 Mm. D = 5 Mm. Schwacher Strom.

Nr.	T	C		R		R C	
		H	L	H	L	H	L
1	0,033	1,5	22	2	26	3	37
2	0,024	1,5	27	2	27	3	35
3	0,019	1,5	21	2	26	2,5	32
4	0,012	1,5	28	2	28	2,3	31
5	0,006	1,5	26	2	26	2	26
6	0,012	1,5	26	2	26	2,5	32
7	0,020	1,5	26	2	26	2,8	35
8	0,024	1,5	28	2	28	2,8	38

Der Anfang der Zuckung RC fiel in allen Beobachtungen mit dem Anfang von C zusammen.

Versuch II.

Spannweite der const. Elektr. 14, der Reizelektr. 5 Mm. D = 5 Mm. Reiz: aufst. Oeffnungsinductionsschlag. Starker Strom.

Nr.	T	C	R			R C		
			H	L	LR	H	L	LR
1	0,015	0,5	2	24	9	2,4	29	6,5*
2	0,019	1	2	24	9,5	2,5	29	7*
3	0,009	1,5	2	24	7,5	2,5	29	7,5
4	0,012	1	2	26	10	2,5	33	7,5*
5	0,007	2	2	26	11	2,5	33	8*
6	0,004	2	2	28	11	2	28	11

In den mit * bezeichneten Beobachtungen begann die Zuckung R C früher als R und als C, in allen andern Fällen fiel ihr Anfang mit demjenigen der Zuckung R zusammen.

Versuch III.

Spannweite der const. Elektr. 14, der Reizelektr. 5 Mm. Reiz: aufsteigender Oeffnungsinductionsschlag. Vergleichung schwacher und starker Ströme.

Nr.	T	C	R		RC		
			H	LR	H	LR	
1	0,006	2,4	2,5	—	3,5	—	Schwacher Strom
2	„	2	2,5	—	3,2	—	Starker Strom
3	„	2,5	2,5	—	3,6	—	Schwacher Strom
4	0,009	2,5	2,5	—	3,6	—	Schwacher Strom
5		2	2,5	—	3	—	Starker Strom
6		1	2,5	—	2,8	—	Strom noch mehr verstärkt
7	„	2,2	2,5	—	3,5	—	Schwacher Strom
8	0,017	2,2	2,5	—	3,5	—	„
9		1 14†)	2,5	7,5	3	6,5*	Starker Strom
10	„	2,5 —	2,4	—	3,8	—	Schwacher Strom
11	0,072	2,5 —	2,4	—	4,2	—	„
12	„	0,8 14	2.4	7	2,8	7	Starker Strom
13	0,019	1 —	2,4	—	3	—	„
14	„	2,5 —	2,4	—	3,5	—	Schwacher Strom
15	0,013	2,5 —	2,4	—	3,5	—	„
16	„	1 —	2,4	—	2,4	—	Starker Strom

†) Lat. Reizung.

In Nr. 9 begann RC früher als C und R, in allen andern Beobachtungen fiel bei schwachen Strömen der Anfang von RC mit C, bei starken Strömen mit R zusammen, ausgenommen bei der grössten Zeitdistanz (Nr. 12), wo RC ebenfalls gleichzeitig mit C begann.

4. Von der Erregbarkeit während der Zuckung.

A. Addition der Zuckungen.

§. 27. Die Schwierigkeiten, welche einer Schätzung der Erregbarkeit im Verlaufe der Zuckung entgegenstehen, sind bereits angedeutet. Wenn ein in Zuckung begriffener Muskel von einem neuen Reize getroffen wird, so lässt sich schwer ermessen, inwiefern etwa aus rein mechanischen Gründen die durch diesen zweiten Reiz ausgelöste Zuckung einen andern Verlauf nehmen müsse. Man könnte vermuthen, dass der Muskel, da er schon eine bedeutende lebendige Kraft besitzt, in energischere Bewegung gerathen werde, als wenn der Reiz ihn vom ruhenden Zustande aus in Bewegung setzt. Man könnte aber auch erwarten, dass der Muskel, indem er bei der Contraction sich selbst zusammenpresst, wachsende Widerstände findet *). Möglicher Weise müssten beide Momente in Rechnung gezogen werden. Unter diesen Umständen wäre es jedenfalls überall da, wo es sich nicht um ganz bedeutende Veränderungen der Erregbarkeit handelt, misslich, aus Resultaten, die nach dem bisher angewandten Verfahren gewonnen wurden, Schlüsse zu ziehen; ich verzichte daher auch auf die Mittheilung von Versuchsreihen, bei denen Addition der Zuckungen stattfand, obgleich eine grosse Zahl solcher ausgeführt wurde. Nur an einigen graphischen Beispielen wollen wir den Gang der Erscheinungen verfolgen, da diese immerhin einiges Lehrreiche darbieten.

Tritt die Prüfungszuckung zu der Schliessungszuckung des aufsteigenden Stromes während des Wachsthums der letzteren hinzu, so erhebt sich meist die Curve RC mehr oder weniger weit über R und über C; meist wird auch die Dauer von RC im Vergleich mit R vergrössert, weniger regelmässig verändert sich die latente Reizung, sie kann ab- oder zunehmen oder sich gleich bleiben. Ebenso verhält es sich häufig noch im absteigenden Theil der Zuckungscurve. In diesen Fällen nun, in welchen während des ganzen Verlaufs der Zuckung C der Nerv unter dem aufsteigenden Strom erregbar bleibt für den Prüfungsreiz, fällt die Zuckung RC stets am grössten aus, falls sie sich vom Maximum der Curve C erhebt, und zwar nicht bloss wenn wir von der gewöhnlichen Abscissenlinie die Höhe der Curve messen, sondern auch, wenn wir den Abgangspunkt von der Curve C als den Abscissenpunkt für die Curve RC annehmen.

Das hier geschilderte Verhalten gilt für alle von der Anode entfernteren Punkte des Nerven als Regel. Dagegen weicht das Verhalten der näher bei der Anode befindlichen Punkte hievon ab, wenn die Nervenfaser in höheren Graden des sthenischen Zustandes befindlich ist. In diesem Falle schwindet die Reizbarkeit schon während des Verlaufs der Zuckung auf null: in den höchsten Graden jenes Zustandes schon während des Ansteigens der Schliessungszuckung, in geringeren während des absteigenden Theiles derselben. Prüft man daher an einem solchen Nerven successiv zwei Punkte in verschiedener Entfernung von der positiven Elektrode, so zeigt sich der nähere Punkt von einem bestimmten Stadium der Zuckung an unerregbar für den Prüfungsreiz, während bei dem

---

*) Einigermassen begünstigt wird diese Vermuthung durch die Elasticitätsänderungen des Muskels bei der Zusammenziehung. Vergl. meine Lehre von der Muskelbewegung, S. 167 u. f.

entfernteren die Zuckung R C sich immer beträchtlich über R und C erhebt. Auf diese Weise sind z. B. die Curven A und B (Fig. 9) gewon-

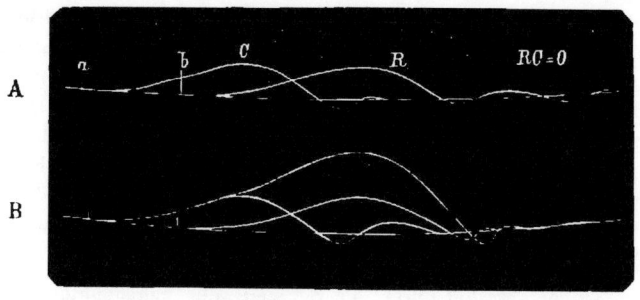

Fig. 9.

nen worden. In A war die negative Reizelektrode 4 Mm., in B 10 Mm.
von der Anode entfernt; Prüfungsreiz war beidemal der aufsteigende
Oeffnungsinductionsschlag bei einer Spannweite der Reizelektroden von
5 Mm. Der Zeitpunkt des Prüfungsreizes wurde so bestimmt, dass die
Zuckung R C beim Maximum der Curve C begann.

Der Eintritt der Hemmung in der Nähe der Anode während des
Verlaufs der Zuckung ist abhängig von der Stärke des aufsteigend geschlossenen Stromes. Bei Strömen, die der unteren Zuckungsgrenze nahe
stehen, ist stets die Erregbarkeit während des ganzen Verlaufs der Zuckung erhalten und oft sogar ziemlich bedeutend. Erst bei stärkeren Strömen schwindet sie, und mit wachsender Stromstärke zieht sich der Zeitraum, während dessen die der Anode benachbarte Nervenstrecke erregbar ist, näher und näher an den Anfang der Schliessungszuckung. Man
kann daher successiv an einem und demselben Nervenpunkt bei schwä-
cherem Strom das in B dargestellte und dann bei stärkerem Strom das
in A dargestellte Verhalten vorfinden. In der Regel ist die Hemmung
während der Zuckung eine sehr vergängliche Erscheinung. Schon nach
wenigen Reizversuchen pflegt sie selbst in dichter Nähe der Anode zu
schwinden, und der Nerv zeigt dann überall während des ganzen Zuckungsverlaufs einen meist hohen Grad von Erregbarkeit. Bei asthenischen
Nerven oder solchen, welche sich dem asthenischen Zustande nur an-
nähern, ist stets von Anfang an während der ganzen Schliessungszuckung auch bei hohen Stromstärken die Reizbarkeit erhalten.

B. Untersuchung der Erregbarkeit während der Zuckung mittelst der Methode der Ueberlastung.

§. 28. Das Verfahren der Addition der Zuckungen hat uns gelehrt,
dass in manchen Fällen schon während des Verlaufs, ja bald nach Be-

ginn der Schliessungszuckung des aufsteigenden Stromes die Erregbarkeit
nahe der Anode stark herabgesetzt wird. Für die grössere Zahl der
Fälle, in denen während des ganzen Verlaufs der Zuckung die Erregbarkeit anhält, lässt sich vielleicht eine Zunahme der Erregbarkeit bis
zum Maximum der Curve C und dann eine Wiederabnahme vermuthen;
eine zureichende Sicherheit, ob während des Verlaufs der Zuckung überhaupt die Erregbarkeit grösser oder kleiner ist als die normale, lässt sich
aber wegen der oben erörterten Schwierigkeiten mittelst der Addition der
Zuckungen nicht gewinnen. Um diesen Theil des Verlaufs der Erregung
zu erforschen, müssen wir daher zu andern Hülfsmitteln greifen. Ein solches bietet sich uns dar in der Methode der Ueberlastung. Das Wesen
dieser Methode besteht in Folgendem:

Nachdem der Muskel durch die Schwere des angehängten Zeichen-
hebels sich gedehnt hat, unterstützen wir den letzteren und lassen nun
zunächst die Schliessungszuckung zeichnen. Hierauf wird der Muskel
durch Gewichte, die in eine am Hebel aufgehängte Wagschale gebracht
werden, so weit belastet, dass bei abermaliger Schliessung des constanten Stromes entweder keine oder nur noch eine minimale Schliessungszuckung eintritt. Endlich stufen wir den Prüfungsreiz so ab, dass er
ebenfalls bei belastetem Muskel entweder gerade noch eine merkliche
Zuckung hervorbringt, oder dass diese eben aufhört merklich zu sein. Ist
dies geschehen, so werden nun bei wechselnder Zeitdistanz nach Schliessung des constanten Stromes die Prüfungsreize für eine bestimmte Nervenstelle ausgelöst. Durch diese Veranstaltung haben wir augenscheinlich
wieder die frühere Maassmethode der Erregbarkeit möglich gemacht:
alle zu vergleichenden Zuckungen gehen von der nämlichen Abscissenlinie aus. Die Methode bietet nur insofern einige Schwierigkeiten, als die
bedeutende Belastung, obgleich der Muskel fast fortwährend unterstützt
ist, doch bald die Erregbarkeit herabsetzt. Aus diesem Grunde sind die
Versuche nur an sehr leistungsfähigen Nerven anzustellen. Die Probe
auf die zureichende Leistungsfähigkeit besteht in der Stärke der von der
Anode ausgehenden Hemmungswelle. Um sich aber überdies gegen Veränderungen der Erregbarkeit, welche durch das Heben der Gewichte bedingt sind, zu sichern, ist es erforderlich, bald von den kleineren zu den
grösseren, bald umgekehrt von den grösseren zu den kleineren Zeiträumen überzugehen, und so im Verlauf einer Versuchsreihe mehrfach zu
wechseln, eine Maassregel, die in den unten mitzutheilenden Versuchen
durchweg befolgt worden ist. In den auf diese Weise ausgeführten Versuchen machen sich, wie zu erwarten war, die nämlichen Unterschiede
geltend, die uns schon bei der Addition der Zuckungen entgegengetreten
sind. In der einen Reihe von Fällen schwindet die Erregbarkeit während
des Verlaufs der Zuckung. Sobald die Zuckung durch den Prüfungsreiz
in die späteren Stadien der Schliessungszuckung fallen würde, bleibt sie

daher aus. Dagegen lässt sich jetzt mit Sicherheit constatiren, dass dieser Periode der verminderten ein kurzes Stadium erhöhter Erregbarkeit vorangeht, indem im Anfang der Zuckungscurve die Zuckung R C stets erheblich höher ist als R.

In denjenigen Fällen, in welchen die Erregbarkeit während der ganzen Zuckung andauert, ergibt sich in allen Stadien derselben Zunahme der Erregbarkeit. Das Maximum dieser Erregbarkeitszunahme fällt aber mit dem Maximum der Schliessungszuckung zusammen, so dass demnach während des Wachsens der Zuckung auch die Erregbarkeit zunimmt und während des Sinkens der Zuckung auch die Erregbarkeit wieder abnimmt.

Die Fig. 10 stellt, auf eine einzige Abscissenlinie zusammengedrängt,

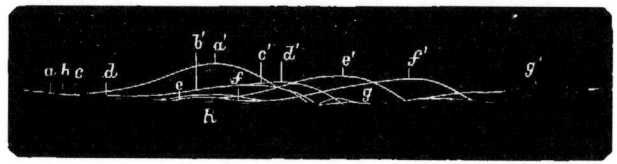

Fig. 10.

den Verlauf einer solchen Versuchsreihe dar. Ich habe sie wieder unmittelbar vom Muskel auf das berusste Papier der Myographionplatte zeichnen lassen. a ist der Zeitpunkt der Schliessung des constanten Stroms, a′ die Schliessungszuckung ohne Ueberlastung. Bei R sieht man die Ueberlastungszuckungen, die höhere ist die Prüfungs-, die tiefere die Schliessungszuckung. b′, c′, d′, e′, f′, g′, sind die in den verschiedenen Zeitpunkten b, c, d, e, f, g nach Schliessung des constanten Stroms ausgelösten Prüfungszuckungen, wobei aber die Versuche nicht in der hier bezeichneten Reihenfolge, sondern vor- und rückwärts wechselnd ausgeführt wurden. e′ ist die höchste Zuckung, sie ist diejenige, deren Beginn dem Maximum der Prüfungszuckung am nächsten liegt. Eine grössere Zahl ähnlich ausgeführter Versuche lieferte durchaus übereinstimmende Ergebnisse. Die Maximalerregbarkeit trifft entweder genau mit dem Maximum der Zuckung C zusammen, oder sie fällt um weniges später, nie aber, wo die gesteigerte Erregbarkeit während des ganzen Verlaufs der Zuckung anhält, früher als das Maximum.

§. 29. Zu den verschiedenen hier erörterten Fällen mögen nun noch die folgenden Versuchsbeispiele als speciellere Belege dienen.

Versuch I.

Spannweite 10 Mm. D = 6. Reiz: aufst. Oeffnungsinductionsschlag. Starker Strom. (Eintritt der Hemmung im Verlaufe der Zuckung.) C ohne Ueberlastung = 3 Mm. Mit Ueberlastung R = 0, C = 0.

T	R C		T	R C	
0,0062	1,5	(Anfang der Zuckung.)	0,0176	0	
0,0125	0		0,0479	0	

Versuch II.

Spannweite 10 Mm. D = 6. Reiz: aufst. Oeffnungsinductionsschlag. Schwacher Strom. (Gesteigerte Erregbarkeit während des ganzen Verlaufs der Zuckung). Ohne Ueberlastung C = 5 Mm. Mit Ueberlastung R = 0,5, C = 0.

T	RC		T	RC	
0,0062	1,8		0,0706	3,5	(Maximum der Zuckung C.)
0,0187	2,5		0,0805	2	
0,0244	2,7		0,1151	1,5	

Versuch III.

Spannweite 12 Mm. D = 20. Reiz: aufst. Oeffnungsinductionsschlag. Starker Strom. (Gesteigerte Erregbarkeit der tief gelegenen Nervenstrecke während des ganzen Verlaufs der Zuckung.) C ohne Ueberlastung = 5 Mm. Mit Ueberlastung R = 1, C = 0.

T	R C		T	R C	
0,0062	1,4		0,0607	4	Maximum der Zuckung C.
0,0125	2,5		0,0805	3	
0,0250	3		0,1304	1	

Wir schliessen noch zwei Versuche an, in welchen bei starkem Strom die Erregbarkeit einer der Anode benachbarten und einer von ihr entfernteren Nervenstelle verglichen wurde.

Versuch IV.

Spannweite 5 Mm. Reiz: aufsteigender Oeffnungsinductionsschlag. C ohne
Ueberlastung vor dem Versuch 1,5, nach demselben 1 Mm. Mit Ueberlastung R = 0,5, C = 0.

D	T	R C	
5	0,0242	1,5	
20	„	1,5	
5	0,0416	1,8	
20		1,5	
5	0,0531	2	} Maximum der Zuck-
20	„	2	} ung C.
5	0,0923	0	
20	„	1,5	
5	0,0756	1,5	
20		1,6	

Versuch V.

Spannweite der const. Elektroden 12, der Reizelektroden 5 Mm. Reiz:
aufsteigender Oeffnungsinductionsschlag. C ohne Ueberlastung vor und
nach dem Versuch 3 Mm. Mit Ueberlastung R = 1, C = 1. Mässig
asthenischer Zustand.

D	T	R C	
4	0,0238	2,4	
18	„	2,4	
4	0,0364	2,5	
18	„	2,5	
4	0,0475	2,8	} Maximum der Zuck-
18	„	2,8	} ung C.
4	0,0930	2,2	
18	„	2,6	
4	0,1207	2	
18	„	2	
4	0,0819	2,8	
18	„	2,8	
4	0,0364	2,4	
18		2,4	

Im ersten dieser Versuche, wo sich die Hemmungswelle rascher
entwickelt, sinkt im abnehmenden Stadium schnell die Erregbarkeit des

oberen Punktes auf null; im zunehmenden Stadium wächst dagegen die Erregbarkeit für beide Punkte gleichmässig. Im zweiten Versuch, wo während des ganzen Verlaufs der Zuckung keine Hemmung merklich wird, verhalten sich beide Punkte vollständig gleich. Somit lässt ̦sich in dem Verlauf der Erregungswelle, sobald dieser allein zum Ausdruck kommt, kein Unterschied an den verschiedenen Punkten der Nervenlänge nachweisen. Nur wenn die Hemmungswelle noch während der Zuckung hereinzubrechen beginnt, machen Unterschiede sich geltend, die dann allein von der Intensität und Geschwindigkeit der Hemmung abhängig sind.

II. Verlauf der Erregung unter der negativen Elektrode.

(Kathodische extrapolare Erregungsvorgänge.)

1. Von der Einwirkung schwacher Ströme, welche keine Zuckung erregen.

§. 30. Prüft man die Erregbarkeit irgend eines zwischen Kathode und Muskel gelegenen Punktes in demselben Moment, in welchem der schwache absteigende Strom geschlossen wird, so zeigt sich, wie nahe man der Zuckungsgrenze immerhin kommen mag, keine Spur einer Aenderung. Lässt man aber nur eine sehr kurze Zeit zwischen der Schliessung des Stromes und der Einwirkung des Prüfungsreizes verfliessen, so stellt sich in der ganzen Länge des Nerven eine Zunahme der Erregbarkeit ein.

Untersuchen wir den Gang dieser Veränderung zunächst für einen einzelnen in der Nähe der Kathode gelegenen Punkt, so sehen wir die Erregbarkeitszunahme mit der Zeit, die zwischen der Schliessung des Stromes und dem Prüfungsreiz verfliesst, bis zu einem Maximum wachsen und dann wieder abnehmen. Bei den schwächsten Strömen, welche eben eine Veränderung hervorbringen, ist meistens nach $1/4$ Sec. die ganze Erregbarkeitsschwankung vorüber und die frühere Erregbarkeit wieder hergestellt.

Zerlegen wir den Verlauf der Schwankung in ein Stadium der wachsenden und in ein Stadium der wieder sinkenden Erregbarkeit, so übertrifft das erste merklich das letzte an Grösse. Langsam, aber mit zunehmender Geschwindigkeit wächst die Erregung auf ihr Maximum an, um dann schneller wieder zu sinken. Das Maximum selbst liegt regelmässig vom Zeitpunkte der Schliessung des Stromes so weit entfernt, dass, der Zwischenraum der Dauer einer schwachen Zuckung sammt der zugehörigen Zeit der latenten Reizung nahezu gleichkommt.

Alle Elemente der Zuckung sind im Verlauf der Schwankung in

gleichem Sinne verändert, doch ist bei der gewählten Geschwindigkeit
des zeitmessenden Apparates im Beginn und am Ende der Schwankung
allein die Veränderung der Zuckungshöhe und Zuckungsdauer bemerklich; in der Nähe des Maximums dagegen ist ausserdem eine starke Abnahme der Zeit der latenten Reizung zu beobachten.

Die Fig. 11 stellt den vom Gastrocnemius aufgezeichneten Verlauf

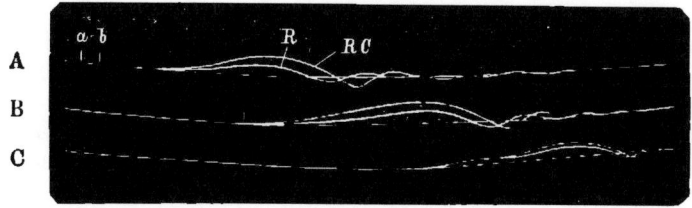

Fig. 11.

der Schwankung für einen 12 Mm. von der Kathode entfernten Punkt
dar, welcher jedesmal durch einen absteigenden Oeffnungsinductionsschlag
gereizt wurde. Die Spannweite der constanten Elektroden betrug 5, der
Reizelektroden 4 Mm., a ist überall 5° von der Mitte des Schwingungsbogens entfernt. Die Zeit a b beträgt in A 0,009, in B 0,08 und in C
0,14''. In B hat die Erregbarkeit ihr Maximum erreicht, in C ist die
Schwankung ihrem Ende nahe.

Prüfen wir in derselben Versuchsreihe mehrere Punkte, die in verschiedenen Entfernungen von der Kathode gelegen sind, so ist für alle
nicht nur der Verlauf der Schwankung der nämliche, sondern es differirt
auch die Grösse derselben in den gleichen Zeiträumen nach Schliessung
des Stromes in nicht merklichem Grade. So hat in der Versuchsreihe,
welcher die Fig. 11 entnommen ist, der Gastrocnemius in denselben Zeitdistanzen a b bei Reizung eines 24 Mm. von der Kathode entfernten
Punktes Curven gezeichnet, die den hier abgebildeten vollständig entsprechen. Das Resultat bleibt dasselbe, wie nahe man auch mit dem
Prüfungsreiz einerseits an die Kathode, anderseits an den Muskel herangehen mag. Die Geschwindigkeit, mit welcher die Schwankung sich
fortpflanzt, ist demnach jedenfalls zu gross, als dass sie mittelst der Erregbarkeitsprüfung sich nachweissen liesse. Nur im Beginn der Schwankungscurve findet man zuweilen geringfügige Unterschiede, welche darauf
hindeuten mögen, dass die Erregbarkeitsänderung eine kleine Zeit gebraucht,
um von der Kathode nach dem Muskel sich fortzupflanzen.

Von viel unerheblicherem Einflusse als unter dem aufsteigenden
Strome zeigen sich in diesem Fall jene Zustände der Nervensubstanz,
welche wir mit dem Namen der Asthenie belegt haben. Der ganze Verlauf der Erregbarkeitsschwankung ist beim asthenischen Nerven in den

wesentlichsten Zügen der nämliche. Die einzigen Unterschiede, die sich darbieten, sind folgende:

1) Die Grenze der Stromstärke, wo überhaupt eine Erregbarkeitsänderung zu finden ist, liegt der Zuckungsgrenze viel näher; in den höchsten Graden des asthenischen Zustandes fällt sie fast vollkommen mit derselben zusammen. Dieser Umstand erschwert hier die Untersuchung bedeutend. Ist die Erregbarkeit des Nerven in Zunahme begriffen, wie es in der ersten Zeit nach der Herstellung des Nervmuskelpräparates der Fall zu sein pflegt, so bringt sehr leicht eine Stromstärke, welche im Anfang der Versuchsreihe die Zuckungsgrenze noch nicht erreicht, später Zuckung hervor. Ist dagegen in Folge des eintretenden Absterbens die Erregbarkeit in Abnahme begriffen, so verschiebt sich die Zuckungsgrenze und damit auch die Stromstärke, welche noch Erregbarkeitsänderung hervorbringt, in umgekehrter Richtung. Man kann es daher bei Versuchen an asthenischen Nerven nicht vermeiden, öfter die Rheochordstellung zu verschieben, damit man innerhalb der engen Grenze verbleibe, wo zwar eine Erregbarkeitsschwankung nach Schliessung des Stromes, aber keine Zuckung eintritt

2) Die Zunahme der Erregbarkeit beginnt später nach der Schliessung des Stromes und braucht daher länger, um zum Maximum anzusteigen; ebenso sinkt aber die Erregbarkeit langsamer wieder auf ihre frühere Grösse zurück. Der ganze Verlauf der Schwankung nimmt somit eine längere Zeit in Anspruch. Die Erregbarkeitsschwankung vor der Zuckungsgrenze zeigt mit einem Wort dieselben Eigenthümlichkeiten, welche auch dem Zuckungsverlauf des asthenischen Nerven zukommen.

Die Richtung des Prüfungsstromes ist auf diese Veränderungen der Erregbarkeit im Allgemeinen von weit geringerem Einflusse, als sie es unter dem aufsteigenden Strome war. In der Nähe des Maximums der Schwankung ist durchweg keine Spur einer Verschiedenheit zu Gunsten der einen oder der andern Richtung zu entdecken Erst wenn man der Grenze nahe kommt, wo die Schwankung entsteht oder wieder schwindet, machen sich kleine Unterschiede bemerklich. Deutlicher werden diese erst, wenn man jene Grenze eben erreicht hat. Dann zeigt sich, dass bei einer Zeitdistanz, bei welcher der aufsteigende Prüfungsstrom nicht oder nur manchmal eine Veränderung der Erregbarkeit erkennen lässt, letztere von dem absteigenden Prüfungsstrom deutlich angezeigt wird. Doch auch hier gelingt die Nachweisung eines Unterschieds keineswegs in allen Versuchen, und stets ist eine hohe Leistungsfähigkeit des Nerven dazu erforderlich.

§. 31. Ich werde nun zuerst eine grössere Versuchsreihe mittheilen, in welcher sich der Verlauf der Erregbarkeitsschwankung ausführlich verfolgen lässt, dann ein kleineres Beispiel über das Verhalten des asthenischen Nerven, und endlich eine Beobachtungsreihe zur Nachweisung des Einflusses der Richtung der Prüfungsströme anfügen.

Versuch I.

Spannweite der const. Elektroden 5, der Reizelektroden 4 Mm. Reiz: Oeffnungsinductionsschlag.

Nr.	D	T	R			RC		
			H	L	LR	H	L	LR
1	8 aufst.	0	1,4	24	—	1,4	24	—
2	„	0,0092	1,4	18	—	2,7	22	—
3	12 abst.	„	1,3	18	—	2,3	22	—
4	20 aufst.	„	1,5	17	—	2,4	20	—
5	24 abst.	„	1,5	18	—	2,4	20	—
6	8 aufst.	0,083	1,5	20	12	2.	29	8
7	12 abst.	„	1,5	20	10	2,2	30	6
8	20 aufst.	„	1,5	20	10	2,2	30	6
9	8 aufst.	0,138	1,4	25	—	2	26	—
10	12 abst.		1,4	25	—	2	27	—
11	20 aufst.		1,4	25	—	2	26,5	—
12	24 abst.		1,4	24	—	1,8	25	—
13	8 aufst.	0,199	1,5	23	—	1,5	23	—
14	12 abst.	„	1,5	22	—	1,5	22	—
15	20 aufst.	„	1,5	23	—	1,5	23	—
16	8 aufst.	0,156	1,5	23	—	1,8	23	—
17	12 abst		1,5	23	—	2	24	—
18	20 aufst.		1,5	22	—	1,5	22	—
19	8 aufst.	„	1,5	23	—	1,5	23	—
20	24 abst.	„	1,5	25	—	1,8	26	—
21	8 aufst.	0,0756	1,6	24	—	2	25,5	—
22	12 abst.	„	1,6	24	—	2	26	—
23	8 aufst.	0,0590	2	24	12	3,5	29	8
24	12 abst.	„	1,5	24	11	3,4	29	7
25	20 aufst.	„	1,5	24	10	3,5	32	6
26	24 abst.	„	1,8	26	10	2,8	28	9

Versuch II.

Spannweite der const. Elektroden 18, der Reizelektroden 5 Mm. Reiz: Oeffnungsinductionsschlag. Mässig asthenischer Zustand.

Nr.	D	T	R			RC		
			H	L	LR	H	L	LR
1	10 aufst.	0,012	2,4	24	—	2,4	24	—
2	15 abst.		2,4	24	—	2,4	24	—
3	25 aufst.		2,5	25	—	2,5	25	—
4	30 abst.		2	23	—	2	23	—

Nr.	D	T	R			RC		
			H	L	LR	H	L	LR
5	10 aufst.	0,033	2	23	5	3	30	2
6	15 abst.		2	24	5	3	30	3

Es stellt sich Schliessungszuckung ein. Strom unter die Zuckungsgrenze geschwächt.

7	10 aufst.	0,033	2,5	26	—	2,5	28	—
8	15 abst.	„	2	25	—	2,25	30	—
9	10 aufst.	0,059	2,5	25	10	3	30	7
10	15 abst.		2	26	10	3	31	7

.Es stellt sich wieder Schliessungszuckung ein; der Strom wird abermals geschwächt.

11	10 aufst.	0,33	2	26	10	2,3	32	8
12	15 abst		2	25	10	2,4	33	7
13	25 aufst.	„	2	30	—	2	31	—
14	30 abst.	„	1,8	30	—	1,8	30	—
15	10 aufst.	0,083	2,4	35	7	2,8	36	6
16	15 abst.	„	2,4	35	7	3	36	6
17	10 aufst.	0,038	2,5	35	10	3	37	8
18	15 abst.	„	2.4	35	10	3	37	7,5
19	25 aufst.		2	37	10	2,4	40	6
20	30 abst.		2	40	10	2,3	43	6

Bei $T = 0,025$ ist für alle Punkte $RC = R$. Dann wird die Fortführung des Versuchs unmöglich, weil die Grenze der Erregbarkeitsschwankung mit der Zuckungsgrenze zusammenfällt.

Versuch III.

Nachweisung des Einflusses der Richtung der Prüfungsströme. Spannweite der const. Elektr. unbestimmt (zwischen 5 und 15 Mm.), der Reizelektr. 5 Mm. Reiz: Oeffnungsinductionsschlag.

Nr.	D	T	R			RC		
			H	L	RR	H	L	LR
1	5 aufst.	0,023	3	26	—	3	26	—
2	10 abst.		3	25	9,5	4	30	6
3	5 aufst.		3	25,5	9	3,25	26,5	8
4	20 aufst.		3	28	—	3	28	—

Nr.	D	T	R			RC		
			H	L	LR	H	L	LR
5	25 abst.	0,023	3	27	7	3,5	29	6
6	20 aufst.	„	3	30	7	3,5	31	6,5
7	25 abst.	„	3	28,5	7	3,5	31	5
8	20 aufst.	„	3	31	7	3,5	32	6

Die Unterschiede zu Gunsten des absteigenden Prüfungsstromes sind augenscheinlich sehr geringfügig, obgleich sie in dieser Versuchsreihe noch deutlicher als in manchen andern hervortreten. Dennoch ist das Uebergewicht des absteigenden Inductionsschlags nicht zu verkennen Wo die Zuckungshöhen bei beiden Richtungen gleich sind, da macht sich immerhin noch der Unterschied in jenem Sinne darin geltend, dass das Stadium der latenten Reizung bei absteigendem Prüfungsstrome mehr verkürzt ist. (Vergl. Nr. 5 — 8).

2. Vom Abklingen der Erregung nach Ablauf der Schliessungszuckung des absteigenden Stromes.

A. Vorbemerkungen über das Zuckungsgesetz bei absteigendem Strome.

§. 32. Das Abklingen der Erregung unter dem absteigenden Strome zeigt sich in hohem Grade abhängig von der Stärke des Stroms, welcher die Schliessungszuckung hervorbrachte. Um die orientirenden Gesichtspunkte für die nachfolgende Untersuchung zu gewinnen, ist es daher erforderlich, dass wir uns zunächst mit denjenigen Wirkungen des Stromes vertraut machen, welche schon in der Beschaffenheit der Schliessungszuckung, vor Allem in der Höhe und Dauer derselben, sich aussprechen, und welche, insofern man unter dem Zuckungsgesetz überhaupt die Abhängigkeit der Zuckungen von der Stromstärke begreift, dem Zuckungsgesetz für den absteigenden Strom subsumirt werden müssen.

Aus dem gewöhnlichen Schema dieses Gesetzes (s. §. 7) ist es bekannt, dass der schwache absteigende Strom in der Regel zuerst Schliessungszuckung erzeugt, zu der sich dann bei weiterer Stromverstärkung die Oeffnungszuckung gesellt, worauf endlich bei den stärksten Strömen die letztere wieder hinwegbleibt. Manchmal wird jedoch bei den schwächsten Strömen die Oeffnungszuckung zuerst beobachtet. Mehr noch als die Reihenfolge der Zuckungen ist aber für die gegenwärtige Untersuchung ihre Stärke und Dauer bei dem allmäligen Wachsthum des Stromes bemerkenswerth. Man beobachtet nämlich schon innerhalb der Stadien des gewöhnlichen Zuckungsgesetzes nicht nur, wie leicht zu erwarten, dass die Oeffnungszuckung zuerst mit der Stromverstärkung bis zu einem Maximum wächst, um dann wieder abzunehmen, bis sie endlich bei dem starken Strom ganz verschwindet, sondern ein ähnlicher Verlauf findet sich auch für die Schliessungszuckung. Auch diese wächst zuerst zu einem Maximum und nimmt dann bei grösserer Stromintensität sowohl an Höhe wie an Dauer wieder ab. Bei den meisten Nervmuskelpräparaten gestaltet sich, schon bevor das Maximum erreicht ist, die Zuckung zu einem Tetanus, der zuerst bei weiterer Stromverstärkung zunimmt, dann aber bei noch stärkeren Strömen wieder in eine gewöhnliche Zuckung übergeht, welche nun mit weiter wachsender Stromintensität immer mehr an Höhe und Dauer abnimmt.

Dass die tetanisirende Wirkung des constanten Stroms weder bei den schwächsten noch bei den stärksten Strömen, sondern bei einer gewissen mittleren Stromintensität vorkommt, hat Pflüger schon beobachtet, der zuert die tetanisirende Wirkung als eine regelmässige Erscheinung kennen lehrte. Ebenso hat derselbe bereits darauf aufmerksam gemacht, dass vorzugsweise der absteigende Strom den Tetanus hervorbringt *). Es muss jedoch bemerkt werden, dass die tetanisirende Wirkung keine constante Erscheinung ist. Am häufigsten fehlt sie beim aufsteigenden Strom. Seltener wird sie allerdings beim absteigenden vermisst. Dennoch kommen Fälle vor, in denen man auch hier bei allen möglichen Stromintensitäten von den schwächsten bis zu den stärksten keine tetanisirende Wirkung beobachtet, und zwar trifft man dieses Verhalten nicht etwa an Nerven von geringer, sondern im Gegentheil gerade an solchen von eminent hoher Leistungsfähigkeit. Ein geringer Grad oder gar das völlige Ausbleiben tetanisirender Wirkung ist das unfehlbare Zeichen des sthenischen Zustandes. Umgekehrt ist es ein ebenso sicheres Zeichen der Asthenie, wenn die tetanisirende Wirkung schon nahe der unteren Zuckungsgrenze beginnt und auch bei starken absteigenden Strömen noch vorhanden ist. Sehr asthenische Präparate geben fast bei jeder Stärke des absteigenden Stroms Tetanus, während der aufsteigende dann doch gewöhnlich noch bei den schwächsten und stärksten Strömen eine einfache, freilich auch tetanisch verlängerte Zuckung hervorbringt.

Mag nun aber die tetanisirende Wirkung des absteigenden Stromes, wie gewöhnlich, blos bei einer gewissen mittleren Stromintensität vorhanden sein, oder mag sie sich über alle uns zu Gebote stehenden zuckungerregenden Stromstärken erstrecken, oder mag sie endlich ganz fehlen: in allen diesen Fällen folgt die Veränderung der Erregung mit wachsender Stromstärke dem oben aufgestellten Gesetze. Am schönsten lässt sich dasselbe demonstriren, wenn die tetanisirende Wirkung ganz fehlt:

---

*) Physiologie des Elektrotonus, S 445 u. f.

6 *

hier sieht man mit wachsender Stromstärke die Zuckung zuerst an Höhe
und Dauer zunehmen, dann einige Zeit constant bleiben und endlich wieder beträchtlich abnehmen. Ist tetanisirende Wirkung vorhanden, so
wird die Zuckung zuerst höher und länger, geht dann in Tetanus über,
dieser wächst eine Zeit lang, nimmt dann wieder ab und weicht schliesslich einer Zuckung, die ebenfalls mit der Verstärkung des Stroms noch
weiter an Höhe und Dauer abnimmt. Weniger präcis kommt das Gesetz
in solchen Fällen zum Ausdruck, wo fast jede Intensität des absteigen-
genden Stromes Tetanus erzeugt. Immerhin sieht man auch hier
häufig diesen Tetanus zuerst wachsen und dann wieder abnehmen. Zuweilen bricht der Tetanus im Moment, wo man den starken Strom
schliesst, noch mächtig herein, sinkt dann aber sehr rasch, und ein zweites Schliessen der Kette hat jetzt nur noch eine einfache Zuckung zur
Folge. Es scheint sonach, dass an solchen asthenischen Präparaten der
Strom eine kurze Zeit andauern muss, bis er dieselbe Wirkung hervorbringt, die am Nerven von hoher Leistungsfähigkeit momentan sich
einstellt.

Zu diesem Schwächerwerden der Schliessungszuckung gesellt sich
bei den stärksten Strömen häufig noch eine andere Erscheinung, durch
die das Verhalten des Nerven gegen den starken absteigenden Strom
vollständig demjenigen gegen den aufsteigenden entsprechend wird: das
Wiederauftreten der Oeffnungszuckung. Oft sieht man nach der ersten kurz dauernden Schliessung einer Kette von 16 bis 20 Daniell'schen
Elementen sogleich die Oeffnungszuckung auftreten. In andern Fällen
erscheint auch sie erst nach mehrmaliger Wiederholung der Schliessungen. Ausnahmslos beobachtet man die Oeffnungszuckung durch den
starken Strom, wenn man von mässigeren Stromstärken, die der 2ten
und 3ten Stufe des gewöhnlichen Zuckungsgesetzes entsprechen, zu den
stärkeren Strömen übergeht. Hier erhält man zuerst Schliessungs- und
Oeffnungszuckung (2te Stufe), dann blosse Schliessungszuckung (3te Stufe),
und endlich wieder Schliessungs- und Oeffnungszuckung, was demnach
als eine 4te Stufe zu unterscheiden wäre. Zurückkehrend zu den schwächeren Strömen verschwindet wieder die Oeffnungszuckung; man kann
auf diese Weise mehrmals den Strom verstärken und schwächen und erhält immer dasselbe Ergebniss. Nur verschwindet sehr bald die der 2ten
Stufe entsprechende Oeffnungszuckung bei den schwächeren Strömen in
Folge der Erschöpfung des Nerven durch die gewaltigen Stromstärken.

Offenbar nähert sich diesen Beobachtungen zufolge die Wirkung des
absteigenden Stromes bei sehr hohen Intensitäten derselben Grenze,
welche der aufsteigende bei ziemlich mässigen Stromstärken schon erreicht: der Grenze nämlich, wo die Schliessungszuckung ganz hinwegbleibt und nur noch Oeffnungszuckung eintritt. In der That ist es mir
einige Male gelungen, diese Grenze sogleich bei der ersten Schliessung
des starken absteigenden Stromes zu erreichen. Ich experimentirte in

diesen Fällen mit einer Kette von 20 bis 26 Daniell'schen Elementen. Bei der Schliessung dieser Kette erfolgte keine Zuckung, im Momente der Oeffnung aber entstand eine starke Oeffnungszuckung oder der Schenkel brach in einen Tetanus aus, welcher durch die Schliessung des aufsteigenden Stromes sich verstärkte. Der starke Strom hatte also momentan dieselbe Modification hervorgebracht, welche nach etwas längerer Schliessung auch schwächere Ströme erzeugen. In andern Fällen gelang es nicht, beim ersten Schliessen der Kette das Ausbleiben der Schliessungszuckung zu bewirken, aber nach mehrmaliger Schliessung stellte die Wirkung sich ein.

Reicht die Wirkung des starken absteigenden Stromes hin, um die Grenze zu erreichen, wo die Schliessungszuckung ganz hinwegbleibt, so ist der Nerv stets auf einige Zeit modificirt. Prüft man nämlich nun mit dem aufsteigenden Strom, so gibt dieser selbst bei den mächtigsten Stromstärken sowohl Schliessungs - wie Oeffnungszuckung. Diese Erscheinung könnte möglicher Weise den Beobachter verführen anzunehmen, das Zuckungsgesetz kehre sich bei den stärksten Strömen noch einmal um. Aber diese Vermuthung erweist sich als irrig. Auch bei den stärksten aufsteigenden Strömen kehrt niemals die Schliessungszuckung wieder, wenn man sogleich die Kette in aufsteigender Richtung schliesst und nicht zuvor mit starken absteigenden Strömen experimentirt hat. Ueberhaupt gilt es für diese Versuche mit starken Strömen durchaus als Regel, dass der einmal mit dem starken Strom der einen Richtung behandelte Nerv für andere Prüfungen verdorben ist.

Man könnte nun Zweifel erheben, ob die hier aufgedeckte Wirkung der stärksten Ströme noch in den Rahmen des eigentlichen Zuckungsgesetzes zu ziehen sei. Hiergegen könnte namentlich der Umstand geltend gemacht werden, dass, sobald der starke Strom keine Schliessungszuckung mehr hervorbringt, er eine bleibende Modification des Nerven hinterlässt. Zu dem Zuckungsgesetz rechnen wir aber gewöhnlich nur solche Wirkungen, bei denen eine bleibende Modification nicht eintritt, so dass, wenn man von den stärkeren zu den schwächeren Strömen zurückkehrt, diese wieder die nämliche Wirkung hervorbringen wie zuvor.

Diese ganze Unterscheidung erscheint nun freilich an sich schon von wenig Gewicht. Denn das Wegbleiben der Schliessungszuckung des aufsteigenden und der Oeffnungszuckung des absteigenden Stromes bei den gewöhnlich benützten Stromstärken, ja im Grunde schon das Auftreten einer Oeffnungszuckung beruht ebenso auf einer Modification des Nerven ; der Umstand, ob diese mehr oder weniger andauert, oder ob sie so gross ist, dass eine Rückkehr in den früheren Zustand nach kürzerer oder längerer Zeit erfolgt, kann hier kaum eine wesentliche Differenz begründen. Dazu kommt nun aber, dass die Annäherungen an jene Grenze, wo die absteigende Schliessungszuckung wegbleibt, die Stufen der Strom-

stärke nämlich, wo sie immer schwächer wird, vollständig auch das
Kriterium einer alsbaldigen Restitution des früheren Zustandes darbieten,
falls dieses für das Zuckungsgesetz verlangt werden sollte. Man kann
mehrmals nach einander in einer Versuchsreihe den absteigenden Strom
allmälig verstärken, bis er tetanisirende Wirkung hervorbringt, dann
durch weitere Stromverstärkung den Tetanus unterdrücken und die
Zuckung abnehmen lassen und hierauf wieder zur tetanisirenden Wirkung und unter dieselbe durch allmälige Schwächung des Stromes zurückkehren. Noch schlagender lässt sich das nämliche an solchen Nerven,
auf die keine Stromstärke tetanisch wirkt, an den Veränderungen des
Zuckungsverlaufs darthun. Allerdings erweist sich hierbei, wie bei dem
Zuckungsgesetz überhaupt, die öftere Schliessung des Stroms nicht ohne
einen bleibenden Einfluss, indem im Allgemeinen die Reizbarkeit steigt
und die Leistungsfähigkeit abnimmt oder, wie wir es nach unsern jetzigen Erfahrungen besser ausdrücken können, indem die Erregung steigt
und die Hemmung abnimmt. Kehrt man zu den schwachen Strömen zurück, so trifft man meist etwas stärkere Zuckungen als zuvor, und es
ereignet sich häufig, dass die tetanisirende Wirkung, die anfänglich fehlte,
später sich einstellt.

Um nun einen Ueberblick über die Erscheinungen zu gewinnen,
welche das Abklingen der Erregung unter dem absteigenden Strome
darbietet, scheint es am zweckmässigsten, jene Stromintensität, welche
das Zuckungsmaximum oder die tetanisirende Wirkung hervorbringt,
zum Ausgangspunkte zu nehmen. Wo tetanisirende Wirkung besteht,
ist uns natürlich die nähere Untersuchung des Abklingens versagt; wir
können aber einerseits das Abklingen derjenigen Erregungen ermitteln,
welche der tetanisirenden Wirkung vorangehen und ihr mehr und mehr
nahe kommen, und ebenso anderseits jene Erregungen verfolgen, welche
durch Stromstärken bedingt werden, die jenseits der tetanisirenden Wirkung gelegen sind.

B. Abklingen der Erregung bei schwachen Strömen, bei welchen
das Zuckungsmaximum oder die tetanisirende Wirkung nicht erreicht
wird.

§. 33. Wie wir bei den schwächsten Strömen, welche noch keine
Zuckung verursachen, nur Zunahme der Erregbarkeit unter der Kathode
nachzuweisen vermochten, so bleibt dieselbe auch hier mindestens die
weitaus vorwiegende Erscheinung, dabei pflegen wieder alle Elemente
der Prüfungszuckung in gleichem Sinne verändert zu sein Höhe und
Dauer derselben nehmen zu, und die Zeit der latenten Reizung ist vermindert. Diese Veränderungen sind am bedeutendsten unmittelbar nach
Ablauf der Zuckung, dann verkleinern sie sich allmälig und verschwin-

den zuweilen völlig schon während der ersten halben Secunde nach geschehener Reizung.

Die Zunahme der Erregbarkeit nach Ablauf der Zuckung zeigt ihrem Grade nach ausserordentlich grosse Verschiedenheiten, die augenscheinlich in den inneren Zuständen der Nervensubstanz ihre Ursache haben. Am geringfügigsten ist sie an Nerven von hoher Leistungsfähigkeit; ja an solchen finden sich bei diesen schwachen Strömen schon Spuren einer Herabsetzung der Erregbarkeit, welche auf die erste Erregbarkeitszunahme, die unmittelbar nach geschehener Zuckung zurückbleibt, zu folgen scheint, dabei aber jedenfalls eine ausserordentlich flüchtige Erscheinung ist, so dass sie nicht einmal während der ganzen Dauer einer Prüfungszuckung anhält, sondern nur in der Abänderung einzelner Stadien derselben sich kundgibt. In manchen Fällen scheint es nur, als wenn die am Ende der Schliessungszuckung noch sehr gesteigerte Erregbarkeit enorm schnell zu ihrem früheren Maasse zurückkehre, indem die Zeit der latenten Reizung ausserordentlich verkürzt ist, dann aber der Verlauf der Zuckung RC mit einer raschen Knickung fast vollständig demjenigen der Zuckung R sich anschliesst. Zuweilen kreuzt er aber auch diese Zuckung, und Höhe und Dauer von RC erscheinen nun im Vergleich mit R verkürzt, nur die latente Reizung ist kleiner. In andern Fällen ist zwar die Zuckungshöhe vergrössert, dagegen die Zuckungsdauer verkürzt. Alle diese Symptome einer Hemmung sind am bedeutendsten in der Nachbarschaft der negativen Elektrode, und sie sind stets nur unmittelbar nach Ablauf der Schliessungszuckung nachzuweisen. Lässt man zwischen letzterer und dem Prüfungsreiz eine Zwischenzeit von höchstens einer Zuckungsdauer verstreichen, so erhält man bloss die Erscheinungen einer geringgradigen Zunahme der Erregbarkeit. Dazu kommt, dass jene Spuren einer Hemmung äusserst vergängliche Erscheinungen darstellen. In der Regel schon nach wenigen Zuckungen sind sie völlig geschwunden und machen der gewöhnlichen Erregbarkeitszunahme Platz.

In Fig. 12 ist ein Beispiel eines solchen Zuckungsverlaufes mit Spuren

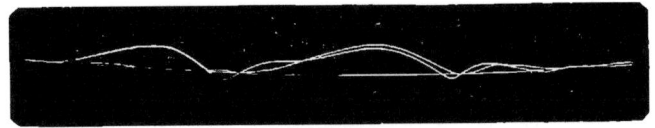

Fig. 12.

einer Hemmung nach Ablauf der Zuckung des schwachen absteigenden Stromes vom Gastrocnemius des Frosches gezeichnet worden. Rasch erhebt sich die Zuckung RC über die Abscissenlinie, um dann unter R zu sinken. Gleichzeitig wurde von einem etwas entfernteren Punkte des Nerven

eine Zuckung erhalten, in welcher das Stadium der latenten Reizung
noch mehr verkürzt war, im übrigen aber die Zuckung R C vollkommen
an R sich anschloss. In unmittelbar darauf folgenden Versuchen, in welchen die Zeit zwischen Ende der Schliessungs - und Anfang der Prüfungszuckung etwas grösser genommen wurde, waren Höhe und Dauer der Zuckung R C mässig vergrössert, die gewöhnlichen Symptome einer gleichmässig andauernden, schwachen Erregbarkeitszunahme.

Wendet man etwas stärkere Ströme an, welche dem Zuckungsmaximum oder der tetanisirenden Wirkung näher kommen, so verstärken
sich allerdings die Nachwirkungen der Erregung   Es verschwinden nun
ganz jene Spuren einer vorübergehenden Hemmung unter der Kathode;
die Erregbarkeit wird mehr und bleibender vergrössert. Doch lassen sich
solche Stromintensitäten, welche starke Schliessungs- und Oeffnungszuckung auslösen, in der Regel nicht lange anwenden, ohne dass in der
fortan wachsenden Erregbarkeit nach Ablauf der Zuckung eine zuneh-
mende Veränderung des Nerven sich kundgibt. Diese tritt dann ausserdem immer auch an der Verstärkung oder mindestens an der Verlängerung der Schliessungszuckung hervor und endet leicht damit, dass die
letztere in einen Tetanus übergeht.   Zurückkehrend zu schwächeren
Strömen findet man nun auch bei diesen die tetanisirende Wirkung :
es hat jetzt der asthenische Zustand Platz gegriffen, ein Erfolg, welchen
die öftere Schliessung eines mässig starken absteigenden Stromes vorzugsweise leicht und schnell herbeiführt.

Hiernach sind die Erscheinungen, welche das Abklingen der Erregung unter dem schwachen absteigenden Strome darbietet, im sthenischen
Zustande des Nerven sehr geringfügig, ja sie sind um so unbedeutender,
einen je höhern Grad jenes Zustandes man zu erforschen vermag. Auch
bieten nur dann solche Eigenthümlickeiten des Zuckungsverlaufes
sich dar, welche auf ein kurz dauerndes Stadium herabgesetzter Erregbarkeit hindeuten, das auf die im ersten Moment nach geschehener Zuckung noch zurückgebliebene erhöhte Erregbarkeit rasch folgt und dann
langsam wiederum in ein länger dauerndes Stadium erhöhter Erregbarkeit übergeht.

An solchen Nerven, welche von Anfang an die Merkmale des asthenischen Zustandes darbieten, gestalten sich sogleich und bei den schwächsten zuckungerregenden Strömen schon die Erscheinungen weit intensiver.   Je höher der Grad der Asthenie ist, um so stärker klingt die Erregung ab in der zurückbleibenden erhöhten Erregbarkeit. Alle Elemente
der Prüfungszuckung sind nun in diesem Sinne verändert. Die latente
Reizung wird ausserordentlich verkleinert, die Höhe manchmal auf das
Doppelte vergrössert und die Dauer tetanisch verlängert. Alle diese
Veränderungen dauern lange Zeit an und verschwinden nur sehr allmälig
bei längerer Schliessung des Stromes.

Die Richtung der Prüfungsströme ist, wie bei den schwächsten nicht zuckungerregenden Stromstärken, so auch hier von sehr geringem, in vielen Fällen ganz verschwindendem Einfluss. Am ehesten lässt sich ein solcher dann verspüren, wenn die Veränderung der Erregbarkeit nur unbedeutend ist, also bei hohen Graden des sthenischen Zustandes. Dann pflegt sich, wie früher, ein geringes Uebergewicht der absteigenden Prüfungsströme für die Nachweisung der erhöhten Erregbarkeit geltend zu machen. Je stärker - aber die Erregung nachklingt, um so mehr verschwindet dieser Einfluss. Schon in den gewöhnlichen Fällen mässiger Leistungsfähigkeit des Nerven finden sich nur selten Andeutungen eines solchen Unterschieds, und derselbe hört ganz auf, wo der asthenische Zustand Platz gegriffen hat.

§. 43. In den folgenden Versuchsbeispielen werden wir wieder von den Graden höherer zu denjenigen geringerer Leistungsfähigkeit, ebenso im Allgemeinen von den schwächeren zu den stärkeren Strömen übergehen.

Versuch I.

Spannweite der const. Elektr. 5, der Reizelektr. 4 Mm. Reiz: Oeffnungsinductionsschlag. Schwacher Strom, welcher bloss Schliessungszuckung erregt.

Nr.	D	T	t	C	R			RC		
					H	L	LR	H	L	LR
1	16 abst.	0,087	0	3	4,5	30	6	4	30	5
2	12 aufst.			2,8	4	26	6	4	27	4,5
3	20 aufst.			2,5	3	24	7	3	29	5
4	24 abst.			2,5	3	25	7	3,5	29	5
5	12 aufst.	,,	0,127	2,5	4	27	—	4,25	29	—
6	16 abst.	0,95		2	4	28	—	4,5	30	—
7	20 aufst.		,,	2	4	27	—	4	27	—
8	24 abst.	,,	,,	2	4	30	—	4,25	31	—
9	12 aufst.	0,141	0,045	1,5	4	32	—	4,25	34	—
10	16 abst.			1,5	4	32	—	4,5	36	—
11	20 aufst.			1,8	3,5	—	—	3,5	—	—
12	24 abst.			1,5	3	—	—	3.25	—	—

Im Anfang des Versuchs ist die Zuckungshöhe vermindert oder gleich geblieben (1 – 3), die latente Reizung ist sogleich verringert und bleibt dies. Während der ganzen Beobachtungszeit sind die Erregbarkeitsänderungen sehr gering. Ein leises Uebergewicht der absteigenden Prüfungsströme zu Gunsten der erhöhten Erregbarkeit macht sich bemerklich.

Versuch II.

Spannweite der const. Elektr. 12, der Reizelektr. 5 Mm. Reiz: Oeffnungsinductionsschlag. Etwas stärkerer Strom, welcher Schliessungs- und
Oeffnungszuckung erzeugt.

Nr.	D	T	t	C	R			RC		
					H	L	LR	H	L	LR
1	5 aufst.	0,177	0,09	4	2,5	28	8,5	3	33	6
2	10 abst.				2,5	28	8	3,5	33	6
3	20 aufst.				2,8	30,5	8	3,5	34	6
4	25 abst.			„	2,8	31	8	3,2	34,4	7
5	10 abst.	„	„	„	3	32	10..	4	35,5	9
6	5 aufst.	„	„	„	3	32	10	4	35,5	9,5
7	5 aufst.	0,127	0,03	3	3	27,5	9	3,6	30,5	7,5
8	10 abst.				3	27,5	9	3,6	30,5	7,5
9	20 aufst.			„	3	31,5	7	3,6	34	6
10	25 abst.			„	3	32	7	3,6	34	6
11	10 abst.			„	2,8	32	8,5	3,5	34	7
12	5 aufst.	„	„		2,5	32	8,5	3,5	34	7
13	5 aufst.	0,20	0,09		2,5	29	9	3,5	32,5	8
14	10 abst.				2,5	30	9	3,5	32,5	8
15	20 aufst.				2,5	31	9	3,5	34	8
16	25 abst.				2,5	31	9	3,5	34	8
17	10 abst.				2,4	31	9	3,5	34	8

Die Zuckungslänge von C, anfangs 31 Mm., steigt allmälig auf 40
(Nr. 13), zuletzt wird die Zuckung C tetanisch und unterbricht dadurch
den Versuch. In der ganzen Reihe ist die Erregbarkeit erhöht, gegen
das Ende wachsend. Ein Einfluss der Richtung der Prüfungsströme ist
nicht wahrzunehmen.

Versuch III.

Spannweite der const. Elektr. 5, der Reizelektr. 5 Mm. Reiz: Oeffnungsinductionsschlag. Zuerst schwacher Strom (blosse 'Schliessungszuckung),
dann stärkerer Strom (Schliessungs - und Oeffnungszuckung).

Nr.	D	T	t	C	R		RC	
					H	L	H	L
1	10 aufst.	0,159	0,05	2,5	2,5	32	3	30,5
2	15 abst.		„	2	2	30	2,5	25
3	10 aufst.		„	2	2,5	32	3	·32

Nr.	D	T	t	C	R		RC	
					H	L	H	L
4	20 aufst.	0,159	0,05	1,5	2,4	30	2,7	30
5	25 abst.	„	„	1,5	2,4	31	2,7	29
6	10 aufst.	0,23	0,15	1,5	2,5	30	2,8	30
7	15 abst.			1,5	2,5	29	2,5	29

Ebenso ist für D = 20 aufst. und = 25 abst. RC = R.

Der Strom wird verstärkt.

8	10 aufst.	0,166	0,07	2,8	3	29	3,3	31
9	15 abst.	„	„	4	3	27	4	30
10	20 aufst.	„	Die Zeit t	4	2,6	—	3,5	—
11	20 aufst.	„	sinkt all-	4	2,6	—	4	—
12	25 abst.	„	mälig auf	4,5	2,6	—	5	—
			0 durch					
			Zunahme					
			der Zuck-					
			ungs-					
			dauer C.					

Die Zuckung C wird zuletzt tetanisch. Im Anfang der Versuchsreihe (1—8) fällt die latente Reizung von RC mit R zusammen, nach Verstärkung des Stroms ist sie sehr verkleinert, wird aber wegen des asymptotischen Verlaufs der Zuckungscurve C nicht genau bestimmbar. Einen ebensolchen Verlauf nehmen gegen Ende des Versuchs die Zuckungen R und RC, ein Anzeichen des beginnenden Uebergangs der Zuckung in Tetanus (asthenischer Zustand).

Im Beginn der Versuchsreihe sehen wir bei dem schwachen Strom zwar die Zuckungshöhe vergrössert, aber die Zuckungsdauer vermindert oder unverändert. Nach der Stromverstärkung ändern sich alle Elemente der Zuckung im Sinne der erhöhten Erregbarkeit.

C. Abklingen der Erregung bei starken Strömen, welche das Zuckungsmaximum oder die tetanisirende Wirkung überschreiten.

§. 35. Bei Stromstärken, welche sich nach oben hin von der Grenze der Maximalerregung zu entfernen beginnen, erhält man häufig kein wesentlich anderes Resultat als bei denjenigen Strömen, welche von unten her jener Grenze sich nähern. Das Abklingen der Erregung erfolgt in Form einer starken Erregbarkeitszunahme, welche in Folge öfterer Schliessungen noch weiter wachsen kann. Oft stellt dann aber auch im Verlauf des Versuchs die tetanisirende Wirkung sich ein, und man muss zu noch stärkeren Strömen übergehen, um dieselbe wieder zu unterdrücken. Anders gestaltet sich zuweilen der Versuch an Nerven von hoher Leist-

ungsfähigkeit, wenn man sie, da bei ihnen die tetanisirende Wirkung fehlt, mit
Strömen behandelt, welche das Zuckungsmaximum überschritten haben.
Hier ist wieder, wie bei den schwachen Strömen, die Veränderung im
Ganzen geringfügig; aber sie gibt sich auch in diesem Falle nicht durchweg in Merkmalen kund, welche auf eine Zunahme der Erregbarkeit hindeuten. Zuweilen ist zwar unmittelbar nach Ablauf der Schliessungszuckung die latente Reizung verringert, auch die Zuckungsdauer verlängert, aber die Zuckungshöhe hat abgenommen. Dies wird bei
Stromstärken beobachtet, welche sich vom Zuckungsmaximum noch
nicht gar weit entfernt haben, bei denen aber immerhin die Oeffnungszuckung hinwegbleibt, was bereits dem höchsten Stadium des gewöhnlichen Zuckungsgesetzes entspricht. In diesem Fall scheint also, nach
dem Verlauf der Prüfungszuckung zu schliessen, im ersten Moment noch
erhöhte Erregbarkeit zu bestehen, worauf diese erst um die Mitte der
Zuckung ab- und gegen Ende, wie es scheint, wieder zunimmt. Hiermit stimmt auch überein, dass, sobald man den Zeitraum zwischen beiden Zuckungen etwas grösser wählt, nun auch die Höhe der Prüfungszuckung wächst.

In andern Fällen ist die Zuckungshöhe vergrössert, aber die latente
Reizung hat zugenommen. Hier folgt also der kurze Zeitraum verminderter Erregbarkeit unmittelbar dem Ablauf der Schliessungszuckung nach
und ist schnell von der länger anhaltenden Zunahme der Erregbarkeit
gefolgt. Auch hier ist daher nach Vergrösserung der Zeitdistanz zwischen beiden Zuckungen bloss noch eine schwache Zunahme der Erregbarkeit nachzuweisen.

Alle diese Erscheinungen sind wieder ausserordentlich vergänglich.
Wenige Reizungen genügen, um sie für immer zu zerstören. Von einer
Reizung zur anderen vermindert sich die Hemmung und steigt die Erregung, und bald ist das gewöhnliche Verhalten unter der Kathode eingetreten, indem sich alle Elemente der Zuckung im Sinne der gesteigerten
Erregbarkeit verändert haben. Zugleich pflegt dann die Höhe und Dauer
der Schliessungszuckung zuzunehmen, und die Prüfung mit dem aufsteigenden Strome zeigt, dass der Nerv von der höheren zu einer niedrige-
ren Stufe des Zuckungsgesetzes zurückgekehrt ist, indem die im Anfang
bei der gewählten Stromstärke fehlende Schliessungszuckung des aufsteigenden Stromes wieder eintritt. Verstärkt man nun den Strom so weit,
dass die aufsteigende Schliessungszuckung wieder zum Verschwinden
kommt, so bleiben dennoch jene Spuren einer vorübergehenden Hemmung
unter der Kathode gewöhnlich aus.

Die Fig. 13 stellt ein vom Gastrocnemius aufgezeichnetes Bruchstück
einer solchen Versuchsreihe dar. Die negative Reizelektrode befand sich
8 Mm. unter der Kathode, die Spannweite der Reizelektroden war 4 Mm.
und die Richtung des Prüfungsstromes die aufsteigende Die Zeitdistanz
ab beträgt 0,12". Die Curve RC erhebt sich in A später, aber viel

rascher als R und zu bedeutenderer Grösse von der Abscissenlinie, dann schliesst sie sich an R an. Der absteigende Prüfungsstrom in gleicher

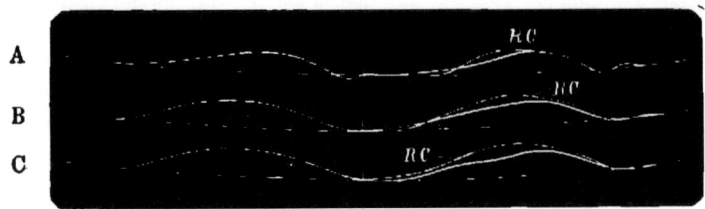

Fig. 13.

Entfernung lieferte dasselbe Resultat. Die Reizung zweier tiefer gelegener Punkte ergab aber nur Zunahme der Zuckungshöhe, sonst gleichen Verlauf von R und RC. Nun wird zu der ersten Nervenstrecke wieder zurückgekehrt, und bereits hat die Veränderung der latenten Reizung sich beträchtlich vermindert (B). Nach weiteren zwei Reizversuchen hat sie ihr Zeichen umgekehrt: jetzt sind alle Elemente der Zuckung verändert im Sinne der erhöhten Erregbarkeit (C).

Man darf nicht erwarten, Resultate, wie die hier dargestellten, an dem ersten besten Nervmuskelpräparate zu erhalten. Diese Erscheinungen der transitorischen Hemmung unter der Kathode stellen in der That die Geduld des Beobachters auf eine harte Probe. So misslich der Nachweis der reinen Hemmungswelle unter dem schwachen aufsteigenden Strom ist, so ist er doch noch eine vergleichsweise leichte Aufgabe, da jene, wo man einmal ihr Vorhandensein erspäht hat, immerhin eine ziemlich stabile Erscheinung darstellt gegenüber den so vergänglichen Wirkungen, um die es sich hier handelt. Leicht ist es zwar zu constatiren, dass die Erregung um so schwächer abklingt, je leistungsfähiger der Nerv ist. Zwei Präparate mit den charakteristischen Eigenschaften des sthenischen und des asthenischen Zustandes genügen, um die colossalen Unterschiede darzuthun, um die es sich hier handelt. Um dagegen jene Spuren der transitorischen Erregbarkeitsabnahme aufzufinden, darf man sich die Mühe nicht verdriessen lassen, viele Präparate resultatlos auf die Seite zu werfen. Diese Vergänglichkeit der Erscheinung hat zum Theil wohl darin ihren Grund, dass stärkere Ströme, wie sie erforderlich sind, um die letzte Stufe des Zuckungsgesetzes hervorzubringen, den Nerven ziemlich rasch erschöpfen, was auch in der schon erwähnten Thatsache sich ausspricht, dass in solchen Fällen leicht im Verlauf des Versuchs eine niedrigere Stufe des Zuckungsgesetzes sich einstellt. Hiervon abgesehen deutet aber auch schon der Umstand, dass die Erregbarkeitsabnahme offenbar nur eine sehr kurze Zeit nach Ablauf der Zuckung andauert, darauf hin, dass in diesem Fall mit weit grösserer Macht, als unter der Anode, den Kräften, welche die Erregbarkeit herabsetzen, andere, welche sie zu vergrössern streben, entgegenwirken.

§. 36. Diese Erscheinungen einer Hemmung unter der negativen Elektrode, welche bei den mässigen, in Reizversuchen gewöhnlich benutzten Stromstärken, die wir bisher anwandten, so ausserordentlich schwach und vergänglich sind, können nun einen weit intensiveren Grad erreichen, so dass sie der Hemmung unter dem starken aufsteigenden Strome wenig nachstehen, wenn man zu mächtigeren Stromstärken greift. Die Anwendung so starker Ströme bedarf in Versuchen, wo es sich um die Prüfung der extrapolaren Erregbarkeit handelt, grosser Vorsicht, wenn man nicht durch Stromesschleifen getäuscht werden will, die aus dem Kreis des constanten Stromes in denjenigen des Prüfungsstromes übergehen. Der Ischiadicus vom Frosche ist zwar so dünn, dass, wenn er auf vollkommen isolirender Unterlage ruht, in einer dem constanten Strom nicht allzu nahe gelegenen Nervenstrecke selbst bei sehr starken Strömen keine Stromesschleifen zu fürchten sind. Aber eine kaum sichtbare Feuchtigkeitsschichte, wie sie bei der Ausbreitung des Nerven auf seiner Unterlage leicht entstehen kann, genügt schon, um mächtige Wirkungen hervorzubringen. Wo wirklich auf diese Weise Stromesschleifen zu Stande kommen, da geben sie sich übrigens sehr bald durch den Verlauf des Versuchs zu erkennen. Die Durchschneidung des Nerven oder die Umschnürung mit einem feuchten Faden zwischen den constanten Elektroden und Reizelektroden lässt in solchen Fällen dann unzweideutig das Einbrechen des Stromes in den Prüfungkreis wahrnehmen, indem nach ausgeführter Durchschneidung immer noch Zuckungen beim Schliessen und Oeffnen der Kette entstehen. Führt man diese Controle mittelst der Durchschneidung des Nerven aus, so hat man sich übrigens vorzusehen, dass die Nervenstümpfe allein mit ihren Querschnitten an einander stossen. Findet nämlich auch nur die kleinste Berührung der Längsschnitte statt, so stellt sich leicht secundäre Zuckung durch den Elektrotonus ein. Aus diesem Grunde ist die Controle mittelst der Umschnürung oder die Ersetzung einer kleinen Nervenstrecke durch einen feuchten Zwirnsfaden von gleicher Dicke mit dem Ischiadicus vorzuziehen.

In den Vorbemerkungen über das Zuckungsgesetz wurde erwähnt, dass die Wirkung des absteigenden Stromes allmälig einer Grenze sich nähert, wo die Schliessungszuckung verschwindet, und dass man in einzelnen Fällen mit den von uns benützten Stromstärken diese Grenze wirklich erreichen kann. Man braucht nun so weit noch nicht zu gehen, um unter der Kathode eine starke Veränderung der Erregbarkeit im gleichen Sinne, nämlich eine bedeutende Herabsetzung derselben, hervorzubringen Zuweilen breitet sogleich beim erstmaligen Schliessen der Kette eine Hemmungswelle, vollständig derjenigen unter der Anode gleichend, sich aus. Wie diese steigt sie langsam in die ferner gelegenen Nervenstrecken. Gewöhnlich ist in denselben unmittelbar nach

der Schliessung des Stromes noch erhöhte Erregbarkeit anzutreffen, diese
erlischt dann aber allmälig vor der andringenden Hemmung. Manchmal
jedoch bleibt die letztere auch bei grösseren Zeitzwischenräumen auf die
Nachbarschaft der Kathode beschränkt.

In andern Fällen, namentlich bei der Untersuchung asthenischer
Präparate, folgt auf die ersten Schliessungen noch gesteigerte Erregbarkeit. Dann aber stellt sich, nachdem der Strom mehrmals in absteigender Richtung geschlossen worden ist, Abnahme der Erregbarkeit ein, die
sich allmälig bis zum Muskel hin ausbreitet, während in der Regel gleichzeitig die Schliessungszuckung schwächer wird. Mit dem Anwachsen
der Wirkung des Stromes durch wiederholte Schliessungen nimmt die
Geschwindigkeit der Hemmungswelle immer mehr zu, bis sie endlich sogleich nach Aufhören der Zuckung in der ganzen Länge des Nerven
gleichzeitig zu finden ist. Gewöhnlich hört dann bald die Schliessungszuckung auf, und bei der Oeffnung der Kette geräth der Muskel in einen
Tetanus, welcher durch Schliessung des entgegengesetzt gerichteten, aufsteigenden Stromes verstärkt, durch die Schliessung des absteigenden
Stromes aber augenblicklich gehemmt wird. Man hat damit das gewöhnliche Bild der Modification durch den absteigenden Strom. Untersucht man an einem solchen Nerven, bei welchem die Schliessungszuckung durch allmälige Modification unterdrückt worden ist, die Erregbarkeit, so findet sich, dass dieselbe bei der Schliessung der Kette in
der ganzen Länge des Nerven momentan herabgesetzt wird. Wie bei der
Ritter'schen Modification durch den aufsteigenden Strom (vergl. §. 23),
so wird auch hier die Prüfungszuckung selbst dann in weiter Distanz
von der Kathode unterdrückt, wenn die Auslösung derselben gleichzeitig
mit der Schliessung des Stromes erfolgt.

Diese Modification durch den starken absteigenden Strom kann ebensowohl an ursprünglich leistungsfähigen wie an sehr asthenischen Nerven eintreten; ja es schien mir zuweilen, als wenn sie an den letzteren
schneller und bei verhältnissmässig schwächeren Strömen sich einstelle.
Doch ist es schwer, hierüber mit Bestimmtheit etwas auszusagen, da so starke
Ströme auch den kräftigsten Nerven sehr bald erschöpfen. Manchmal
bleibt die Modification ganz aus, der Nerv stirbt ab, ehe die verändernde
Wirkung des Stromes sich hat einstellen können.

§. 37. In den folgenden Versuchsbeispielen werde ich von der Wirkung mässig starker Ströme ausgehen, bei denen das Zuckungsmaximum
des absteigenden Stromes überschritten ist und absteigend die Oeffnungszuckung, aufsteigend die Schliessungszuckung hinwegbleibt (letztes Stadium des gewöhnlichen Zuckungsgesetzes), und sodann einige Versuche
über die Wirkung stärkerer Ströme, bei denen die absteigende Oeffnungszuckung sich wieder eingestellt hat, hinzufügen.

a. Starke Ströme, bei denen die absteigende Oeffnungszuckung hinwegbleibt.

Versuch I.

Spannweite der constanten Elektr. 8, der Reizelektroden 4 Mm.

Nr.	D	T	t	C	R			RC		
					H	L	LR	H	L	LR
1	8 aufst.	0,25	0,15	3,5.	3	28	—	4	30	—
2	12 abst.				3	25	—	4	27	—
3	20 aufst.	„			3	26	—	3,6	27	—
4	24 abst.	„			2,8	25	—	3	26	—
5	8 aufst.	0,15	0,05	3	3	26,5	—	3	29*)	—
6	12 abst.				3	25,5	—	3	28*)	—
7	20 aufst.				3	25,5	—	3,5	26	—
8	24 abst.	„	„	„	2,8	27	—	2,8	28	—
9	8 aufst.	0,118	0,027	3	3	27	9	3	23	14
10	12 abst.		„	„	3	27	9	3	23	12,5
11	20 aufst.		0,022	3,5	3	30	7	3,6	29	8
12	24 abst.		„	3,5	2,8	30	7	3,8	29	8
13	8 aufst.		0,016		3	34	7	4	31	8
14	8 aufst.				3	31	7	4	32	6 **
15	20 aufst.		„		3	30	7	4	32	6
16	8 aufst.		„	„	3	30	7	4	32	6
17	12 abst.		0,011	3,8	3,6	30,5	6,5	4	32	5
18	20 aufst.				3,6	32,5	6,5	4	34	5
19	24 abst.		„		3,2	32,5	6	3,5	34	5
20	8 aufst.		0		3,6	35	8	4,5	36	7

*) Die Curven RC sind im aufsteigenden Theil tiefer als R.

**) Die Prüfung zeigt, dass aufsteigende Schliessungszuckung eingetre-
ten ist.

Bei den grössten Zeitdistanzen (Nr. 1 — 4) zeigt sich Zunahme der
Erregbarkeit in der ganzen Länge des Nerven. Bei etwas geringerer
Zwischenzeit (5 — 8) machen sich die ersten Spuren einer Hemm-
ung darin geltend, dass der ansteigende Theil der Zuckungen RC tiefer
als R liegt. Bei den kleinsten Zeiträumen endlich (9 u. f.) tritt die
Hemmung deutlich in der beträchtlichen Verlängerung der latenten Reiz-
ung und in der Verkürzung der Zuckungsdauer hervor, während die
Zuckungshöhe nahe der Kathode unverändert geblieben, weiter unten
vergrössert ist. Aber diese Hemmung ist eine sehr flüchtige Erscheinung.
Nach wenigen Versuchen macht sie selbst nahe der Kathode der gestei-

gerten Erregbarkeit Platz, indem zuerst die Zuckungshöhe wächst, dann auch die latente Reizung abnimmt. Von dem hierin sich kundgebenden Sinken der innern Widerstandskräfte des Nerven überzeugt uns ausserdem die wachsende Grösse und Dauer der Schliessungszuckung (welche letztere sich an der Abnahme der Zwischenzeit t verräth), sowie das Auftreten der Schliessungszuckung des aufsteigenden Stromes.

Versuch II.

Variation der Stromstärken (vergl. §. 10). Kette = 10 Elementen. Dan.,
$$T = 0,12.$$

Nr.	D	C	R			RC			
			H	L	LR	H	L	LR	
1	5 aufst.	2,8	2,8	28	10,5	3	31,5	8,5	Schwacher Strom.
2	10 abst.	„	2,8	28	11	3	31,5	10	1 Cm. Platindraht Ne-
3	20 aufst.	„	2,8	28	10	3,2	31,5	9,5	benschliessung
4	25 abst.	„	2,8	29	9,5	3,4	32	8	(Schliessungs- u. Oeff-
									nungszuckung),
									$t = 0,022.$
5	5 aufst.	2,8	2,8	28	11	2,2	29	8,5	Starker Strom,
6	10 abst.	„	2,8	28	10	2,2	29	7,5	ganzer Rheochord als
7	20 aufst.	„	2,8	28	9	2,2	29	6	Nebenschliessung
8	25 abst.	„	2,8	29	9	2,2	30	6	(letzte Stufe des Zuck-
									ungsgesetzes),
									$t = 0,033.$
9	5 aufst.	2	2,5	26	10	2,7	26	9	Schwacher Strom,
10	10 abst.	„	2,5	26	10	3	28	9	40 Cm. Platindraht
11	20 aufst.	„	2,5	29	10	2,7	29	9	Nebenschliessung
12	25 abst.	„	2,5	29	10	3	30	10	(Schliessungs u. Oeff-
									nungszuckung),
									$t = 0,048.$
13	5 aufst.	2	2,5	25	10	2,7	27	10	Starker Strom,
14	10 abst.		2,5	25	10	3	27	9,5	wie oben,
15	20 aufst.		2,5	26	—	2,5	27	—	$t = 0,048.$
16	25 abst.		2,5	29	—	3	27	—	

In der ersten bei starkem Strom ausgeführten Versuchsgruppe (5—8) macht sich die Hemmung in der Abnahme der Zuckungshöhe bemerklich, während Zuckungsdauer und latente Reizung in entgegengesetztem Sinne verändert sind. In der zweiten Versuchsgruppe (13 — 16) ist diese Wirkung geschwunden: bei starkem und schwachem Strome besteht jetzt bloss Zunahme der Erregbarkeit, mit deutlichem Uebergewicht des absteigenden Prüfungsstromes. Schliesslich lasse ich noch eine kurze Versuchsreihe am asthenischen Nerven folgen, wo selbst beim starken Strom die Erregung unter der Kathode bloss in bedeutend gesteigerter Erregbarkeit abklingt.

Versuch III.

Spannweite der const. Elektr. 7, der Reizelektr. 5 Mm. Asthenischer Zustand 10 Elem. Dan.

Nr.	D	T	t	C	R			R C.		
					H	L	LR	H	L	LR
1	10 aufst.	0,157	0	5	5	40	11	6	43	7,5
2	15 abst.	„	„		5	40	11⁻	6	43	7,5
3	25 aufst.	„	„		4,5	40	10	5	43	7
4	30 abst.	„	„	„	4,5	40	10	6,5	47	7
5	10 aufst.	0,22	0,03	5	4	55	11	6	65	9
6	15 abst.	„	„	„	4	60	11	7	65	8
7	25 aufst.	„	„	„	4	60	10	6	65	8
8	30 abst.	„	„	„	4	60	10	5,8	65	8
9	10 aufst.	0,167	0	4	4,5	—	11	6	—	8
10	15 abst.	„	„	„	4,5	—	11	6	—	8

Sowohl die Schliessungszuckung C wie die Zuckungen R und R C werden tetanisch und machen dadurch die Fortführung des Versuchs unmöglich.

b. **Stärkste Ströme, bei denen sich die absteigende Oeffnungszuckung wieder einstellt.**

Versuch I.

Spannweite der const. Elektr. 18, der Reizelektr. 5 Mm. Strom von 10 Elementen Dan. Die Zuckungen sind von Anfang an tetanisch verlängert, so dass nur die Zuckungshöhe sich messen lässt.

Nr.	D	T	t	C	R	R C
1	10 abst.	0,20	0	3	3	0
2	25 abst.	„	„	3	3	3,5
3	5 aufst.	„	„	2,8	2,5	0
4	10 abst.	„	„	2	2,5	0
5	20 aufst.	„	„	2	2,5	3
6	5 aufst.	0,30	0,05*	2	2,5	0
7	10 abst.	„	„	2	2,5	0

* Vom assymytotischen Anschluss der Zuckung C an die Abscissenlinie gemessen.

Nr.	D	T	t	C	R	RC
8	20 aufst.	0,30	0,05	2	2	1,8
9	25 abst.			2	2	1,5

Nach kurzer Zeit ist der Nerv abgestorben.

Hier ist vom Beginn des Versuchs an in der Nachbarschaft der Kathode herabgesetzte Erregbarkeit, die sich allmälih auch in grössere Entfernung ausbreitet, wo anfänglich noch gesteigerte Erregbarkeit bestanden hatte.

Versuch II.

Spannweite der const. Elektr. 12, der Reizelektr. 5 Mm. Strom von 19 Elementen Dan. (Noch der Strom von 10 Elem. hat tetanisirende Wirkung, welche aber bei weiterer Stromverstärkung verschwindet.)

Nr.	D	T	t	C		R			RC		
				H	L	H	L	LR	H	L	LR
1	5 aufst.	0,12	0,02	3,5	40	2,5	28	10	3	31	7
2	10 abst.	„	„	3	41	2,5	28	10	3	31	7
3	20 aufst.	„	„	2,8	41	2,5	29	9	3	54	7
4	25 abst.	„	„	2,4	42	2	29	9	3	34	7
5	5 aufst.	0,20	0,10	2,5	27	2,5	—	—	0,5	—	—
6	10 abst.	„	„	2,5	30	2,5	—	—	0	—	—
7	20 aufst.	„	„	„	„	2	—	—	3	—	—
8	25 abst.	„	„	„	„	2	—	—	3	—	—
9	5 aufst.	„	„	„	„	2,5	—	—	0	—	—
10	5 aufst.	0,15	0	2,5	—	2,5	—	—	0	—	—
11	10 abst.	„		„	—	2,5	—	—	0	—	—
12	20 aufst.	„		„	—	2,5	—	—	3,5	—	—
13	25 abst.	„		„	—	2,5	—	—	3,5	—	—

In diesem Versuch besteht zu Anfang, bei kurzer Zwischenzeit t (1 — 4), überall noch erhöhte Erregbarkeit. Nach längerer Zwischenzeit (5 — 9) ist sie nahe der Kathode herabgesetzt, in grösserer Entfernung dagegen erhöht. Jetzt wird zur kurzen Zwischenzeit zurückgekehrt, und es ergibt sich, dass nun in Folge der Wirkung des Stromes schon unmittelbar nach dem Verlauf der Zuckung die Hemmungswelle bis zu 10 Millim. von der Kathode sich fortgepflanzt hat, während in grösserer Entfernung auch hier wieder die Erregung anhält.

7 *

3. Verlauf der Erregung während des Stadiums der latenten Reizung.

§. 38. Die Untersuchung des Stadiums der latenten Reizung gibt
unter dem absteigenden Strom Resultate, die in mehrfacher Hinsicht von
denjenigen abweichen, welche wir unter dem aufsteigenden erhalten haben. Geht man nämlich von der dort vorgefundenen Unterscheidung des
Stadiums der Unerregbarkeit und des Stadiums der wachsenden Erregbarkeit aus und sucht nun die ungefähre Grösse beider Zeiträume zu bestimmen, so findet sich bald, dass der erste derselben sich hier in vielen Fällen gänzlich der Messung entzieht, weil man die Zeit zwischen
Schliessung des Stromes und Einwirkung des Prüfungsreizes so klein
machen kann, als man will, und doch immer noch eine Verstärkung
beider Erregungen beobachtet, ja häufig ist diese selbst dann schon vorhanden, wenn man vollkommen gleichzeitig den Strom schliesst und den
Prüfungsreiz auslöst. Es entspricht dies augenscheinlich dem Verhalten,
wie es von Helmholtz in Bezug auf Inductionszuckungen beobachtet
wurde, welche das Zuckungsmaximum nicht erreichen. (Vergl. §.25.) Im
Allgemeinen lässt sich somit feststellen, dass das Stadium der Unerregbarkeit für den absteigenden Strom viel kleiner ist als für den aufsteigenden, und dass es bei jenem häufig auf null herabzusinken scheint, was
bei diesem niemals beobachtet wird.

Unter den Bedingungen, welche sich für die wandelbare Grösse des
Zeitraumes der Unerregbarkeit bei absteigendem Strom feststellen lassen,
steht in erster Linie die Zuckungsdauer. Diese ist, wie schon in §.32
erwähnt wurde, hier überhaupt viel variabler als bei der aufsteigenden
Stromesrichtung, was damit zusammenhängt, dass vorzugsweise dem absteigenden Strom die tetanisirende Wirkung zukommt, und dass schon
bei der Annäherung an die Grenze, wo Tetanus entsteht, die Zuckung
mehr und mehr sich verlängert. Man erhält daher viel häufiger langge-
dehnte Zuckungen als bei den Versuchen mit dem aufsteigenden Strom.
Der Zeitraum, der zwischen der Schliessung des Stoms und dem Prüfungsreiz verfliessen kann, ehe Verstärkung der Zuckung eintritt, ist nun
am leistungsfähigen Nerven um so kleiner, je gedehnter die Zuckung
wird. Er sinkt auf null bei der Annäherung an die Tetanusgrenze, oder
wenn dieselbe wirklich schon erreicht worden ist. Dagegen muss bei
kürzerer Zuckungsdauer, wie sie gewöhnlich bei den schwächsten und
stärksten Strömen beobachtet wird, immer eine kleine Zwischenzeit verfliessen, wenn Verstärkung eintreten soll. Auch bei den tetanisch verlängerten Zuckungen erhebt sich übrigens, wenn die Zwischenzeit null ist,
die Zuckung R C über die beiden andern nicht im Anfang des Zuckungsverlaufs, sondern hier schliesst sie sich vollständig an C an, erst von der
Maximalhöhe an oder selbst später trennt sie sich. Dieses Verhalten
macht es offenbar sehr wahrscheinlich, dass auch in solchen Fällen das
Stadium der Unerregbarkeit keineswegs gleich null ist, sondern dass viel-

mehr die Zuckung C zu lange dauert, um jenes Stadium bestimmen zu
können, da der Einfluss der Prüfungszuckung zwar nicht im Anfang der
Zuckung C, aber später, wo die Zeit der Unerregbarkeit bereits abgelaufen ist, sich geltend macht.

Mit dem Einfluss der Zuckungsdauer hängt derjenige der S t r o m -
s t ä r k e nahe zusammen. Da unterhalb der Grenze der tetanisirenden
Wirkung die Verstärkung des Stromes in der Regel mit einer Zunahme
nicht nur der Zuckungshöhe, sondern auch der Zuckungsdauer einher-
geht, und umgekehrt über jener Grenze mit der Stromstärke auch wieder
die Zuckungsdauer abnimmt, so erhält man zuerst bei Verstärkung des
Stromes Abnahme und dann bei weiterer Verstärkung wieder Zunahme
des Stadiums der Unerregbarkeit. Es lässt sich aber, eben wegen
des Zusammenhangs mit der Zuckungsdauer, schwer entscheiden, ob der
Stromverstärkung, auch abgesehen von den Veränderungen im Zuckungsverlauf, eine solche Wirkung zukommen würde.

Deutlich nachweisbar dagegen ist auch hier wieder der Einfluss des
Zustandes der Nervenfaser. Derselbe macht sich in der nämlichen Richtung geltend wie beim aufsteigenden Strome. Am leistungsfähigen Nerven ist der Zeitraum der Unerregbarkeit am kleinsten, er wächst, je mehr
der Nerv durch oft wiederholte Reize oder andere erschöpfende Ursachen
in Asthenie verfällt. Dieser Einfluss ist gerade desshalb sehr augenfällig,
weil der asthenische Zustand einen tetanischen Zuckungsverlauf herbeiführt, welcher sonst die Grösse jenes Zeitraumes wenigstens scheinbar
herabsetzt.

Nach Ablauf des wegen seiner Kürze und Wandelbarkeit nicht wohl
numerisch bestimmbaren Stadiums der Unerregbarkeit beginnt die Erregung in derselben Weise zu wachsen, wie wir es beim aufsteigenden
Strome beobachteten. Bei absteigenden Strömen von mässiger Intensität
erfolgt diese Zunahme der Erregbarkeit ausserordentlich rasch und energisch. Wenn wir schon bei aufsteigendem Strom die Zuckung R C zuweilen über die Höhe der beiden Zuckungen R und C zusammengenommen
anwachsen sahen, so erreicht sie hier, wenn man minimale Zuckungen
wählt, zuweilen die dreifache Höhe der Einzelzuckung und mehr. Augenscheinlich kann daher von einer blossen Summation der beiden Zuckungen nicht wohl die Rede sein, sondern wir werden annehmen müssen,
dass der Prüfungsreiz eine in Folge der vorangegangenen Stromesschliessung bereits bedeutend gesteigerte Erregbarkeit antrifft. Diese ist in der
ganzen Nervenlänge zwischen Kathode und Muskel überall gleichzeitig in
gleicher Grösse anzutreffen.

Hiernach müssen wir annehmen, dass der Vorgang, welcher die
wachsende Erregbarkeit hervorbringt, auch hier mit einer, den Hülfsmitteln der Erregbarkeitsprüfung sich entziehenden Geschwindigkeit von der
Kathode gegen den Muskel sich fortpflanzt. Ein Einfluss der Richtung
der Prüfungsströme kann nicht nachgewiesen werden. Sollte ein solcher

Einfluss bestehen, so verschwindet er vor der mächtigen Wirkung der anschwellenden Erregung.

Neben der Höhe wird die Dauer der Prüfungszuckung in entsprechendem Maasse vergrössert. Ebenso verhält sich die latente Reizung der combinirten Zuckung RC ähnlich wie beim aufsteigenden Strome. Die Frage, wie sich das Anwachsen der Erregbarkeit bei der Verstärkung des Stromes gestaltet, ist bei schwachen Strömen wegen des Einflusses der Stromverstärkung auf die Grösse der Schliessungszuckung schwer zu entscheiden. Untersucht man möglichst leistungsfähige Nerven, so findet sich, dass mit der Verstärkung des Stromes, so lange man der untern Zuckungsgrenze nahe bleibt, die Höhe und Dauer der combinirten Zuckung R C entweder gar nicht oder bei weitem weniger ansteigt, als die gleichzeitige Zunahme der Schliessungszuckung C beträgt. Aehnlich verhält es sich, wenn man C constant erhält und den Prüfungsreiz R wachsen lässt. Die Zuckung RC ist also relativ am stärksten, wenn die beiden Zuckungen C und R Minimalzuckungen sind. Dies erhellt aus der folgenden Zusammenstellung, welche den Anfangsbeobachtungen verschiedener Versuchreihen entnommen ist, und in der die Zeit T überall mindestens die Hälfte der ganzen Zeit der latenten Reizung beträgt.

T	C	R	RC
0,0098	1	1	4,5
0,0164	1,5	1,5	5
0,0130	2,5	2	3,5
0,0130	3	3	4
0,0130	3	3	4
0,0164	3	3	4
0,0132	3,5	3,5	4,2
0,0164	3,5	3,5	4,5
0,0131	4	4	6
0,0164	4,5	5	6,5.

Aus diesen Beobachtungen scheint hervorzugehen, dass im vollkommen leistungsfähigen Zustand des Nerven die Erregbarkeit nicht fortwährend mit der Grösse der Erregung anwächst, sondern dass sie bei stärkeren Erregungen wieder abnimmt. Aber es ist zuzugeben, dass sich schon hier einigermassen die Missstände geltend machen, welche einer Schätzung der Erregbarkeit auf dem gewöhnlichen Wege während des Verlaufs der Zuckung entgegenstehen. Immerhin sind die obigen Unterschiede so auffallend, dass sie eine derartige Veränderung der Erregbarkeit mit wachsender Stromstärke wahrscheinlich machen.

Wesentlich anders verhält sich der Nerv, welcher seine Leistungsfähigkeit eingebüsst hat. Hier verursachen minimale Zuckungen immer auch nur schwache Zunahmen der Erregbarkeit, während dieselben grösser werden, wenn man den Strom verstärkt. Am deutlichsten ergibt sich aber an derartigen Nerven der Einfluss der Stromverstärkung aus dem Verhalten des Stadiums der Unerregbarkeit, welches in diesem Fall immer eine erhebliche Grösse besitzt. Man beobachtet nun regelmässig, dass jenes Stadium mit der Stromverstärkung kleiner wird, gerade so, wie dies auch beim aufsteigenden Strom am asthenischen Nerven gefunden wurde.

Günstiger sind die Bedingungen für die Vergleichung schwächerer und stärkerer Ströme, wenn man die Unterschiede der Stromintensitäten sehr bedeutend nimmt. Hierbei lassen sich nämlich durch zwei verschiedene Stromstärken annähernd gleich starke Zuckungen hervorbringen, wobei aber die eine diesseits, die andere jenseits des Zuckungsmaximums oder der tetanisirenden Wirkung gelegen ist. Dabei ergibt sich nun, dass beim leistungsfähigen Nerven die Erregbarkeitszunahme, welche der starke Strom hervorbringt, merklich kleiner ist als diejenige, welche der schwache Strom bewirkt. Dieser Unterschied macht sich in Bezug auf alle Elemente der Prüfungszuckung geltend sowohl die Höhe wie die Dauer nimmt unter dem Einfluss des starken Stromes weniger zu; das Stadium der latenten Reizung aber ist grösser: die Zuckung RC fängt jetzt immer erst gleichzeitig mit C oder sogar später als C an.

Dieses Verhalten ändert sich jedoch sehr rasch mit sinkender Leistungsfähigkeit. Dabei wird der Unterschied in der Wirkung schwacher und starker Ströme immer kleiner und geht schliesslich in sein Gegentheil über, indem die Zuckung RC beim starken Strom relativ grösser wird als bei dem schwachen. Diese Veränderung macht sich selbst dann geltend, wenn die Zuckung C keine Veränderung in ihrem Verlaufe, namentlich keine Zunahme ihrer Dauer erfährt. An Nerven von geringer Leistungsfähigkeit fallen von Anfang an auch hier diese Spuren einer Hemmung hinweg: es kommt dann entweder sogleich dem starken Strom die stärker erregende Wirkung zu, oder beide steigern ungefähr gleichmässig die Erregbarkeit.

Nach diesen letzten Beobachtungen ist es nicht mehr zu bezweifeln, dass die Verstärkung des Stromes schon während der Zeit der latenten Reizung zwei Wirkungen ausübt: eine erste, die sich in gesteigerter Erregbarkeit, und eine zweite, die sich in herabgesetzter Erregbarkeit geltend macht. Oder, wie wir es auch wohl kürzer ausdrücken dürfen: die Verstärkung des Stromes steigert gleichzeitig die Erregung und die Hemmung. Beim leistungsfähigen Nerven überwiegt die Zunahme der Hemmung. Dieselbe verkleinert sich aber in dem Maasse, als die Leistungsfähigkeit sinkt, so dass bald ein Zeitpunkt kommt, wo die Zunahme der Erregung das Uebergewicht erhält.

§. 39. Ich beschränke mich darauf, aus einer grössern Zahl übereinstimmender Versuche drei Beispiele auszuwählen, deren erstes die Erregbarkeit während der latenten Reizung bei einem schwachen Strome untersucht, während in dem zweiten und dritten ein schwacher und ein starker Strom mit einander verglichen werden.

V e r s u c h I.

Spannweite der const. Elektr. 6 Mm., der Reizelektr. 5 Mm. D = 10 Mm.
Reiz: absteigender Oeffnungsinductionsschlag. Schwacher Strom.

Nr.	T	C		R		RC	
		H	L	H	L	H	L
1	0	4	32	5	34	5	38
2	0,0055	4,5	35	4	33	4,5	37
3	0,0082	4,5	34	4	35,5	4,75	37
4	0,0130	4	35	4	34	6	43
5	0,0082	4,5	38	4	35	5	40
6	0,0065	3,5	40	4	40	3,5	40
7	0,0164	3	46	4	35,5	5	45
8	0,0098	2,5	44	4	38	4,25	39
9	0,0049	2	44	4	39	4	31
10	0	3	47	3	47	3	47

Obgleich in diesem Versuch die Dauer der Schliessungszuckung namentlich anfänglich sehr kurz ist, so macht sich doch schon bei gleichzeitiger Erregung (T = 0) die gesteigerte Erregbarkeit in der Verlängerung des Endstadiums der Zuckung geltend (1). Das Ansteigen der Erregbarkeit ist in diesem Fall nicht sehr bedeutend. Gegen Ende der Beobachtungsreihe tritt deutliche Erschöpfung ein, das Stadium der Unerregbarkeit wächst auf mindestens 0,005". Bei länger fortgesetzter Erschöpfung kann sich diese Zeit noch erheblich vergrössern. So stieg sie z. B. in einer Versuchsreihe, in welcher sie anfangs ebenfalls = 0 gefunden wurde, schliesslich bis auf 0,016". In einer andern Versuchsreihe, an einem asthenischen Nerven, betrug sie anfangs, trotz der tetanisirenden Wirkung, welche schon die schwächsten Ströme hervorbrachten, 0,008" und sank am Ende bis auf 0,026".

V e r s u c h II.

Spannweite der const. Elektr. 15 Mm., der Reizelektr. 3 Mm. D=14 Mm.
Reiz: absteigender Oeffnungsinductionsschlag. Vergleichung starker und schwacher Ströme. Starker Strom: 8 Elemente Dan. Schwacher Strom: dieselbe Kette mit 1 Cm. Eisendraht als Nebenschliessung.

Nr.	T	C			R			RC		
		H	L	LR	H	L	LR	H	L	LR
1	0	4	42	10	4	42	10	4	46	10	Schwacher Strom.

Nr.	T	C H	C L	C LR	R H	R L	R LR	RC H	RC L	RC LR	
2	0	3	39	12	4	45	10	3,25	39	12	Starker Strom.
3	0,0078	3	41	11	3,5	40	11	4	45	10	Schwacher Strom.
4	„	3,5	—	11	3,5	—	10	3,5	—	12*	Starker Strom.
5	0,0157	3	35	9	3	37	9	4	39	11*	„
6	„	3	35	9	3	35	9	4,25	40	9	Schwacher Strom.
7	0,0094	2,5	32	15	3	35	10	4,5	43	10	„
8	„	2	30	12	2,5	32	11	3	32	12†	Starker Strom.
9	„	2	32	—	3	36	—	3,5	39	—	Schwacher Strom.
10	„	2	33	12	2,25	33	12	3	39	12	Starker Strom.
11	„	2	30	—	3	36	—	3,25	38	—	Schwacher Strom.
12	0,0157	2	33	—	2,5	34	—	3	37	—	„
13	„	2,2	31,5	—	2,5	31	—	3,5	36	—	Starker Strom.

In den mit * bezeichneten Fällen verliess die Curve R C später als C (zwischen C und R) die Abscissenlinie, in dem Fall † begann R C vor C, überall sonst fiel der Anfang von C und R C zusammen.

Aus dem Anfang dieser Versuchsreihe erhellt deutlich die hemmende Wirkung der stärkeren Ströme. Diese Wirkung verschwindet aber gegen Ende, und zuletzt scheint der stärkere Strom sogar die Erregbarkeit mehr zu steigern. Versuchsreihen an asthenischen Nerven beginnen gewöhnlich so wie die vorliegende aufhört, d. h. mit Spuren einer grösseren Steigerung der Erregbarkeit durch den stärkeren Strom. Bei längerer Fortsetzung der Versuche haben aber dann schliesslich alle Stromstärken dieselbe Wirkung, wie auf die Zuckung (vergl. §. 20), so auch auf die Erregbarkeit. Hierfür mag noch das folgende kurze Versuchsbeispiel angeführt werden.

Versuch III.

Spannweite der const. Elektroden 8, der Reizelektroden 5 Mm. D = 15 Mm. Reiz: absteigender Oeffnungsinductionsschlag. Vergleichung starker und schwacher Ströme. Starker Strom: 14 Elemente Dan. Schwacher Strom: Dieselbe Kette mit zuerst 2, später (bei sinkender Erregbarkeit) mit 4 Cm. Eisendraht als Nebenschliessung.

Nr.	T	C H	C L	R H	R L	RC H	RC L	
1	0	3,8	44	3,8	44	3,8	44	Schwacher Strom.
2	„	4	50	4	44	4,5	54	Starker Strom.
3	0,0065	4	49	4	45	4,5	49	Schwacher Strom.

Nr.	T	C		R		R C		
		H	L	H	L	H	L	
4	0,0065	4,5	50	4	44	4,75	50	Starker Strom.
5	0,0164	3,5	50	3,5	44	4,5	61	Schwacher Strom.
6	„	3,5	55	3,5	49	4,5	61	Starker Strom.
7	0,0082	3,5	—	3,4	—	4,5	—	Schwacher Strom.
8		3,5	—	2,5	—	4	—	Starker Strom.
9		3,25	—	3	—	4	—	Schwacher Strom.

Gegen Ende werden die Zuckungen tetanisch, so dass sich ihre Länge nicht mehr bestimmen lässt.

4. Von der Erregbarkeit während der Zuckung.

A. Addition der Zuckungen.

§. 40. Lässt man, während die Schliessungszuckung des schwachen oder mässig starken absteigenden Stromes verläuft, den Prüfungsreiz einwirken, so erhebt sich, regelmässig die Zuckung R C zu bedeutender Höhe : ihr Verlauf gleicht vollständig demjenigen, welcher in Fig. 9 B S. 72 für den aufsteigenden Strom dargestellt worden ist; auch hier erhebt sich die Zuckung R C am weitesten über C , wenn sie von der Maximalhöhe der letzteren Curve abgeht.

Anders gestaltet sich häufig der Verlauf der Erscheinungen·, wenn man starke Ströme anwendet, welche der oberen Grenze des Zuckungsgesetzes entsprechen. Hier kann es sich wie bei dem starken aufsteigenden Strom ereignen , dass schon während der Zuckung die Erregbarkeit in dem der Elektrode benachbarten Nervenbezirk auf null sinkt. An entfernteren Nervenstellen bleibt sie dagegen erhalten : die Zuckung R C erhebt sich , wie bei den schwächeren Strömen, mehr oder minder weit über C. Je weiter man· von der Kathode gegen den Muskel hinabsteigt, um so höhere Erregbarkeit trifft man an. Wir finden somit bei diesen starken Strömen ein Verhalten, wie es vollständig der Hemmungswelle im Verlaufe der Zuckung unter der Anode entspricht. Nur zwei Unterschiede sind allerdings beachtenswerth. Wir bedürfen 1) weit stärkerer Ströme, um unter der Kathode die Hemmung während der Zuckung herzustellen. Während dieselbe beim aufsteigenden Strome durch Stromstärken hervorgerufen wird, welche der oberen Grenze der zweiten Stufe des Zuckungsgesetzes noch nicht einmal sehr nahe zu kommen brauchen, müssen wir beim absteigenden Strom die Grenze der dritten Stufe schon weit überschritten haben. Die Schliessungszuckung des aufsteigenden Stromes muss daher schon längst ganz hinweggeblieben sein, ehe sich bei der absteigenden Stromesschliessung die Hemmung nur so weit bemerklich macht, dass noch während des Zuckungsverlaufs die Erregbarkeit auf null sinkt. 2) Setzt der Eintritt der Hemmung unter der Kathode einen höheren Grad der Leistungsfähigkeit des Nerven voraus, wenigstens bei den uns zu Gebote stehenden und füglich wegen der sonst zu rasch erfolgenden Zerstörung des Nerven nicht wohl zu überschreitenden Stromstärken. Bei minder leistungsfähigen Präparaten tritt aber häufig ebenfalls die Hemmung während der Zuckung ein, wenn man mehrmals nach einander den Strom in absteigender Richtung schliesst. Es erfolgt dann auch hier jene Häufung der Wirkungen, wie wir sie bei dem Abklingen der Erregung schon kennen lernten, und wie sie unmittelbar den Uebergang in den modificirten Zustand andeutet.

Die Fig. 14 gibt ein vom Muskel gezeichnetes Beispiel einer auf die erste Schliessung des absteigenden Stroms sogleich eintretenden Hemm-

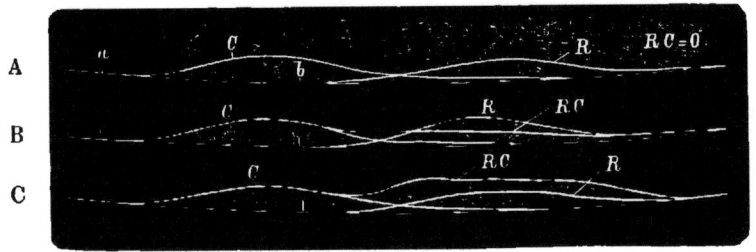

Fig. 14.

ung unter der Kathode. Es wurde der Strom von 14 Daniell'schen Elementen angewandt. Die Prüfung ergab dritte Stufe des Zuckungsgesetzes. Die Spannweite der constanten Elektroden betrug 5 Mm., ebenso der Reizelektroden. Die Distanz a b entspricht 0,090''. In A war die negative Reizelektrode 5, in B 10, in C 25 Mm. von der Kathode entfernt. In B und C war die Richtung des Prüfungsstromes, eines Oeffnungsinductionsschlags, die absteigende, in A die aufsteigende. In A ist RC = 0, in B ist es bedeutend unter R gesunken, in C aber erhebt es sich ziemlich weit über C und R. Als die entferntere Stelle durch den anfsteigenden Prüfungsstrom gereizt wurde, so dass die negative Reizelektrode demnach 20 Mm. von der Kathode entfernt war, wurde eine Curve gezeichnet, welche derjenigen in C glich, nur an Höhe etwas geringer war. Nach Beendigung des Versuchs wurde wieder das Zuckungsgesetz geprüft: es war keine Veränderung eingetreten, und bei der Schliessung des aufsteigenden Stromes wurde alsbald ebenfalls eine bedeutende Hemmung unter der Anode beobachtet. Der starke absteigende Strom hatte somit eine merkbare bleibende Modification nicht zurückgelassen.

B. Untersuchung der Erregbarkeit während der Zuckung mittelst der Methode der Ueberlastung.

§. 41. Die Untersuchung wird in derselben Weise ausgeführt, wie beim aufsteigenden Strome, und sie liefert dasselbe Ergebniss. Wo während des ganzen Verlaufs der Zuckung Zunahme der Erregbarkeit besteht, da fällt das Maximum dieser Zunahme mit dem Maximum der Zuckung zusammen. Wir haben uns darauf beschränkt, den Verlauf der Erregbarkeit bei den mässigeren Stromintensitäten zu bestimmen, wo jener Fall zutrifft. Das Ergebniss, welches sich bei den stärkeren, hemmenden Strömen herausstellen würde, kann nach den Resultaten, welche uns die Addition der Zuckungen lieferte, nicht zweifelhaft sein. Bei der hohen Leistungsfähigkeit, welche die Methode der Ueberlastung voraussetzt, wäre aber der Versuch nicht wohl ausführbar, da so gewaltige Stromstärken ausserordentlich rasch die Leistungsfähigkeit herabsetzen.

Für die Wirkung schwacher und mittelstarker Ströme mögen die folgenden Beispiele als Belege dienen. Das Verfahren war auch bei diesen Versuchen das in §. 28 näher angegebene.

V e r s u c h I.

Spannweite 14 Mm. D = 9. Reiz: absteigender Oeffnungsinductionsschlag. Schwacher Strom (1te Stufe des Zuckungsgesetzes). C ohne Ueberlastung zu Anfang des Versuchs 2,6, zu Ende 3,5 Mm., mit Ueberlastung C = 1, R = 1.

T	R C		T	R C
0,0120	2,5		0,0135	3,0
0,0148	3,2	Maximum der	0,0074	2,4
0,0175	2,8	Zuckung C.		

V e r s u c h II.

Spannweite 14 Mm. Reiz: abst. Oeffnungsinductionsschlag. Starker Strom (3te Stufe des Zuckungsgesetzes). C ohne Ueberlastung vor dem Versuch 2,6, nachher 2. Mit Ueberlastung C = 0,8, R = 0,6. Es wurden zwei Nervenstrecken in 14 und 26 Mm. Entfernung abwechselnd gereizt.

D	T	R C
14	0,0133	1,5
26		1,6

D	T	R C	
14	0,0258	1,9	
26	„	1,9	
14	0,0438	2	
26	„	2	
14	0,0503	2,2	}Maximum der Zuck-
26	„	2,3	} ung C.
14	0,0680	2	
26	„	1,8	
14	0,0911	1,5	
26	„	1,5	

III. Von dem Einfluss der Reizstärke auf die Untersuchung der extrapolaren Erregungsvorgänge.

1. Vorbemerkungen.

§. 42. Ausgehend von der Voraussetzung, dass die Minimalerregung das empfindlichste Prüfungsmittel der Erregbarkeit sein werde, haben wir uns bisher ⌐ in dieser Untersuchung ausschliesslich solcher Reizstärken bedient, welche sich wenig von der Reizschwelle entfernten. Nachdem nun auf diesem Wege so weit als möglich die Gesammtheit der Vorgänge erforscht ist, die sich bei der Schliessung des Stromes ausserhalb der Elektroden entwickeln, scheint es geboten zu prüfen, ob und inwiefern die Ergebnisse, die man bei der Wahl stärkerer Prüfungsreize erhält, hiermit übereinstimmen. In der That muss, wenn wir den Einfluss aller bei diesen Versuchen in Betracht kommenden Factoren ermitteln wollen, auch die Intensität der Prüfungsreize bei Constanterhaltung der übrigen Elemente variirt werden, ebenso wie wir bis jetzt theils die Intensität des constanten Stromes, theils den Ort der Reizung sowie die Richtung der Prüfungsströme verändert, haben. Wenn wir der Variirung der Reizstärke eine abgesonderte Untersuchungsreihe widmen, so liegt der Grund hierfür in dem Umstand, dass die Aufnahme auch noch dieses Elementes in die obige Darstellung nicht nur die Uebersicht, sondern vielleicht selbst die Gewinnung bestimmter Resultate erschwert hätte, während es uns jetzt leichter fallen wird, den Wirkungen, welche die Variation der Reizstärke ausübt, ein Verständniss abzugewinnen.

Die Vermuthung liegt nahe, der ganze Einfluss der Reizstärke möchte wohl darauf zurückzuführen sein, dass der schwächere Reiz ein empfindlicheres Prüfungsmittel für die Zustände des Nerven sein werde als der stärkere, und dass daher der letztere höchstens einige Erscheinungen

nicht werde hervortreten lassen, die mit Hilfe des ersteren zu beobachten sind. Auf diese Vermuthung hin dürfte man leicht diese besondere
Untersuchung für eine überflüssige halten. Nichts desto weniger ist dem
nicht so, und die nachfolgenden Thatsachen enthalten insofern eine be-
achtenswerthe Warnung vor dem Uebersehen auch nur einer einzigen
der veränderlichen Grössen, die in derartigen Fragen in Betracht kommen
können.

2. Von der scheinbaren Umkehr der Erregbarkeit unter der Anode bei wachsender Stärke der Prüfungsreize.

§. 43. Die Wirkung der Reizstärke ist in hohem Grade abhängig
von der Stärke des constanten Stromes, dessen Einfluss auf die Erregbarkeit geprüft werden soll. Bei den schwächsten Strömen, welche noch
keine Zuckung erregen und möglichst weit von der Zuckungsgrenze entfernt sind, verhält es sich in der That so, wie die oben hingestellte Vermuthung es voraussagt. Hier ist einfach der schwächere Reiz das empfindlichere Prüfungsmittel. Während die Minimalerregung unter der positiven Elektrode ausgelöscht und unter der negativen verstärkt wird,
zeigt die Maximalerregung in beiden Fällen keine Veränderung der Erregbarkeit an.

Umgekehrt ist es mit der Wirkung starker Ströme: hier sind schwache und starke Reize Prüfungsmittel von gleicher Empfindlichkeit. Nahe
der positiven Elektrode des starken constanten Stromes wird die Maximalzuckung ebenso gut unterdrückt wie die Minimalzuckung. Ebenso
zeigt sich unter der negativen Elektrode, vorausgesetzt, dass die Stromstärke nicht der oberen Zuckungsgrenze des absteigenden Stromes nahe
kommt, in allen Fällen gesteigerte Erregbarkeit.

Während also bei den schwachen und starken Strömen die Erscheinungen wirklich jener Voraussage gemäss sich gestalten, ist es anders
bei einer mittleren Stromstärke, deren untere Grenze übrigens schon etwas vor der Zuckungsgrenze zu liegen scheint, während die obere sich
bis tief in die zweite Stufe des Zuckungsgesetzes hinein erstreckt.

Innerhalb dieses ziemlich weiten Spielraums der Stromstärken beobachtet man nämlich, dass unter dem aufsteigenden Strome unter den
nämlichen Bedingungen, unter welchen die Minimalerregung herabgesetzte Erregbarkeit ergibt, ein stärkerer Reiz gesteigerte Erregbarkeit anzeigt. Während die schwache Zuckung unter der positiven Elektrode ausgelöscht wird, wird die starke Zuckung noch mehr verstärkt.
Es ist übrigens nicht einmal nöthig, dass die beiden Zuckungen sich unterscheiden. Namentlich an mässig asthenischen Nerven begegnet man
sehr oft dem Fall, dass die beiden Inductionsspiralen in ziemlich weiter
Ausdehnung gegen einander verschoben werden können, ohne dass die
Zuckungsstärken sich unterscheiden. Nichts desto weniger findet man

auch hier nicht selten bei der grösseren Entfernung der secundären von der primären Rolle herabgesetzte, bei der geringeren gesteigerte Erregbarkeit.

Diese Erscheinungen treten in ganz der nämlichen Weise auf bei der Benützung der Oeffnungs - wie der Schliessungsinductionsschläge. Als z. B. meine Inductionsrolle von nur 4600 Windungen 12 Cm. vom Ende der primären Spirale entfernt und in den Kreis der letzteren ein einziges Daniell'sches Element eingeschaltet war, wurde die durch den Schliessinductionsschlag ausgelöste Zuckung durch einen schwachen aufsteigenden Strom vollständig unterdrückt. In 8 Cm. Entfernung ergab sich im selben Zeitraum schon gesteigerte Erregbarkeit. Mehrmals zwischen beiden Stellungen wechselnd wurde immer wieder bei der grösseren Distanz der Inductionsrollen Abnahme, bei der geringeren Zunahme der Zuckungshöhe beobachtet. Die obere Reizelektrode war 12 Millim. von der Anode entfernt. Dies sind Bedingungen, unter welchen an unipolare Wirkungen absolut nicht zu denken ist. Ebenso waren bei den Versuchen, in welchen Oeffnungsinductionsschläge benützt wurden, die beiden Inductionsspiralen auch bei den stärkeren Reizen immer noch in hinreichend weiter Entfernung. um unipolare Wirkungen nicht befürchten zu lassen.

Bei der Untersuchung mit Schliessungsinductionsschlägen bietet sich hierbei noch ein interessanter Fall dar. Man beobachtet nämlich häufig, dass mit grösserer Annäherung der primären an die secundäre Spirale die durch den Inductionsschlag ausgelöste Zuckung nicht zu - sondern abnimmt, namentlich wenn die Richtung der Inductionsschläge die aufsteigende ist. (Vergl. Cap. 4.) In unsern Versuchen zeigt es sich nun, dass dieser eine schwächere Zuckung auslösende Reiz dennoch als ein stärkerer Reiz wirkt, indem er statt herabgesetzter gesteigerte Erregbarkeit nachweist. Hier begegnet man also der merkwürdigen Erscheinung, dass unter der positiven Elektrode des constanten Stroms die höhere Prüfungszuckung unterdrückt, die niedrigere aber verstärkt wird. (Vergl. unten Versuch II.) Die ganze Erscheinung bezeugt, was auch noch durch andere Gründe bestätigt wird, dass Stärke der Erregung und Stärke der Zuckung sich keineswegs decken.

Unter der negativen Elektrode sind bei den nämlichen Stromstärken keine derartigen Unterschiede zu beobachten, sondern hier ist auch in diesem Fall einfach der schwächere Reiz das empfindlichere Prüfungsmittel, so dass also geringe Steigerungen der Erregbarkeit nur mit schwachen Prüfungsströmen nachweisbar sind, während stärkere Gleichheit der Zuckungen ergeben. Dies ist bei Untersuchung der verschiedenen Zustände der Nervenfaser von Bedeutung. Am asthenischen Nerven, wo die Erregung, wie wir gesehen haben, weit intensiver abklingt, lassen sich die Nachwirkungen der Schliessungszuckungen fast bei jeder Stärke der Prüfungsreize gleich deutlich verfolgen. Nicht so im stheni-

schen Zustande, wo der starke Reiz die schwachen Veränderungen der
Erregbarkeit gänzlich verdecken kann.

Bei der Vergleichung starker und schwacher Reizwirkungen unter
der positiven Elektrode macht die Richtung der Prüfungsströme wieder
im selben Sinne, wie früher, ihren Einfluss geltend. Haben wir zuerst
bei den schwächsten Inductionsschlägen bei auf- und absteigender Richtung derselben ein Erlöschen der Zuckung durch die anodische Hemmungswelle beobachtet, so verschwindet bei mässiger Verstärkung des
Reizes diese Wirkung zunächst für den absteigenden Inductionsschlag und
macht hier einer Zuckungszunahme Platz, während der aufsteigende immer noch Erregbarkeitsabnahme anzeigt. Erst in Folge weiterer Verstärkung wird dann auch bei diesem die Zuckung erhöht statt vermindert.

Aus allem ergibt sich sonach, dass die Erscheinungen, welche man
nach der Schliessung des constanten Stromes beobachtet, abhängig sind
1) von der relativen Stärke des Stromes und des Prüfungsreizes und
2) von der Richtung des letztern. Man kann statt einer eben wahrgenommenen Abnahme der Zuckung eine Zunahme derselben erhalten,
wenn man entweder den constanten Strom schwächt oder den Prüfungsstrom verstärkt oder die Richtung des letzteren aus der aufsteigenden
in die absteigende umkehrt; ebenso lässt sich auf dem entgegengesetzten
Wege die Zunahme in eine Abnahme der Zuckung verwandeln. Dabei
nähert man sich aber bei wachsender und abnehmender Stärke des constanten Stroms allmälig einer Grenze, von welcher an die scheinbare
Umkehrung der Erregbarkeit nicht mehr gelingt, sondern wo die Steigerung oder der Richtungswechsel der Prüfungsströme höchstens die zuvor beobachtete Veränderung der Erregbarkeit zum Verschwinden bringt.
Die untere Grenze überschreitend, kommt man bei den schwächsten
Strömen an, bei welchen jeder Unterschied aufhört, weil überhaupt keine
Veränderung mehr nachweisbar ist. Jenseits der oberen Grenze dagegen
wird jede Erregung, von welcher Stärke und Richtung der Prüfungsströme
sie herrühren möge, durch die starke Hemmung unter der Anode auf
null herabgedrückt.

§. 44. Wenn man die hier ermittelten Thatsachen vom Standpunkt
der bisher gültigen Ansichten über Nervenerregung betrachtet, so müssen
dieselben geradezu paradox erscheinen. Man ist gewohnt, dem Nerven
im absolutem Sinne grössere oder geringere Erregbarkeit zuzuschreiben.
Dass nun eine Veränderung der letzteren durch gewisse Reize nachgewiesen werden könne, während andere dafür nicht hinreichend empfind-
liche Prüfungsmittel sind, wäre hiernach wohl begreiflich. Aber vollkom-
kommen unverständlich bliebe es, wie ein unbedeutender Wechsel der
Reizstärke da gesteigerte Erregbarkeit nachweist, wo eben erst herabgesetzte zu finden war, und umgekehrt.

Aus diesem Dilemma gibt es keinen andern Ausweg als den Schluss, dass die bis jetzt geltende Ansicht eben eine unrichtige oder wenigstens unzureichende gewesen ist. Ein constanter Strom von mässiger Stärke erzeugt offenbar auf der Seite der positiven Elektrode einen Zustand, der weder als gesteigerte noch als herabgesetzte Erregbarkeit bezeichnet werden darf, wenn man diese Begriffe im absoluten Sinne nimmt, sondern der sich nur, je nach dem Prüfungsmittel, das man wählt, entweder auf die eine oder auf die andere Weise verrathen kann.

Welcher Art kann nun jener Zustand sein? Die Antwort auf diese Frage liegt uns jetzt sehr nahe, denn unsere früheren Untersuchungen enthalten bereits dieselbe. Unter der positiven Elektrode verläuft gleichzeitig eine Erregungs- und eine Hemmungswelle. Bei der Untersuchung mit schwachen Reizen kommt in der Nähe der Anode die letztere allein zur Beobachtung, während die erstere gewöhnlich nur in grösserer Entfernung, in welche die Hemmungswelle nicht mehr reicht, nachweisbar wird. Jetzt erfahren wir, dass jene Erregungswelle in der ganzen in anodischer Hemmung begriffenen Nervenstrecke schon vorhanden ist, dass aber stärkere, die Hemmung überwindende Reize erforderlich sind, um dieselbe hier nachzuweisen. Bei den schwächsten, Strömen fehlt am leistungsfähigen Nerven die Erregungswelle zur Seite der Anode : hier bleibt daher jedes Reagens auf sie unwirksam ; es versagt aber wahrscheinlich auch noch da, wo bereits eine schwache Erregungswelle existirt, weil für diese der starke Reiz kein hinreichend empfindliches Prüfungsmittel mehr abgibt. Je mehr wir die Intensität des constanten Stromes steigern, um so stärker wird die Hemmung, um so stärkere Reize sind daher erforderlich zur Nachweisung der Erregungswelle. Bei den stärksten Strömen wird die letztere ganz unterdrückt: von jetzt ab können wir daher nur noch Erscheinungen der Hemmung beobachten Aber auch diese Grenze wird wahrscheinlich wieder bei einer Stromstärke schon erreicht, welche noch nicht zureicht, die Erregungswelle ganz abzuschliessen, weil schon hier, wenigstens in der Nähe der positiven Elektrode, die Hemmung zu mächtig geworden ist, als dass ihr Widerstand durch die uns zu Gebote stehenden Reize zu überwinden wäre. Zur Seite der negativen Elektrode verläuft bei mässigen Stromintensitäten keine Hemmungswelle von erheblicher Stärke und Dauer: hier genügt daher der schwächste Reiz, um die Widerstände zu beseitigen, welche etwa durch den Strom der Erregungswelle gesetzt werden.

§. 45. Die folgenden Beispiele beziehen sich sämmtlich auf die Prüfung der Erregbarkeit unter dem aufsteigenden Strom. Ueber den Einfluss der Reizstärke auf die Untersuchung unter dem absteigenden Strom theile ich keine Versuche mit, weil dieselben zu dem uns schon bekannten nichts wesentlich neues hinzufügen. Wir gehen von den niederen zu den höheren Stromintensitäten über, beschränken uns aber auf zuckungerregende Stromstärken, da, wie oben erörtert, dies- und jenseits

der Zuckungsgrenze der umkehrende Einfluss der Reizstärke sehr unerheblich wird oder selbst ganz verschwindet.

V e r s u c h I.

Schwacher Strom (1te Stufe des Zuckungsgesetzes). Spannweite der
const. Elektr. 14, der Reizelektr. 5 Mm. Reiz: Oeffnungsinductionsschlag
T = 0,138, t durchschnittlich = 0,055.

Nr.	D	C	R	RC	
1	5 aufst.	3	1,5	0	Schwacher Reiz.
2	10 abst.	„	2	0	„
3	5 aufst.	„	3	4,2	Starker Reiz.
4	10 abst.	„	3	4,2	„
5	5 aufst.	„	2	0	Schwacher Reiz.
6	10 abst.	„	3,5	4,5	„
7	10 abst.	„	2,5	0	Reiz mehr geschwächt.
8	5 aufst.	„	3	4	Starker Reiz.
9	10 abst.	„	3,5	5	

V e r s u c h II.

Strom von mittlerer Stärke (1 Elem. Dan., 2te Stufe des Zuckungsges.).
Spannweite der const. Elektroden 10, der Reizelektroden 6 Mm. Reiz:
Schliessungsinductionsschlag. T = 0,160, t = 0,085.

Nr.	D	C	R	RC	
1	12 aufst.	3	5	0	Schwacher Reiz.
2	18 abst.	„	4	0	„
3	12 aufst.	3,5	3	4	Starker Reiz.
4	18 abst.	3	3	3,5	„
5	12 aufst.	3	3,5	0	Schwacher Reiz.
6	18 abst.	„	3,5	4	„
7	18 abst.	„	3,5	0	Reiz noch mehr geschwächt.

$$T = 0,32, \quad t = 0,18.$$

8	12 aufst.	3	3	4	Starker Reiz.
9	18 abst.	„	3,5	3,75	„
10	12 aufst.	2,5	2,5	3	Schwacher Reiz.
11	18 abst.	„	3,5	4	

Versuch III.

Variation der Stromstärken und Reizstärken. Spannweite der const. Elektroden 15, der Reizelektroden 10 Mm. Reiz: Oeffnungsinductionsschlag.
$$T = 0,30, \quad t = 0,15.$$

Nr.	D	C	R	R C	
1	24 abst.	3	3,5	4	SchwacherStrom und schwacher Reiz.
2	14 aufst.	3	3,5	4,5	„ „
3		1,5	3,5	0	Starker Strom (4 Elem. Dan.), schwacher Reiz.
4	„		4	4	Starker Strom (4 Elem. Dan.), starker Reiz.
5	24 abst.	„	4	4,25	„ „
6	14 aufst	4,5	3	0	Mittelstarker Strom (2 Elem.), schwacher Reiz.
7	24 abst.		3,5	3	„ „
8	14 aufst.		4	4	Mittelstarker Strom , (2 Elem.), starker Reiz.
9	24 abst.	„	4	5	„ „
10	14 aufst.	1,	3	0	Starker Strom (4 Elem.), schwacher Reiz.
11	24 abst.	1	3	0	„ „
12	14 aufst.	1	4	4	Starker Strom, starker Reiz.
13	24 abst.	1	4	4	„ „
14	14 aufst.	1	4,5	4,5	Starker Strom, Maximalreiz
15	24 abst.	0	4,5	4,5	„

3. Vergleichung der Erregbarkeit für stärkere Reize unter der positiven und negativen Elektrode des constanten Stromes.

§. 46. Nachdem wir gefunden haben, dass eine mässige Verstärkung der Prüfungsreize genügt, um unter der positiven Elektrode ebenso wie unter der negativen überall Erhöhung der Erregbarkeit nachzuweisen, kann nun die Frage erhoben werden, wie diese Erhöhung sich ihrer Grösse nach zu jener Erregbarkeitszunahme verhält, welche unter der negativen Elektrode eintritt. Um hierauf zu antworten, werden wir eine Versuchsmethode einschlagen müssen, bei welcher die geprüfte Nervenstrecke einmal unter der positiven, ein anderes Mal unter der negativen Elektrode gelegen ist, während alle sonstigen Bedingungen, also die Entfernung von der Elektrode, die Stärke der Schliessungszuckung C sowie die Stärke des Reizes und damit auch die Vergleichszuckung R die nämlichen bleiben. Ist dies erfüllt, so werden uns die in beiden Fällen

erhaltenen Zuckungen R C über den etwaigen Unterschied der vorhandenen Erregbarkeitszunahme Aufschluss geben.   Zu diesem Zweck habe ich
folgendes Verfahren angewandt: An eine Nervenstrecke wurden die unpolarisirbaren Elektroden des constanten Stromes, in einer Distanz von
5—10 Mm. unter ihnen die unpolarisirbaren Reizelektroden, letztere mit
kleiner Spannweite angelegt. Durch Abstufung am Rheochord wurden
nun solche der ersten Zuckungsstufe entsprechende Stromstärken aufge-
sucht, bei welchen die ab- und aufsteigende Schliessungszuckung congruent verliefen. Dies wurde dadurch ermittelt, dass beide Zuckungen
einander superponirt wurden. Deckten sie sich vollständig, so konnte
angenommen werden, dass beidemal die Schliessungserregungen einander
gleich seien. Manchmal sind natürlich, um dies herzustellen, bei ab- und
aufsteigendem Strome verschiedene Rcheochordstellungen erforderlich; oft
gelingt es aber auch, namentlich wenn man mässig starke, der ersten
oder dem Anfang. der zweiten Zuckungsstufe entsprechende Ströme anwendet, bei einer und derselben Stromstärke sich deckende Zuckungen
des ab- und aufsteigenden Stromes auszulösen. Bei leistungsfähigen Nerven, bei denen die tetanisirende Wirkung fehlt, ist, wenn die Spannweite
der Elektroden eine mässige ist, die Congruenz der beiden Schliessungszuckungen für mittlere Stromintensitäten die Regel. Mit der Annäherung
an die untere Zuckungsgrenze und an die obere des aufsteigenden Stromes treten dagegen erhebliche Verschiedenheiten der beiden Zuckungen
ein. War Gleichheit der Zuckungen erreicht, so wurde zuerst in gewöhnlicher Weise durch einen absteigenden oder aufsteigenden Oeffnungsinductionsschlag eine Vergleichszuckung R erzeugt, dann wurden nach einander auf derselben Abscissenlinie eine Zuckung R C bei aufsteigendem
und eine Zuckung R C bei absteigendem constantem Strom gezeichnet.
Die Distanz zwischen Schliessung des constanten Stromes und Reizung
wurde so gewählt, dass die Zuckungen R C sich kurze Zeit nach dem
Ende der Zuckung C erhoben. Es konnte also immer constatirt werden, ob die in dem Vorversuch gefundene Congruenz der Schliessungszuckungen auch in dem Versuch selbst Stand gehalten hatte. Natürlich
ist dies häufig nicht der Fall; doch ist es von Interesse, gerade auch
den Einfluss kleiner Unterschiede der beiden Schliessungserregungen auf
die Erregbarkeit zu studiren.

 Beginnt man die auf solche Weise angeordneten Versuche zunächst
mit Minimalreizen, so stellt sich bei völliger Congruenz der Zuckungen
C gemäss den früheren Beobachtungen ein bedeutender Unterschied der
Zuckungen R C heraus. Unter der negativen Elektrode erhebt sich R C
weit über R, unter der positiven nimmt R C ab, oder es wird völlig ausgelöscht. Verstärkt man nun den Reiz mässig, so gelangt man bald an
einen Punkt, wo sowohl unter der positiven wie unter der negativen
Elektrode die Erregbarkeit gesteigert erscheint, aber bei aufsteigendem
Strom erhebt sich die Zuckung R C weniger über R als bei absteigendem.

Wird jetzt der Reiz nur noch wenig verstärkt, so kommt man an einer Grenze an, wo bei vollständiger Congruenz der Zuckungen C auch die Zuckungen R C auf's genaueste sich decken. Sind die Schliessungszuckungen nicht vollkommen gleich, so werden auch die Zuckungen R C ungleich: es erhebt sich dann regelmässig diejenige Prüfungszuckung über die andere, welche der stärkeren Schliessungszuckung entspricht; beide Stromesrichtungen verhalten sich in dieser Beziehung vollkommen gleich.

Wird der Reiz noch über die Grenze hinaus verstärkt, bei welcher die Erregbarkeit unter der positiven und negativen Elektrode gleich geworden ist, so bleiben die Erscheinungen im wesentlichen ungeändert. Sobald die Zuckungen C sich decken, fallen auch die beiden Zuckungen R C zusammen. Bei den stärksten Reizen wird endlich die Nachweisung der erhöhten Erregbarkeit beeinträchtigt, indem die Maximalzuckung zuerst nur wenig und zuletzt gar nicht mehr gesteigert wird. Dies tritt aber gleichmässig für beide Stromesrichtungen ein.

Die Richtung der Prüfungsströme ist auf den allgemeinen Gang dieser Erscheinungen nicht von Einfluss. Nur jener Grenzpunkt, von welchem an die Erregbarkeit unter der positiven und negativen Elektrode gleichmässig gesteigert erscheint, liegt, wie nach unseren früheren Resultaten leicht erklärlich ist, für den absteigenden Prüfungsstrom schon bei einer schwächeren Reizstärke als für den aufsteigenden, der länger unter der positiven Elektrode herabgesetzte Erregbarkeit anzeigt.

§. 47. In Fig. 15 ist ein Theil einer in der angegebenen Weise ausgeführten Versuchsreihe mitgetheilt. Die Zeit zwischen Schliessung des Stromes und Eintritt des Reizes war 0,19''. Die Spannweite der constanten Elektroden betrug 12, diejenige der Reizelektroden 5, die Entfern-

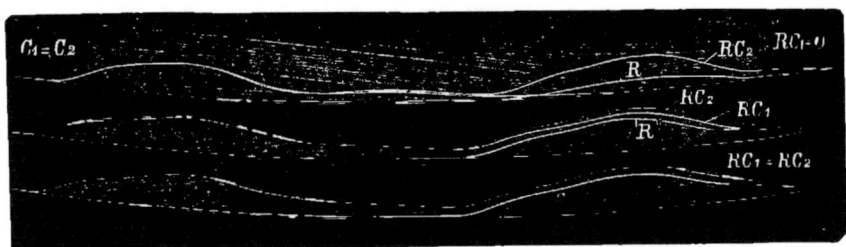

Fig. 15.

ung beider Elektrodenpaare 6 Mm., Reiz war der aufsteigende Oeffnungsinductionsschlag. Mit C_1 ist die aufsteigende, mit C_2 die absteigende Schliessungszuckung bezeichnet; $R C_1$ und $R C_2$ sind die entsprechenden Prüfungszuckungen. Bei der Minimalerregung (A) war die secundäre von der primären Inductionsspirale 28,5 Cm. entfernt; hier war $R C_1 = 0$, während sich $R C_2$ weit über die schwache Zuckung R erhob. Als sich nun beide Spiralen auf 24,5 Cm. genähert wurden, zeigten sich beide Zuckungen R C im Vergleich mit R vergrössert, aber für RC_1 war die Zunahme geringer als für RC_2. Nun wurden in einem dritten Versuch die Inductionsspiralen einander bis auf 15,5 Cm. genähert (C): es trat vollkommene Congruenz der Zuckungen RC ein. Diese blieb jetzt auch bei weiterer Verstärkung der Reize, so lange C_1 und C_2 sich deckten, erhalten. Der Inductionsapparat war der früher (in §. 43) erwähnte mit 4600 Windungen der secundären Spirale, die primäre war mit Eisendrähten gefüllt und mit einem einzigen Daniell'schen Elemente verbunden.

Für schwächere Ströme sind die Reize, bei welchen Gleichheit der Erregbarkeit unter, der positiven und negativen Elektrode besteht, von sehr mässiger Intensität. Bei den schwächsten zuckungerregenden Strömen war dieselbe zuweilen schon bei einer Distanz der Inductionsspiralen von 25 Cm. erreicht. Mit wachsender Stromstärke muss aber der Reiz immer mehr gesteigert werden, bis man endlich bei den stärksten Strömen höchstens noch Gleichheit der Zuckungen RC und R durch Maximalreize bewirken kann. Uebrigens lassen sich Versuchsreihen mit stärkeren Strömen wegen der Unmöglichkeit, bei denselben längere Zeit die beiden Schliessungszuckungen gleich und constant zu erhalten, nicht wohl durchführen. Ich wähle daher als numerisches Versuchsbeispiel ein solches aus, das ebenfalls bei einem schwachen, der ersten Zuckungsstufe entsprechenden Strome ausgeführt wurde. C_1, C_2 u. s. w. haben dieselbe Bedeutung wie oben; es sind überall Höhe und Länge der Zuckungscurven gemessen. Unter S ist die Distanz der beiden Inductionsspiralen in Centimetern verzeichnet.

Versuch

Schwacher Strom: 4 Elemente Dan. mit kurzen, etwas wechselnden Längen Eisendraht als Nebenschliessung. Spannweite der const. Elektr. 8, der Reizelektr. 4 Mm. Reiz: Oeffnungsinductionsschlag. T = 0,196.

Nr.	D	C_1		C_2		R		RC_1		RC_2		S
		H	L	H	L	H	L	H	L	H	L	
1	8 aufst.	5	37	5	37	4	35,5	2	28,5	4,2	40,5	14 (Minimalreiz)
2	12 abst.	5	37	5	37	4	36	4,3	38,5	4,3	41	„
3	8 aufst.	4,5	41,5	4,5	54	4	36,5	4,5	40	4,5	41,5	10,5
4	12 abst.	4,5	44	4,5	51	4	38	4,5	41	4,5	41	„
5	8 aufst.	4,5	56	4,5	56	4	40,5	4,5	43	4,5	43	„
6	„	4,5	56	4,5	62	4	38	5	44	5,2	46	7,5
7	12 abst.	4	52	4	65	4	39	5	43,5	5,5	48,5	„

Strom aufst. verstärkt, abst. geschwächt.

Nr.	D		C¹		C₂		R		RC₁		RC₂		S
		H | L	H | L		H | L		H | L		H | L		H | L		
8	8 aufst.	4,5	50	4	48	4	39	5	54	4,5	50		7,5

Gleichheit der Stromstärken und Gleichheit der Zuckungen:

Nr.		D		C¹		C₂		R		RC₁		RC₂		S
9	8 aufst.	4,5	50	4,5	50	4	45	5	55	5	55			10,5
10		4,5	50	4,5	50	4	47	4,5	51	4,5	51			14,5
11	„	4	48	4	48	3,5	43	2	43	4,5	42,5			18,5
12	12 abst.	4	48	4	48	3,6	42	4,4	53	5	56			„
13	„	3	40	3	58	2	42	3	54	4	55			20
14	8 aufst.	3,5	55	3,5	55	2,5	45	3,5	53	3,5	53			„
15	12 abst.	3	61	3	61	3,5	50	4	60	4	60			„
16	„	3	62	3	62	3	53	3,5	60	3,5	60			7,5
17	8 aufst.	3	63	3	63	3,2	46,5	3,5	59	3,5	59			„
18	„	3	60	3	60	3,5	50	3,5	60	3,5	60			3,5
19	12 abs.	3	60	3	60	3,5	50	3,5	60	3,5	60			„

§. 48. Die Erregbarkeit für stärkere Reize, wie sie sich in den in §. 45 und 47 mitgetheilten Versuchsergebnissen darstellt, liefert augenscheinlich eine wichtige Ergänzung zu den Resultaten, welche sich aus der Untersuchung der Minimalerregbarkeit ableiten liessen. Unzweideutig ergab zwar die letztere, dass in der Nähe der Anode nicht etwa bloss die in der intrapolaren Strecke erzeugte Erregungswelle von geringerer Stärke sei, sondern es musste auch wegen der Abnahme der Prüfungszuckung nothwendig angenommen werden, dass sich hier positive Widerstände der Einwirkung des Reizes entgegenstellen oder, wie wir es der Kürze wegen ausgedrückt haben, dass neben der Erregung eine Hemmung stattfindet, welche letztere, wie sich zeigte, in der Form einer langsam bewegten Welle dahinfliesst. Dabei musste zwar bereits angenommen werden, dass die gehemmte Strecke, bei mässigen Stromstärken wenigstens, der Erregungswelle den Durchgang gestatte   denn die letztere liess in den entfernteren Theilen des Nerven leicht durch Minimalreize sich nachweisen. Dennoch blieb zweifelhaft, wie innerhalb der gehemmten Strecke der Erregungsvorgang zu denken sei, ob derselbe im absoluten Sinne latent geworden, oder ob nur die schwachen Reize, deren wir uns bedienten, zu seiner Nachweisung nicht genügten.

Indem man bis jetzt von der Annahme ausgieng, der Minimalreiz sei schlechthin das empfindlichste Prüfungsmittel der Erregbarkeit, hat man stillschweigend oder ausdrücklich damit die Ansicht verbinden müssen, in der gehemmten Nervenstrecke sei nicht bloss die Auslösung der Erregung erschwert, sondern immer der Erregungsvorgang selber gehemmt. Unsere Versuche zeigen, dass diese Annahme unrichtig ist. Zur Seite der positiven und negativen

Elektrode ist bei mässigen Stromstärken, bei welchen die auf- und absteigende Schliessungszuckung einander gleich sind, auch der Vorgang der Erregung von gleicher Stärke. Zur Seite der positiven Elektrode sind aber grössere Hemmungskräfte wirksam, an deren Widerstand schwächere Reize erlöschen.

Es kann nun weiter gefragt werden, wie der Erregungsvorgang zur Seite der beiden Elektroden sich bei solchen Stromstärken verhalte, bei denen die ab- und aufsteigende Schliessungszuckung einander nicht gleich kommen. Dies ist, wie wir aus dem Zuckungsgesetz wissen, regelmässig bei den schwächsten und stärksten Strömen der Fall. Auch auf diese Frage geben unsere Versuche Auskunft. Sie zeigen nämlich, dass die Schliessungszuckung das Maass ist für die Stärke der gegen den Muskel hinabfliessenden Erregungswelle. Wenn daher bei den schwächsten Strömen keine aufsteigende Schliessungszuckung erfolgt, so ist dies ein Zeichen, dass durch die unter der Anode sich ausbreitende Hemmung wirklich die schwache Erregung unterdrückt worden ist. Ebenso beweist die allmälige Abnahme der aufsteigenden Schliessungszuckung bei stärkeren Strömen, dass die Hemmung hinreichend gross geworden ist, um die Erregung auf ihrem Weg allmälig zu schwächen und endlich ganz auszulöschen. Nur bei mittleren Stromstärken stehen bei dem normalen Verhalten leistungsfähiger Nerven Hemmung und Erregung in solchem Verhältniss, dass die letztere ungeschwächt sich ergiesst, die erstere aber trotzdem der Prüfung mit Minimalreizen sich deutlich verräth.

Ein Theil der hier ermittelten Thatsachen liess sich nach dem Verhalten der beiden Schliessungszuckungen vielleicht unschwer voraussehen. Aus der Gleichheit der Schliessungszuckungen konnte mindestens schon gefolgert werden, dass in der Zeit, in welcher der Erregungsvorgang die Muskelzuckung auslöst, die Stärke desselben zur Seite beider Elektroden gleich gross ist, wobei freilich dahingestellt blieb, ob sich nicht die Erregung in der anodisch gehemmten Strecke in absoluter Latenz befinde. Ueber den ganzen Verlauf der Erregung gibt aber das Verhalten der Schliessungszuckung keinen Aufschluss. Es wäre sehr wohl denkbar, dass noch während des Verlaufs der Muskelzuckung, mindestens aber nach dem Ende derselben die Hemmung unter der positiven Elektrode vollständig die Erregungswelle vernichtet habe. Dies ist nun, wie unsere Versuche zeigen, nicht der Fall. Vielmehr klingt, wo Gleichheit der Schliessungszuckungen besteht, die Erregung in der ganzen Länge des Nerven gleichmässig ab, ungehindert durch die unter der Anode anschwellende Hemmung. Diese macht nur stärkere Reize erforderlich, damit der vorhandene Erregungszustand aus seiner Latenz hervortrete.

Zweites Capitel.

Von der intrapolaren Schliessungserregung.

I. Verlauf der intrapolaren Totalerregung.

1. Untersuchungsmethode.

§. 49. Zur Untersuchung der intrapolaren Totalerregung habe ich mich im wesentlichen der nämlichen Methode bedient, welche bereits Pflüger zur Ermittelung der Totalerregbarkeit der vom constanten Strom dauernd durchflossenen Strecke angewandt hat·*). Ich habe nur einige Modificationen angebracht, welche zum Theil durch die Absicht, die Richtung des constanten Stromes und des Prüfungsstromes beliebig wechseln zu lassen, gefordert waren.

Mein Verfahren war folgendes (Fig. 16). Wieder dienten die zwei gegen einander auf dem Myographiontisch verschiebbaren Stromunterbrecher S und S' der erste als Nebenschliessung für den constanten Strom, der andere zur Auslösung des Inductionsschlages. Die constante mehrgliederige Kette K sowie die Drähte zum Rheochord R waren mit dem Rumkorff'schen Stromwender W so in Verbindung gesetzt, dass entweder 1) a b und c d die Leitungen bildeten, in welchem Fall der Strom zum Rheochord gieng, um von da ab sich zu verzweigen, oder dass 2) a c und b d verbunden wurden, wo die Kette und ebenso die vom Rheochord kommende Leitung abgesondert in sich geschlossen waren, oder dass 3) der Stromwender offen blieb und dadurch die ganze zum Stromwender W gehende Rheochordleitung unterbrochen war. Vom Rheochord gehen ausser den Leitungsdrähten zum Stromwender W andere zum Stromunterbrecher S

---

*) A. a. O. S. 392.

und dann von diesem zum Stromwender W_1. Von letzterem geht die
eine Leitung (bei m) direct zum Stromwender W_2 und von diesem zum

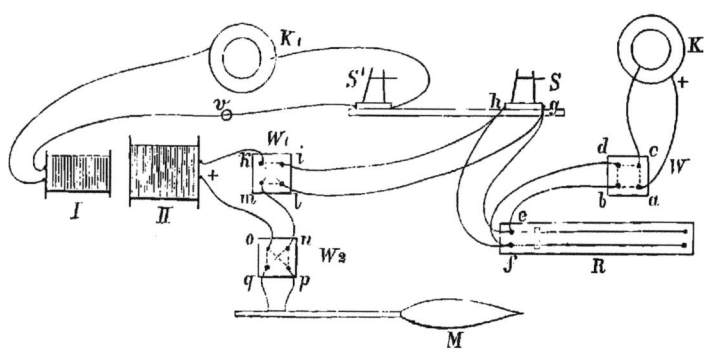

Fig. 16.

Nerven, die andere zuerst durch die secundäre Spirale II des Inductionsapparats und dann erst (bei o) zum Stromwender W_2 und zum Nerven.
Die Kette K_1 ist, wie bei der früheren Anordnung (Fig. 3 S. 22),
mit der primären Inductionsspirale I nnd mit dem zweiten Stromunterbrecher S', falls man Oeffnungsinductionsschläge anwendet, oder, wenn
Schliessungsinductionsschläge benützt werden sollen, mit einem Stromschliesser von der in §. 6 (Fig. 2) angegebenen Einrichtung verbunden.
Die Abstufung der Stromstärken geschieht, wie früher, durch Einschaltung
wechselnder Rheochordlängen als Nebenschliessung, die Abstufung der
Reizstärken durch Verschieben der secundären gegen die primäre
Spirale.

Nehmen wir an, der positive Strom der constanten Kette und der
positive Inductionsstrom giengen von den in der Fig. mit $+$ bezeichneten Punkten aus, so ist für eine erste Stellung der Stromwender
W_1, W_2, in welcher die punktirten Linien i k und l m, o q und n p die
Leitungen darstellen, der Weg beider Ströme der folgende:

a) für den constanten Strom: a b e (Zweigstrom zum Rheochord)
g l m n p, zum Nerven, dann zurück über q o, Spirale II, k i h f
(Zweigstrom zum Rheochord) d c. Befindet sich bei M der Muskel, so
ist demnach die Richtung des Stromes die aufsteigende;

b) für den Inductionsstrom: o q, zum Nerven, dann zurück p n m l
g e (Zweigstrom zum Stromwender W und zur Kette) f h i k; seine
Richtung im Nerven ist die absteigende.

Verfolgen wir für die weiteren Stellungen der Stromwender nur den
Weg des positiven Stromes bis zum Nerven, so ist derselbe für eine

zweite Stellung, in welcher die schrägen Verbindungslinien i m, k l und n q, o p die Leitung darstellen,

    a) für den constanten Strom : a b e g l k, Spirale II, o p; Richtung im Nerven: aufsteigend,

    b) für den Inductionsstrom: o p, Richtung aufsteigend.

Bei der dritten Stellung ist die Leitung in W_1 die gerade i k, l m, in W_2 die gekreuzte o p, n q, der Weg:

    a) für den constanten Strom: a b e g l m n q, Richtung: absteigend,

    b) für den Inductionsstrom: o p, Richtung aufsteigend.

Bei der vierten Stellung endlich ist die Leitung in W_l die gekreuzte i m, l k, in W_2 die gerade o q, n p, der Weg :

    a) für den constanten Strom : a b e g l k, Spirale II, o q, Richtung absteigend,

    b) für den Inductionsstrom: o q, Richtung: absteigend. Somit sind, wenn wir mit C den constanten Strom, mit R den Inductionsstrom bezeichnen, die Richtungen:

    1) in Stellung 1 C aufst., R abst.,

    2)   „   2 C aufst., R aufst.,

    3)   3 C abst., R aufst.,

    4) „   „   4 C abst., R abst.

In solchen Versuchen, in welchen die unter Einfluss des constanten Stromes gezeichnete Zuckung R C während des Verlaufs der Zuckung C beginnt, ist es erforderlich, vorher oder nachher die Zuckung C besonders aufzeichnen zu lassen, ohne dass zugleich ein Inductionsstoss ausgelöst wird; dies geschieht, indem man, bevor das Pendel seine Schwingung beginnt, die Leitung der Kette K_1 bei v unterbricht. Ebenso muss in allen Versuchen die Vergleichszuckung R ohne gleichzeitige Einwirkung des constanten Stromes ausgelöst werden. Dies macht etwas grössere Schwierigkeiten, weil bei einfacher Oeffnung oder bei umgekehrter Schliessung des Stromwenders W die Leitung des Inductionsstromes nicht ganz dieselbe bleibt. Derselbe verzweigt sich nämlich, so lange die Kette K durch die Leitungen a b und c d in den Kreis eingeschaltet ist, von e und f aus : der eine Zweig geht durch den Rheochord R, der andere zum Stromwender W und zur Kette. Die letztere bildet also eine Nebenschliessung von übrigens vergleichsweise grossem Widerstand im Verhältniss zu der bloss metallischen Rheochordleitung. Ist nun der Stromwender W geöffnet, so fällt diese Nebenschliessung zum Rheochord hinweg, der Inductionsstrom in der Hauptleitung könnte daher um ein Minimum stärker ausfallen. Zur Beseitigung der etwa hieraus entspringenden Zweifel hat Pflüger folgenden Weg eingeschlagen. Bei solchen Versuchen, in denen Zunahme der Erregbarkeit demonstrirt werden sollte, liess er einfach die zur Kette K gehende Leitung unterbrochen. Da dann die Vergleichszuckung, wenn sie überhaupt durch das Wegfallen

der Kette als Nebenschliessung verändert wurde, grösser war, als sie hätte
sein sollen, so zeugte eine Zunahme der Zuckung jedenfalls für gesteigerte Erregbarkeit. Wenn umgekehrt Abnahme der letzteren demonstrirt
werden sollte, so stellte er mittelst eines kurzen Kupferdrahtes eine Nebenschliessung zum Rheochord von sehr viel geringerem Widerstand als
derjenige der Kette her. Bei unserer Versuchsanordnung lässt sich das
nämliche einfach durch Umlegen des Stromwenders W bewerkstelligen,
wo die Leitung b d eine solche Nebenschliessung bildet. Indem nun
die Vergleichszuckung jedenfalls mehr als durch die Kette K als Nebenschliessung geschwächt wird, deutet eine Abnahme derselben um so entschiedener eine Abnahme der Erregbarkeit an.

Da es in den vorliegenden Versuchen wünschenswerth schien, die
Zuckung R möglichst derjenigen congruent zu machen, die man erhalten
würde, wenn es angienge, die Kette K ohne elektromotorische Kraft als
Nebenschliessung zum Rheochord einzuschalten, so schlug ich zunächst
folgendes Verfahren ein. Ich stellte mittelst einer kurzen Zinkvitriolröhre,
in welche amalgamirte Zinkplatten tauchten, einen Flüssigkeitswiderstand
her, welcher demjenigen der Kette K uugefähr äquivalent war. Die Leitungsdrähte zu den Zinkplatten konnten jeden Augenblick mit den Draht-
klemmen b und d des Stromwenders W verbunden werden. War die
Vergleichszuckung zu zeichnen, so wurde nun, während der Stromwender geöffnet war, diese Verbindung hergestellt; sollte dagegen die Kette in
den Kreis aufgenommen werden, so wurde die Widerstandsröhre ausgeschaltet. Es zeigte sich aber in allen Versuchen, selbst wenn der Flüssigkeitswiderstand bedeutend kleiner genommen wurde, als der muth-
massliche der Kette war, nie ein merklicher Unterschied zwischen der
ohne jede Nebenschliessung zum Rheochord und der mit dem Flüssigkeitswiderstand als Nebenschliessung gezeichneten Zuckung. Daraus dürfen wir offenbar schliessen, dass der Widerstand der Rheochordleitung in
allen Fällen verschwindend klein ist gegen den Widerstand der Kette.
Ich glaubte daher in den Einzelversuchen ohne weiteres die bei offenem
Stromwender W gezeichnete Zuckung als Vergleichszuckung annehmen
zu dürfen, habe jedoch ausserdem bei Beginn jeder Versuchsreihe die
Congruenz der mit der Widerstandsröhre als Nebenschliessung und ohne
dieselbe gezeichneten Zuckungen constatirt. Ausserdem habe ich noch
gelegentlich das von P f l ü g e r angegebene Verfahren zur Controle
benützt.

2. Von der Einwirkung schwacher Ströme, welche keine Zuckung erregen.

§. 50.　Während bei der Untersuchung der extrapolaren Erregungsvorgänge die Richtung der Prüfungsströme nur von einer secundären
Bedeutung war, so dass der allgemeine Verlauf der Erscheinungen dadurch nicht wesentlich bestimmt wurde, zeigt sich dieses Moment bei

der Untersuchung der intrapolaren Totalerregung sogleich von entscheidendem Einflusse.

Um bei den schwächsten, unter der Zuckungsgrenze gelegenen Strömen überhaupt Veränderungen zu finden, muss man sich wieder solcher Reize bedienen, die der Minimalerregung möglichst nahe kommen. Dann beobachtet man regelmässig, dass der constante Strom, wenn er dem Prüfungsstrom gleich gerichtet ist, die Zuckung verstärkt, und dass er, wenn er entgegengesetzte Richtung hat, dieselbe vermindert. Oft wird, wenn man mit der Stromstärke nicht sehr nahe der Zuckungsgrenze kommt, nur die Verminderung der Zuckung bei entgegengesetzter Richtung der Ströme beobachtet, während bei gleicher Richtung die Minimalzuckung unverändert bleibt. In solchen Fällen pflegt dann die verstärkende Wirkung des gleich gerichteten Stromes sogleich ersichtlich zu werden, wenn man den Prüfungsreiz noch unter die Zuckungsgrenze schwächt, wo nun die ohne Einwirkung des constanten Stromes ausbleibende Zuckung sich einstellt, sobald zuvor oder gleichzeitig die Kette geschlossen worden ist.

Diese Wirkung der schwächsten Ströme auf die Minimalerregung macht sich geltend, wie man auch die Zeit zwischen der Schliessung des constanten und der Einwirkung des reizenden Stromes variiren möge. Sie ist schon vorhanden, wenn man den Inductionsschlag gleichzeitig mit dem Entstehen des Stromes auslöst, und sie bleibt sichtbar, wenn man die grössten Zeiträume wählt, die unsere zeitmessenden Vorrichtungen gestatten. Sonach gestalten sich die Erscheinungen in diesem Fall äusserst einfach. Alle jene zeitlichen Veränderungen, welche das Bild der extrapolaren Vorgänge bei schwachen Strömen so sehr verwickelten, fallen hier weg. Ebenso lässt sich ein nennenswerther Einfluss der wechselnden Zustände der Nervenfaser nicht nachweisen.

Es mag daher an den folgenden zwei kurzen Versuchsbeispielen genügen. In dem ersten ist der Prüfungsstrom in allen Fällen der gleiche geblieben: hier wird durch die Minimalerregung nur die Verminderung der Erregung bei entgegengesetzter Richtung der Ströme nachgewiesen. Im zweiten Beispiel ist der Prüfungsstrom meistens so variirt worden, dass durch Verschiebung der secundären gegen die primäre Spirale des Inductionsapparats der Reiz bei entgegengesetzt gerichteten Strömen über, bei gleich gerichteten unter der Reizschwelle war. Unter E ist die Richtung der Ströme (C des constanten, R des reizenden Stromes) verzeichnet.

V e r s u c h I.

Spannweite 12 Mm. Reiz: Oeffnungsinductionsschlag.

Nr.	T	E	R	RC
1	0,141	C aufst. R abst.	3	0
2	„	C aufst. R aufst.	3	3
3	„	C abst. R aufst.	3	2,5
4	„	C abst. R abst.	3	3
5	0,28	C aufst. R abst.	2,5	0
6	„	C aufst. R aufst.	2,5	2,5
7	„	C abst. R aufst.	2,5	1,5
8	„	C abst. R abst.	2,2	2,2
9	0,028	C aufst. R abst.	2	0
10		C aufst. R aufst.	2	2
11		C abst. R aufst.	2	2
12		C abst. R abst.	2	2

V e r s u c h II.

Spannweite 10 Mm. Reiz : Oeffnungsinductionsschlag.

Nr.	T	E	R	RC
1	0,21	C aufst. R abst.	3	0
2	„	C aufst. R aufst.	2	2,5
3	„	C abst. R aufst.	2	0
4	„	C abst. R abst.	2,5	2,5
5	„	„	0	3
6	0,033	C aufst. R abst.	2,5	0
7	„	C aufst. R aufst.	0	2,5
8	„	C abst. R aufst.	2	0
9	„	C abst. R abst.	0	2
10	0	C aufst. R abst.	2,4	0
11		C aufst. R aufst.	1	2,8
12		C abst. R aufst.	2,2	1
13		C abst. R abst.	0	2

3. Verlauf der Erregung bei zuckungerregenden Stromstärken.

§. 51. Nachdem wir in den früheren Theilen dieser Untersuchung
den Verlauf der Erregung während der Zuckung und nach Ablauf derselben wegen der verschiedenen Methoden, die in beiden Fällen befolgt
wurden, gesondert behandelt haben, werden wir uns jetzt gestatten dür-

fen, den ganzen Verlauf der Erregungsvorgänge von der Schliessung des
constanten Stromes an bis zu ihrem letzten Abklingen zusammenhängend
darzustellen, indem wir uns bei dem Verlauf der Vorgänge während der
Zuckung auf dasjenige Verfahren beschränken, welches früher als Addition der Zuckungen bezeichnet wurde. Die Untersuchung der extrapolaren Erregung hat ergeben, dass die auf letzterem Wege gewonnenen
Ergebnisse uns ein Bild des Verlaufs der Erregung gewähren können, insofern wir überall da wo sich die einander superponirten Zuckungen erheblich verstärken auch eine absolute Zunahme der Erregbarkeit anzunehmen haben, wie dies die Controle mittelst der Methode der Ueberlastung gezeigt hat. Wir legen auch hier der Darstellung am zweckmässigsten die drei Stufen des Zuckungsgesetzes zu Grunde.

a. Ströme, welche der ersten und zweiten Stufe des Zuckungsgesetzes entsprechen.

§. 52. Wir fassen die beiden ersten Stufen des Zuckungsgesetzes
zusammen, da das Verhalten des Nerven innerhalb der Grenzen der ihnen
entsprechenden Stromstärken nicht wesentlich verschieden ist. Nur diejenigen Ströme, deren Wirkung bereits der dritten Stufe nahe kommt,
wo also die aufsteigende Schliessungs - und die absteigende Oeffnungszuckung sehr schwach geworden sind, schliessen wir hier aus, weil dabei die Erscheinungen schon denjenigen ähnlich werden, die man bei
der dritten Zuckungsstufe beobachtet.

Schliesst man einen zuckungerregenden Strom, während völlig gleichzeitig ein Inductionsstrom durch die untersuchte Nervenstrecke gesandt
wird, so tritt häufig, welches auch die Richtung der beiden Ströme sein
möge, keine gegenseitige Verstärkung der Zuckungen ein. Die combinirte Zuckung RC fällt mit der stärkeren der beiden Zuckungen C oder
R zusammen. In andern Fällen, namentlich bei Stromstärken, welche
dem Anfang der zweiten Zuckungsstufe angehören, beobachtet man, dass
die Zuckungen sich verstärken, wenn der constante Strom die absteigende Richtung hat, dass sie sich aber nicht verstärken, wenn derselbe
aufsteigend gerichtet ist. Die Richtung des Prüfungsstromes scheint dabei nicht von wesentlichem Einflusse zu sein.

Lässt man eine kleine Zeit zwischen der Schliessung des constanten Stromes und der Einwirkung des Reizes verfliessen, so aber, dass
die durch letzteren ausgelöste Zuckung noch während des Verlaufs der
Schliessungszuckung stattfindet, also Addition eintritt, so verstärken sich
die beiden Zuckungen bei jeder Richtung des constanten Stromes und
des Prüfungsstromes. Diese Verstärkung ist aber nur unbeträchtlich wenn
der constante Strom aufsteigend, sie ist bedeutender, wenn er absteigend
fliesst. Auch hier macht sich die Richtung der Prüfungsströme, vorausgesetzt, dass diese sehr kurz dauern, in der Regel noch nicht bemerklich.

Schon kurze Zeit nach dem Ablauf der Zuckung werden die Unterschiede je nach der Richtung der Ströme bedeutender. Es treten nämlich nun folgende Veränderungen der Prüfungszuckung ein. Dieselbe erscheint

1) **vermindert**, wenn der constante Strom **aufsteigend**, der Reizstrom **absteigend** fliesst,

2) anfangs noch **schwach vergrössert**, dann aber gleichfalls **vermindert**, wenn der constante Strom **absteigend**, der Reizstrom **aufsteigend** fliesst,

3) **ebenso**, wenn beide Ströme die aufsteigende Richtung haben ; zuweilen, namentlich bei schwachen Strömen, wird aber dauernd eine schwache Zunahme beobachtet;

4) **stark vergrössert**, wenn beide Ströme absteigend gerichtet sind.

In allen Fällen, in welchen gesteigerte Erregbarkeit sichtbar ist, nimmt dieselbe kurze Zeit nach dem Ende der Zuckung schnell ab, verschwindet aber nie ganz, sondern scheint, so lange der Strom geschlossen bleibt, in wenig veränderter Grösse fortzudauern, die Hemmung dagegen nimmt, so weit wir sie mit unsern zeitmessenden Hülfsmitteln verfolgen können, fortwährend zu. Wenn daher unmittelbar nach der Zuckung nur eine Minimalerregung ausgelöscht wurde, so wird später auch ein etwas stärkerer Reiz wirkungslos.

Aus diesem Verhalten müssen wir offenbar schliessen, dass der Strom eine Erregung herbeiführt, die in der intrapolaren Strecke, ähnlich wie wir dies für die extrapolaren Theile des Nerven gefunden haben, noch über die Zeit der Zuckung hinaus andauert. Da aber diese zurückbleibende Erregbarkeitszunahme sich bei dem absteigenden Strom durchweg als die stärkere ergibt, so folgt nothwendig, dass der aufsteigende Strom an der dem Muskel zugekehrten Seite, also in der Umgebung der positiven Elektrode, der Nachweisung der Erregung Widerstände entgegensetzt, die bei der absteigenden Richtung des Stromes, also in der Umgebung der negativen Elektrode, mindestens nicht in gleichem Maasse vorhanden sind.

Aehnlich, nur schwächer, macht der gleiche Erfolg augenscheinlich auch bei den Prüfungsströmen sich geltend, daher der jedesmalige Reizeffect aus der combinirten Wirkung der Erregungen und Hemmungen, welche die beiden durch die Nervenstrecke gesandten Ströme ausüben, erklärlich wird. Fliesst der constante Strom aufsteigend, der Reizstrom aber absteigend, so trifft die durch den letzteren gesetzte Erregung vorzugsweise auf diejenige Stelle der intrapolaren Strecke, an welcher sich durch den constanten Strom die anodische Hemmung entwickelt hat. Das nämliche ist der Fall, wenn der Reizstrom die aufsteigende und der constante die absteigende Richtung hat. Aber in diesem Fall wird nicht jene gegen den Muskel sich ausbreitende Hemmungswelle, die

wir früher unter der Anode gefunden haben, der Fortpflanzung der
Erregung zumHinderniss, daher sehen wir die Abnahme der Prüfungszuckung langsamer erfolgen. Haben endlich der constante und Reizstrom gleiche Richtung, so müssen sie sich natürlich am meisten
verstärken, dennoch ist diese Verstärkung geringer, wenn ihre Richtung
die aufsteigende ist, weil jetzt wieder die gegen den Muskel fliessende
Hemmungswelle die Fortpflanzung hindert. Das langsamere Anschwellen
der letztern erklärt es, dass wir kurz nach der Schliessung noch gesteigerte Erregbarkeit beobachten können, die aber immer mehr sinkt, bis
endlich die Zuckung vermindert wird.

Auf diese Weise finden die Ergebnisse in den durch die extrapolare
Untersuchung aufgefundenen Vorgängen ihre vollständige Erklärung. Zugleich werfen sie aber ein Licht auf den dort ebenfalls schon bemerkten,
doch viel unbedeutenderen Einfluss, welchen die Richtung der Prüfungsströme besitzt. Denn dieser Einfluss macht sich bei der intrapolaren Totalerregung genau in derselben Weise, nur viel stärker geltend, als bei
der Prüfung der extrapolaren Vorgänge. Somit wird für den letzteren
Fall auch die Erklärung der Erscheinung die nämliche sein müssen. Dies
ist aber nur dann möglich, wenn der Strom ausserhalb der Elektroden
einen Zustand herbeiführt, welcher demZustand der intrapolaren Strecke
im wesentlichen ähnlich ist; ein bedeutungsvolles Resultat, welches wir
später werden näher verfolgen müssen. (Vergl. Cap. 6.)

Wie wir jedoch bei den extrapolaren Vorgängen die Erscheinungen
zwar als beeinflusst von der Richtung der Prüfungsströme, aber in ihren
Hauptzügen doch davon unabhängig erkannt haben, so auch hier, obgleich
der reizende Inductionsstrom jetzt einen so viel grösseren Einfluss ausübt. Gerade durch die Vergleichung aller Combinationen der Richtung,
die sich herstellen lassen, gelingt es die Wirkung der Prüfungsströme in
Bezug auf ihre Richtung zu eliminiren und auf dasjenige Verhalten zurück-
zuschliessen, welches sich uns darbieten müsste, wenn wir einen Reiz
anwenden könnten, der selbst jenen Richtungsunterschied der elektrischen
Reize nicht besässe: dann würde — dies folgt klar aus der obigen Zusammenstellung — die Erregung bei diesen schwachen Strömen eine
längere Zeit als gesteigerte Erregbarkeit nachklingen.

Innerhalb der Grenzen der ersten und zweiten Zuckungsstufe ändern
sich die geschilderten Erscheinungen nur wenig. Anfangs nimmt mit
wachsender Stromstärke die Steigerung der Erregbarkeit während und
unmittelbar nach der Zuckung zu, namentlich wenn beide Ströme die absteigende Richtung haben. Für den aufsteigenden Strom macht sich dagegen bald schon die verstärkte Hemmung geltend, so dass kurz nach der
Zuckung bereits die Minimalerregung auf null sinkt. Geht man über das
Zuckungsmaximum (oder die tetanisirende Wirkung), so wird auch das
Nachklingen bei absteigendem Strom schwächer. Man nähert sich so

allmälig den Erscheinungen, welche nahe der oberen Grenze der zweiten Zuckungsstufe und über dieselbe hinaus sich darbieten.

b. Ströme, welche der dritten Stufe des Zuckungsgesetzes entsprechen oder ihr nahe kommen.

§. 53. Wird der constante Strom allmälig verstärkt, so nehmen die vorhin nur in gewissen Fällen wahrgenommenen Hemmungserscheinungen zu; diejenigen Combinationen der Richtung des constanten und Prüfungsstromes, bei welchen innerhalb der zweiten Stufe eine Verstärkung der Zuckung beobachtet wurde, ergeben zuerst keine Veränderung derselben, und dann, wenn der Strom noch weiter verstärkt wird, zeigt sich auch bei ihnen die Erregbarkeit herabgesetzt. Der starke, der dritten Zuckungsstufe entsprechende Strom ergibt daher, welches auch seine eigene Richtung oder diejenige des Prüfungsstromes sein möge, herabgesetzte Erregbarkeit. Die Reihenfolge, in welcher so bei allmäliger Stromverstärkung die Prüfungszuckung ausgelöscht wird, ist folgende: Zuerst nimmt für die aufsteigende Richtung des constanten und die absteigende des reizenden Stromes die Erregbarkeit noch weiter ab; dann wird sie ebenso für die aufsteigende Richtung beider Ströme vermindert, etwas später folgt der absteigende constante und aufsteigende Reizstrom, und zuletzt endlich wird die Erregung unwirksam, wenn beide Ströme absteigend gerichtet sind. Eine Minimalerregung von gleicher Grösse erlischt also mit wachsender Stärke des constanten Stromes in folgender Ordnung:

1) C aufst., R abst. ,
2) C aufst., R aufst. ,
3) C abst., R aufst. ,
4) C abst., R abst.

Während bei 1 bis 3 die Minimalerregung schon verschwindet, wird sie bei 4 oft noch vergrössert. Bei den stärksten Strömen hört aber endlich jeder Richtungsunterschied auf.

Diese Ergebnisse schliessen sich so unmittelbar an die bei der zweiten Zuckungsstufe erhaltenen an, dass sie nach denselben wohl schon vorausgesehen werden konnten. Als neue Thatsache tritt nur die herabgesetzte Erregbarkeit für die absteigende Richtung beider Ströme hinzu. Wenn die früher gefundenen Erscheinungen der Zuckungsabnahme meistentheils noch aus jenen Hindernissen der Fortpflanzung erklärt werden konnten, welche durch die gegen den Muskel sich erstreckende anodische Hemmungswelle des constanten oder reizenden Stroms oder beider zusammen entstehen, wobei die Zuckungszunahme bei absteigender Richtung beider Ströme immer noch eine Erhöhung der intrapolaren Gesammterregbarkeit andeutete: so scheint dagegen die endlich auch in diesem letzten Fall eintretende Zuckungsabnahme auf eine jetzt doch sich einstellende Verminderung der Totalerregung in der intrapolaren Strecke hinzuweisen. Trotzdem ist dies noch nicht unzweideutig bewiesen. Es könnte nämlich sein, dass bei starken Strömen auch vor der Kathode Hemmungen entstehen, welche der Fortpflanzung der Erregung Hindernisse bereiten. Die Erscheinungen der extrapolaren kathodischen Hemmungswelle (§. 35 u. f.) legen in der That diesen Gedanken ziemlich nahe. Erst aus der Untersuchung der Einzelvorgänge in der intrapolaren Strecke wird sich daher entscheiden lassen, in welchem Sinne die schliessliche Abnahme der Erregbarkeit für jede Combination der Richtung von constantem und reizendem Strom zu deuten sei.

§. 54. Wir wollen nun die Haupterscheinungen der intrapolaren Totalerregung an einigen Versuchsbeispielen vorführen. Nachdem wir früher in so vielen Fällen den Zusammenhang der Zuckungsdauer und latenten Reizung mit der Zuckungshöhe aufgezeigt, wird es von nun an genügen und der Uebersichtlichkeit wegen zweckmässig sein, wenn wir in der Regel die Zuckungshöhe allein als Maass der Erregbarkeitsänderung benützen. Bloss in solchen Fällen, wo die andern Elemente der Zuckung charakteristische Merkmale zeigen, also etwa in entgegengesetztem Sinne wie die Zuckungshöhe verändert sind, soll dies immer besonders notirt werden. Ich wähle drei Versuchsbeispiele aus. Das erste zeigt für alle Combinationen der Stromesrichtung den Gang der Erscheinungen bei einer geringen, der ersten Zuckungsstufe entsprechenden Stromstärke. Das zweite zeigt die Abnahme der Erregungen und die Zunahme der Hemmungen mit der Zeit; wir beschränken uns auf die Nachweisung bei absteigender Richtung des constanten Stromes; bei der aufsteigenden verlaufen die Erscheinungen im wesentlichen ebenso. Endlich das dritte Beispiel enthält einen Versuch mit Variation der Stromstärken, wobei die Zeit zwischen Stromschliessung und Prüfungsreiz constant erhalten wurde. Hier lässt sich die Reihenfolge, in welcher bei wachsender Stromstärke die Zuckungen verschwinden, deutlich verfolgen.

V e r s u c h I.

Schwacher Strom (1te Stufe des Zuckungsgesetzes). Spannweite 12 Mm.
Reiz : Oeffnungsinductionsschlag.

Nr.	T	t	E	C	R	R C
1	0	—	C aufst. R abst.	3	3	3
2		„	C aufst. R aufst.	3	3	3
3		„	C abst. R aufst.	3,8	3	4,5
4		„	C abst. R abst.	4	3	4,5

9 *

Nr.	T	t	E	C	R	R C
5	0,050	—	C aufst. R abst.	3	3	4
6	„	„	C aufst. R aufst.	3	3	4
7	„	„	C abst. R aufst.	3,5	3	4,5
8	„	„	C abst. R abst.	3,25	3	4,5
9	0,132	0,044	C aufst. R abst.	2,5	2	0
10	„		C aufst. R aufst.	2,5	2	3
11	„	„	C abst. R aufst.	2,2	2	2,4
12	„	„	C abst. R abst.	2,2	2	3
13	-0,33	0,24	C aufst. R abst.	1,8	2	0
14	„		C aufst. R aufst.	1,8	2	2,4
15	„		C abst. R aufst.	1,5	2	2,2
16	„	„	C abst. R abst.	1,5	1,5	2
17	0,077	—	C aufst. R abst.	1,8	1,6	0
18	„	„	C aufst. R anfst.	1,8	1,6	2,5
19	„	„	C abst. R aufst.	1,5	1,6	2,5
20	„	„	C abst. R abst.	1,5	1,6	2,5

V e r s u c h II.

Absteigender Strom mittlerer Stärke (2te Stufe des Zuckungsgesetzes).
Spannweite 25 Mm. Reiz : Oeffnungsinductionsschlag.

Nr.	T	E	C	R	R C
1	0,089	R aufst.	3,5	3	2
2	„	R abst.	3,5	2,5	5,5
3	0,28	R abst.	3	3	3,5
4	„	R aufst.	3	3	0
5	0,078	R aufst.	3	2,8	1,5
6	„	R abst.	3	2,5	4,5
7	0,23	R abst.	2,5	2,5	3
8	„	R aufst.	2,5	2	0
9	0,078	R abst.	2,5	2,5	4,5
10	„	R aufst.	2,5	1,5	0

V e r s u c h III.

Variation der Stromstärken. Spannweite der Elektr. 24 Mm. Reiz
Oeffnungsinductionsschlag. T = 0,166″, t durchschnittlich = 0,055″.

Nr.	E	C	R	R C

1. Starker Strom (Ende der 2ten Stufe).

| 1 | C abst. R. abst. | 3 | 2 | 3 |

Nr.	E	C	R	RC
2	C abst. R aufst.	3	2	0
3	C aufst. R abst.	1,4	2,4	0
4	C aufst. R aufst.	1,6	2,4	0

2. Strom mittlerer Stärke (2te Stufe).

Nr.	E	C	R	RC
5	C aufst. R abst.	2	2,5	0
6	C aufst. R aufst.	2	2,5	0
7	C abst. R abst.	2,5	2,5	5
8	C abst. R aufst.	2,5	2,5	1,5

3. Schwacher Strom (1te Stufe).

Nr.	E	C	R	RC
9	C aufst. R aufst.	2	2,4	4
10	C aufst. R abst.	2	2,4	0
11	C abst. R abst.	2	2	3,4
12	C abst. R aufst.	2,4	2,5	4

4. Starker Strom (Grenze zur 3ten Stufe).

Nr.	E	C	R	RC
13	C aufst. R aufst.	0,5	2	0
14	C abst. R abst.	2,5	2	0
15	C abst. R aufst.	2,4 -	2	0
16	C aufst. R abst.	0,5	2	0

4. Von dem Einfluss der Reizstärke auf die Untersuchung der intrapolaren Totalerregung.

§. 55. Bei den schwächsten nicht zuckungerregenden Strömen stellt sich auch bei der Prüfung der intrapolaren Totalerregung der stärkere Reiz einfach als das unempfindlichere Prüfungsmittel dar. Soll die Einwirkung jener Ströme überhaupt zum Ausdruck gelangen, so muss man sich dicht an der Grenze der Minimalerregung halten, ja für die Darlegung der erhöhten Erregbarkeit ist es, wie wir gesehen haben, meist geboten unter die Reizschwelle herabzugehen. Bei allen stärkeren Reizen wird die Prüfungszuckung durch den constanten Strom nicht verändert. Aus diesem Erforderniss, immer genau die Reizschwelle einzuhalten, erklärt es sich auch, dass bei den schwächsten Strömen keine Ab- oder Zunahme der Erregung und Hemmung in der Zeit nachweisbar ist, sondern dass die Erscheinungen nach kürzerer Schliessung sich genau ebenso gestalten, wie dann, wenn der Prüfungsreiz gleichzeitig mit der Schliessung des Stromes einwirkt. Jener zeitliche Verlauf der Erregungsvorgänge, wie wir ihn bei den zuckungerregenden Stromstärken nachge-

wiesen haben, wird sicherlich auch hier nicht fehlen. Aber die hierdurch
bedingten Schwankungen verschwinden, weil der reizende Strom sich so
genau auf der Reizschwelle befinden muss, dass die geringste Veränderung seinen Effect entweder verstärkt oder vernichtet.

Bei denjenigen Stromstärken, die der ersten und zweiten Stufe des
Zuckungsgesetzes entsprechen, erhält man, wenn beide Ströme absteigend gerichtet sind, unter allen Umständen* Verstärkung der Zuckung,
und diese ist für die Minimalerregung sogar relativ bedeutender als für
stärkere Reize. Haben beide Ströme die aufsteigende Richtung, so ist
in vielen Fällen das nämliche Verhalten zu beobachten; in andern folgt,
wie oben (§. 52) bemerkt, auf die anfängliche Zunahme eine Abnahme
der durch Minimalreize ausgelösten Zuckung. Ist letzteres der Fall, so
weist dann der stärkere Reiz trotzdem immer noch gesteigerte Erregbarkeit nach. Sind die Richtungen des constanten und Prüfungsstromes
entgegengesetzt, so tritt mit der Verstärkung des Reizes regelmässig eine
solche Umkehr ein. Mit der Annäherung an die obere Grenze der zweiten Zuckungsstufe greift dieselbe Erscheinung allmälig auch für die gleich
gerichteten Ströme Platz, zuerst für die aufsteigenden, dann für die absteigenden. Man erreicht jetzt einen Punkt, wo bei jeder Combination
der Richtung die Minimalerregung ausgelöscht und die starke Reizung
durch den constanten Strom verstärkt wird. Je höher man mit der Stromstärke steigt, um so grösser muss man wieder die Reize nehmen, um die
scheinbare Umkehr der Erregbarkeit zu beobachten. Am dauerndsten
ist diese immer bei der absteigenden Richtung beider Ströme zu finden. Dagegen verhalten sich die übrigen Combinationen der Richtung
nicht ganz gleichmässig. Oft verschwindet die Umkehr zunächst für die
aufsteigende Richtung des constanten Stroms, welches auch die Richtung
des reizenden sein möge. Oft verschwindet sie für die aufsteigende
Richtung des reizenden Stromes bei jeder Richtung des constanten. Die
Reihenfolge, in welcher die zuckungerhöhende Wirkung der Maximalerregung verschwindet, ist also entweder

C aufst. R aufst., C aufst. R abst., C abst. R aufst., C abst.
R abst.,

oder:

C aufst. R aufst., C. abst. R aufst., C aufst. R abst., C abst.
R abst.

Diese Unterschiede erklären sich leicht daraus, dass bei so bedeutender Stärke der Reizströme bald ihre Richtung bald diejenige des constanten Stromes den stärkeren Einfluss ausübt.

:hwacher absteigender Strom (1te Stufe). Spannweite 30 Mm. Reiz:
Oeffnungsinductionsschlag. T = 0,22.

E	C	R	R C	
R aufst.	2	2,5	0	Minimalreiz
„	2	2	2	Stärkerer Reiz
„	2,4	2	2,5	Reiz noch mehr verstärkt
„	2	2,4	0	Schwacher Reiz
R abst.	1,5	0	2,2	Schwacher Reiz, nicht Zuckung erregend
	1,5	2	2,5	Stärkerer Reiz

Versuch II.

arker absteigender Strom (obere Grenze der 2ten Stufe). Spannweite
30 Mm. Reiz: absteigender Oeffnungsinductionsschlag.

T	C	R	R C	
0,089	3	3	0	Schwacher Reiz
„	3	3,4	6	Starker Reiz
„	4	3,5	0	Minimalreiz
„	3,5	3,2	6	Starker Reiz
0,24	4	3	1,5	Schwacher Reiz
	4	3,5	2,5	Starker Reiz.

Die Schliessungszuckung C nimmt von jetzt an allmälig ab, und
steigernde Wirkung der Maximalreize sinkt. Schluss des Ver-
:hs :

0,196	3,5	3,5	0	Schwacher Reiz
0,118	2,5	3,5	3,8	Maximalreiz
0,24	1,5	3,5	2	„
0	0	3,5	1	Schwacher Reiz
	0	4	4	Starker Reiz

V e r s u c h III.

Aufsteigender Strom von mittlerer Stärke (2te Stufe).   Spannweite 30 Mm.   Reiz: Oeffnungsinductionsschlag.

Nr.	T	E	C	R	R C	
1	0,165	R abst.	5	4	0	Schwacher Reiz
2	„	R aufst.	5	5	6	„
3	„	R abst.	5	5	6	Starker Reiz
4	„	R aufst.	5	4,8	6	„
5	„	R aufst.	4,6	2,5	6	Minimalreiz
6	„	R abst.	4,6	2,5	0	„
7	„		4,5	4,5	3	Reiz von mittlerer Stärke
8	0,22	R abst.	4	3,8	0	Schwächer Reiz
9	„	„	4	4	4,5	Starker Reiz
10	„	R aufst.	3,6	3,5	4,2	„
11	„	„	3,5	1	4	Minimalreiz

V e r s u c h IV.

Spannweite 24 Mm. Reiz: Oeffnungsinductionsschlag. T = 0,166.

Nr.	E		C	R,	R C	
	Starker Strom (obere Grenze der 2ten Stufe).					
1	C aufst.	R aufst.	0,5	2	0	Minimalreiz
2	C abst.	R abst.	2,5	2	0	
3	C abst.	R aufst.	2,4	2	0	
4	C aufst.	R abst.	0,5	2	0	
5	C abst.	R aufst.	2,5	2	2,5	Maximalreiz
6	C aufst.	R abst.	0,5	2	2	
7	C aufst.	R aufst.	0,5	2	2	
8	C abst.	R abst.	2	2	2,5	
	Stärkster Strom (3te Stufe).					
9	C aufst.	R abst.	0	2	1	Maximalreiz
10	C aufst.	R aufst.	0	2	0	
11	C abst.	R abst.	2	1,5	2	
12	C abst.	R aufst.	2	1,6	0	

Bei mehrfacher Wiederholung geben die Versuche immer dasselbe Resultat, d. h. Zuckung während der Einwirkung des starken Stromes bei R abst., keine Zuckung bei R aufst.

II. Verlauf der Einzelvorgänge in der intrapolaren Strecke.

(Intrapolare Partialerregung.)

1. Schwierigkeiten der Untersuchung.

§. 56. Leider ist es bis jetzt nicht geglückt, ein Verfahren ausfindig zu machen, welches die elektrische Reizprüfung einzelner Theile der vom Strom durchflossenen Strecke mit Sicherheit vorzunehmen erlaubte. Unter diesen Umständen hat Pflüger, nachdem er sich vergeblich bemüht, unipolare Inductionswirkungen oder die elektrische Quererregung des Nerven anzuwenden, schliesslich zur Methode der chemischen Reizung gegriffen, um über die Partialerregbarkeit der intrapolaren Strecke Aufschluss zu erhalten *). Doch wenn diese Methode auch zur Nachweisung der dauernden Veränderungen durch den constanten Strom einigermassen ausreicht, so kann selbstverständlich von ihr nicht die Rede sein, wenn es sich um die Erforschung jener vergänglichen Erscheinungen handelt, welche den Erregungsvorgang begleiten und in welchen er abklingt. Eher könnte vielleicht hier an die Benützung mechanischer Reize gedacht werden. Aber auch ihnen dürfte schwerlich die unvergleichliche Constanz abzugewinnen sein, welche die elektrische Reizung auszeichnet.

Die einfachste und, wenn sie ohne weiteres gestattet wäre, direct zum Ziel führende Methode zur Prüfung der intrapolaren Erregbarkeit bestünde nun offenbar darin, dass man ganz dasselbe Verfahren in Anwendung brächte, dessen wir uns zur Untersuchung der extrapolaren Erregbarkeit bedient haben. Denken wir uns in Fig. 3 (S. 22) die vom Rheochord R kommenden Elektroden des constanten Stroms so an den Nerven angelegt, dass sie die beiden Reizelektrodenpaare a und b zwischen sich fassen, so würden wir dem Versuch diese einfachste Einrichtung gegeben haben. Die Reizelektroden zwischen positiver und negativer Elektrode verschiebend würden wir nun die Erregbarkeit jedes beliebigen Theils der intrapolaren Strecke in der Zeit unmittelbar nach der Schliessung des Stromes ebenso verfolgen können, wie dies in Bezug auf die extrapolaren Theile des Nerven geschehen ist. In der That hat sich von Bezold dieses Verfahrens bedient **). Da seine Versuche sich auf die

---

*) Untersuchungen über die Physiologie des Elektrotonus, S. 407 u. f.
**) Untersuchungen über die elektrische Erregung der Nerven und Muskeln. Leipzig 1861 S. 141.

Messung der Fortpflanzungsgeschwindigkeit der Erregung beschränkten, so konnte dies so lange für erlaubt gelten, als man die Zeit der latenten Reizung bloss von den Widerständen, welche die Erregung auf ihrem Weg findet, abhängig glaubte. Gegenwärtig, nachdem wir wissen, dass jene Zeit auch von der Stärke der Reizung abhängt (vergl. Cap. 4), können wir freilich den Messungen von Bezold's nicht mehr volle Beweiskraft zuerkennen, denn auch sie nehmen an dem Fehler Theil, mit welchem die nach der gewöhnlichen Methode ausgeführte Prüfung der Erregbarkeit zwischen den Elektroden behaftet ist.

Dieser Fehler besteht darin, dass an jeder Stelle, wo ein Reizelektrodenpaar an den Nerven angelegt wird, eine Verzweigung des constanten Stromes entsteht. Der Strom theilt sich in einen Zweig, welcher durch die zu prüfende Nervenstrecke, und in einen anderen, welcher durch die secundäre Spirale der Inductionsvorrichtung geht, mit der man die Reizung ausführt. Bezeichnen wir die Intensität des unverzweigten Stromes mit J_1, ferner die Intensität des Stromes in der Nervenstrecke zwischen den Reizelektroden mit J_2 und diejenige im Kreis der secundären Spirale mit J_3, die zugehörigen Widerstände aber mit W_1, W_2 und W_3, so verhält sich nach den Gesetzen der Stromverzweigung *)

$$J_2 \quad J_3 = W_3 \quad W_2,$$
$$J_1 \quad J_2 = W_2 + W_3 \quad W_3,$$

d. h. es ist:

$$J_2 = \frac{J_1 \, W_3}{W_2 + W_3}.$$

Die Intensität des Stroms in der von den Reizelektroden berührten Strecke wird also kleiner sein als die Intensität des ungetheilten Stroms.

Dieser Umstand macht es offenbar bedenklich, die bisher angewandte Methode ohne weiteres auch auf die Untersuchung der intrapolaren Strecke zu übertragen. Es ist zwar von vornherein wahrscheinlich, dass der von den Reizelektroden berührte Nervenabschnitt an den physiologischen Veränderungen der ganzen Strecke, der er zugehört, Theil nimmt; aber es lässt sich doch nicht leicht ermessen, in wiefern hierbei die stattfindende Stromverzweigung von störendem Einflusse sei. Müssen wir daher auf eine genauere Verfolgung der extrapolaren Vorgänge Verzicht leisten, so kann immerhin versucht werden über einige Punkte Aufschluss zu gewinnen, welche die extrapolare Untersuchung im Dunkeln lassen musste.

Die Hauptfrage, um deren Beantwortung es sich hier handelt, ist nämlich offenbar die nach dem Ursprungsort jener Erregungs- und Hemm-

---

*) Vergl. mein Handbuch der med. Physik, S. 470.

ungswellen, welche wir sowohl unter der positiven wie unter der negativen Elektrode beobachtet haben. Wenn man auch sowohl nach den Untersuchungen Pflüger's über die Veränderungen der Erregbarkeit im
Elektrotonus als nach unsern früheren Ermittelungen über den Verlauf der
extrapolaren Erregung es von vornherein für wahrscheinlich halten wird,
dass die anodische Hemmungswelle von der Anode selbst ausgehe, und
dass in dem gegen die Kathode gelegenen Theil der intrapolaren Strecke
die Erregung ihren Sitz habe, so sind wir doch auf einige Thatsachen
gestossen, über welche man noch zweifelhaft bleiben muss, und zu deren Aufklärung die extrapolare Untersuchung nicht einmal Wahrscheinlichkeitsgründe liefert. Ich meine hier jene Erscheinungen einer Hemmung unter der Kathode. Haben wir es bei diesen mit einem Ueber-
greifen der von der Anode sich ausbreitenden Hemmungswelle über die
negative Elektrode zu thun; oder ist jene Hemmung eine selbständige,
von der Kathode ausgehende Erscheinung, welche aber bei schwächeren
Strömen sich nur unter günstigen Umständen in rasch vorübergehenden
Spuren verräth und erst bei sehr starken Strömen zu deutlicher Ausbildung gelangt? Diese Frage lässt sich mit Hülfe der extrapolaren Untersuchung ebensowenig wie aus dem Verlauf der Totalerregung entscheiden. Ich habe mich daher bemüht, ein Verfahren einzuschlagen, durch
welches die bei der intrapolaren Partialerregung nun einmal unvermeid-
lichen Fehler wenigstens auf ein möglichst geringes Maass herabgedrückt
würden. Zunächst schien es zu diesem Zweck wünschenswerth, die Art
und die Grösse des Einflusses näher zu ermitteln, welchen die Stromverzweigung bei der zwischen den Elektroden des constanten Stromes
ausgeführten elektrischen Reizung ausübt.

**2. Vorversuche über den Einfluss der Stromverzweigung bei der elektrischen
Längserregung einzelner Theile der intrapolaren Strecke.**

§. 57. Die Einflüsse der Stromverzweigung bei der Einwirkung
eines Prüfungsstromes auf einen Theil der intrapolaren Strecke werden
voraussichtlich am geringsten sein: 1) wenn die Spannweite der an den
Nerven angelegten Reizelektroden möglichst klein ist, und 2) wenn in
dem Kreis des Prüfungsstromes sich ein möglichst grosser Widerstand
befindet.

Die Bedeutung dieser beiden Punkte erhellt unmittelbar aus der oben
für das Verhältniss der Intensitäten des unverzweigten und des verzweig-
ten Stromes, J_1 und J_2, gegebenen Gleichung. Die Intensität J_2 des
Stromes in der von den Reizelektroden berührten Strecke kommt der Intensität J_1 des unverzweigten Stromes um so näher, je kleiner der Widerstand W_2 der Nervenstrecke, und je grösser der Widerstand W_3 in
dem äusseren Zweigstrom ist. Ersteres können wir durch möglichste
Verkürzung jener Nervenstrecke (also kleine Spannweite der Reizelek-

troden), letzteres durch Einschaltung eines bedeutenden Widerstandes in
den Kreis des Inductionsstromes erreichen. Mit beiden Aushülfen sind wir
aber an gewisse Grenzen gebunden. Könnten wir die Spannweite auf
null bringen, so wäre kein Intensitätsunterschied in der abgeleiteten Strecke
und im übrigen Nerven vorhanden : in diesem Fall würde aber die Längs-
in die Quererregung übergehen, die ein allzu unwirksames und inconstan-
tes Reizmittel abgibt. Könnten wir ferner in den äusseren Kreis einen
Widerstand einschalten, gegen welchen der Widerstand der Nervenstrecke
verschwände, so würden wieder die Intensitäten J_1 und J_2 einander
gleich werden: aber hier ist uns dadurch eine Grenze gesetzt, dass durch
den äusseren Widerstand die Stärke des Inductionsstroms nicht bis zur
Unwirksamkeit geschwächt werden darf.

Da wir aus diesen Gründen den Einfluss der Stromverzweigung nie
ganz zu eliminiren vermögen, obgleich wir ihn immerhin durch gleichzeitige Anwendung beider Mittel , verringerte Spannweite und grossen äusseren Widerstand, sehr werden vermindern können, so scheint es zweckmässig, direct durch den Versuch zu prüfen, in welcher Weise jener Einfluss bei den Reizversuchen sich äussert. Zu diesem Zweck vergleichen
wir solche Beobachtungen , in denen die Spannweite der Reizelektroden
möglichst verringert war, mit anderen , in denen sie absichtlich vergrössert wurde , sowie solche Beobachtungen , in denen ein grosser Wider-
derstand in den Kreis des Prüfungsstromes eingeschaltet war, mit solchen,
in denen dies nicht geschah. In beiden Fällen , sowohl durch die Vergrösserung der Spannweite wie durch die Hinwegnahme des äusseren
Widerstandes, wird sich der Unterschied der Intensitäten J_1 und J_2 und
somit auch der Einfluss , welchen die Stromverzweigung auf die Versuchsergebnisse ausübt, vergrössern müssen.

Ueber den Einfluss der Spannweite der Reizelektroden können wir
uns auf sehr einfache Weise Aufschluss verschaffen, indem wir an einem
und demselben Nerven, während alle andern Bedingungen constant bleiben, die Spannweite abwechselnd grösser und kleiner machen. Was dagegen die Wirkung äusserer Widerstände betrifft, so ist es wünschenswerth, dabei die Veränderungen zu controliren, welche der abgeleitete
Zweigstrom erfährt. Dies geschieht offenbar am besten so, dass man
z w e i zu reizende Nervenstrecken von gleicher Länge mit einander vergleicht, indem abwechselnd in die äussere Leitung zu der einen und andern ein grösserer Widerstand eingeschaltet wird. Demgemäss habe ich
die Versuche nach folgendem Plane ausgeführt.

An den Nerven wurden die Elektroden des constanten Stromes in an-
gemessenem Abstande angelegt. Zwischen ihnen befanden sich die beiden Reizelektrodenpaare a, b (vergl. Fig. 3 S. 22). Sie standen wieder,
wie früher, mit Stromwendern W_1 , W_2 in Verbindung. Von diesen
giengen nun aber die Leitungsdrähte nicht direct zur secundären Spirale II,
sondern zu einer Vorrichtung, durch welche abwechselnd entweder die

Inductionsrolle II oder ein Multiplicator in den Kreis aufgenommen werden konnte. Ausserdem konnte noch in einen jeden der beiden Zweigströme eine Widerstandsröhre eingeschaltet werden, welche mit Zinkvitriollösung gefüllt war, und in deren erweiterte Enden amalgamirte Zinkplatten eintauchten.

Es wurden nun zunächst die beiden Stromwender W_1 und W_2 in entgegengesetzter Richtung geschlossen, während sich der Multiplicator im Kreise befand, die Inductionsspirale aber und die Widerstandsröhre ausgeschaltet waren. In diesem Fall sind die Widerstände in den zwei Stromzweigen einander gleich. Man beobachtet nichts desto weniger einen Ausschlag der Multiplicatornadel nach der einen oder andern Seite, der demnach andeutet, dass die Stromintensität entweder in dem von a oder in dem von b abgeleiteten Zweigstrom überwiegt, d. h. dass in der zugehörigen Nervenstrecke selbst die Stromintensität die kleinere ist. Eine solche Differenz muss natürlich schon durch die geringsten Unterschiede der beiden Spannweiten hervorgebracht werden. War dies am Multiplicator constatirt, so wurden nun in einer ersten Versuchsreihe die beiden Strecken a und b verglichen, während der äussere Widerstand gleich, also z. B. in a die geringere Stromintensität vorhanden war. Dann wurde eine zweite Versuchsreihe so angestellt, dass jedesmal, wenn a untersucht wurde, in den äusseren Stromeskreis der Widerstand der Zinkvitriolröhre eingeschaltet war, welcher bewirkte, dass bei der Compensation am Multiplicator der von b abgeleitete äussere Zweigstrom überwog: dann war bei dieser zweiten Versuchsreihe die Stromintensität in b die kleinere und in a die grössere. Endlich wurde in einer dritten Versuchsreihe in den von b abgeleiteten Stromzweig ein Widerstand eingeschaltet, wo demnach die vorhandenen Unterschiede der Stromintensität in a und b noch verstärkt sein mussten.

Der Einfluss, welchen die Einschaltung grösserer Widerstände in den Kreis des Prüfungsstromes ausübt, erweist sich nun als ein doppelter. Erstens vermindert dieselbe, wenn die Stellung der secundären zur primären Inductionsrolle die nämliche bleibt, wie natürlich, die Stärke des inducirten Prüfungsstromes. Hierdurch können alle die Wirkungen hervorgebracht werden, welche die Abschwächung der Prüfungsreize überhaupt hat. (Vergl. §.46.) Man überzeugt sich leicht, dass dabei keine andere Wirkung mit unterläuft, indem man die Inductionsrollen einander so weit nähert, dass die Stärke der Reize wieder die frühere wird, wo dann auch die hervorgetretenen Unterschiede wieder hinwegbleiben. Von grösserer Bedeutung ist der zweite Einfluss. Hat man nämlich den Reizelektroden eine etwas grössere Spannweite (über 5 Millim.) gegeben, so beobachtet man bei der Wahl solcher Stromstärken, welche nicht das Zuckungsmaximum hervorbringen, und bei welchen also schon eine geringe Veränderung der Stromintensität Unterschiede in der Höhe der Zuckung bewirkt, in der Regel folgende Erscheinung. Lässt man zuerst

eine Schliessungszuckung aufzeichnen, während der ableitende Kreis der
Reizelektroden geöffnet, und dann eine solche, während dieser Kreis geschlossen ist, so sind beide Zuckungen nicht gleich. Bei Stromstärken,
welche der unteren Zuckungsgrenze nahe stehen, überwiegt die Zuckung
o h n e abgeleiteten Zweigstrom, bei solchen Stromstärken dagegen, die
sich nach oben hin von der Maximalerregung entfernen, überwiegt die
Zuckung m i t abgeleitetem Zweigstrom. Die Erklärung dieser Erscheinung
liegt auf der Hand. Durch den ableitenden Bogen wird die Stromintensität in der von den Reizelektroden berührten Strecke vermindert.
Da nun die Schliessungszuckung ein Effect der Totalerregung der intrapolaren Strecke ist, so wird eine Veränderung der Stromstärke in einem
erheblichen Theil dieser Strecke auch in der angegebenen Weise auf die
Schliessungszuckung influiren müssen. Schaltet man nun in den ableitenden Kreis einen beträchtlichen Widerstand ein, so wird, wenn die Spannweite der ableitenden Elektroden eine nicht allzu grosse ist, jener
Effect vermindert oder aufgehoben. Im gleichen Sinne wirkt die Verminderung der Spannweite der Reizelektroden. Benützt man beides zusammengenommen, möglichst geringe Spannweite der Reizelektroden
und äusseren Widerstand, so verschwindet der Unterschied der Zuckungen auch bei den empfindlichsten Stromstärken gänzlich. In der Beobachtung der Zuckungsstärke mit und ohne angelegten Bogen steht uns
somit ein sehr einfaches Hülfsmittel zu Gebote, um uns zu überzeugen,
ob etwa grössere Ungleichheiten der Stromintensität in der intrapolaren
Strecke durch die Stromverzweigung bewirkt werden.

Ein weiterer Einfluss der äusseren Widerstände und der verminderten Spannweite des ableitenden Bogens kann nicht nachgewiesen werden. Die Hinzufügung des äussern Widerstandes wirkt bei der Prüfung
der Erregbarkeit im höchsten Falle ebenso wie eine schwache Stromverstärkung, in demselben Sinne also, der schon in dem Einfluss auf die
Schliessungszuckung hervortritt.

3. Ergebnisse der intrapolaren Partialerregung über den Ursprung der Erregungs- und Hemmungswellen.

§. 58. Die Erscheinungen, welche bei grosser Spannweite der
Elektroden des constanten Stroms und mässiger Spannweite der Reizelektroden die intrapolare Partialerregung darbietet, gleichen im wesentlichen vollständig den durch die extrapolare Untersuchung aufgefundenen. Schon bei den schwächsten, nicht zuckungerregenden Strömen
schreitet von der positiven Elektrode eine Hemmungswelle gegen die Mitte
der intrapolaren Strecke fort, der von der andern Seite eine scheinbar von
der Kathode ausgehende Erregungswelle entgegenkommt. Wie in den
extrapolaren Theilen des Nerven, so breitet sich auch hier die Hemmungswelle langsam sich aus: unmittelbar nach der Schliessung des Stromes

auf die Nachbarschaft der Anode beschränkt, ist sie einige Zeit nachher weiter fortgeschritten. Durch die in Folge öfterer Schliessungen eintretende Asthenie nimmt sie endlich ab, so dass sie selbst dicht bei der Anode und nach längerem Schluss der Kette nur noch in · Spuren zu treffen ist.

Ebenso verhält es sich bei den zuckungerregenden Stromstärken. Während der Zuckungsdauer tritt, sobald der Reiz einen von der Anode entfernteren Punkt trifft, regelmässig Verstärkung der Zuckungen ein. Nahe der Anode bleibt der Reiz oft schon im Beginn oder gegen die Mitte des Zuckungsverlaufs wirkungslos. Die Zuckungscurven, die man so von verschiedenen Punkten der intrapolaren Strecke erhält, entsprechen demnach vollständig den in Fig. 9 (§. 27) für die extrapolaren Theile des Nerven dargestellten Erscheinungen.   ◄

Nicht minder gleicht das Abklingen der Erregung nach vollendeter Zuckung den Erscheinungen der extrapolaren Erregung. Am leistungsfähigen Nerven ist sogleich nach dem Ablauf der Schliessungszuckung die Erregbarkeit in der Nähe der Anode herabgesetzt, und dieser Zustand breitet sich mit wachsender Schliessungsdauer gegen die Kathode hin aus. Bei den schwächsten aufsteigenden Strömen, welche Zuckung erregen, nimmt er, wenn wir die grössten uns zur Verfügung stehenden Zeiträume und schwache Reize wählen, die aber, wie gewöhnlich, etwas von der Reizschwelle entfernt sind, höchstens ein Viertheil der ganzen intrapolaren Strecke ein, höher oben ist fortan gesteigerte Erregbarkeit anzutreffen. Bei Verstärkung des Stromes erstreckt er sich weiter und breitet sich schneller aus. Bald aber ist den Versuchen mit dem aufsteigenden Strom dadurch eine Grenze gesetzt, dass die von der Anode intra- und extrapolar fortschreitende Hemmung jeder Reizung, die oberhalb auf den Nerven einwirkt, die Leitung versagt. Im sthenischen Zustande ist der Strom eines Daniell'schen Elementes in der Regel genügend, um schon kurze Zeit nach dem Ablauf der Zuckung die Hemmung bis zu diesem Grade zu steigern. Bei asthenischen Präparaten muss man aber weit höhere Stromstärken wählen. Ein Strom, der im Anfang einer Versuchsreihe zureichend war die Leitung zu unterbrechen, wird daher in der Regel, wegen der Erschöpfung durch oft wiederholte Reize, nach kurzer Zeit unwirksam. Wo durch die anodische Hemmung die Unterbrechung der Leitung sich eingestellt hat, da wird dann selbstverständlich jede Prüfungszuckung, von welchem Theil der intrapolaren Strecke sie auch ausgelöst worden sein mag, gleichmässig unterdrückt.

Um den Verlauf der Erregung in der intrapolaren Strecke bei höheren Stromstärken zu untersuchen, sind wir daher ausschliesslich auf den absteigenden Strom angewiesen. Hier beobachtet man nun, dass die von der Anode herabfliessende Hemmungswelle immer schneller und stärker mit wachsender Stromintensität sich ausbreitet. Zugleich aber ist ihre Ausbildung wesentlich abhängig vom Zustande des Nerven. An sthenischen Nerven findet man bei einem Strom von einem Daniell'schen Element und bei einer Länge der intrapolaren Strecke von 30 bis 40 Millim. kurze Zeit nach Ablauf der Schliessungszuckung bis dicht zur Kathode die Erregbarkeit durch den Minimalreiz auf null herabgedrückt. Ein Strom von 3—4 Elementen genügt in der Regel, um auch die Zuckungen durch stärkere Reize in der ganzen intrapolaren Strecke zu vermindern oder auszulöschen. Im asthenischen Zustande bedarf es dazu höherer Stromstärken und längerer Zeiträume.

Von besonderem Interesse ist noch die Frage, ob bei jenen schwächeren Strömen, bei welchen einige Zeit nach der Schliessung der Kette ein grösserer Theil der intrapolaren Strecke in gesteigerter Erregbarkeit verharrt, diese gegen die Kathode hin anwächst, oder ob sie etwas entfernt von derselben ihr Maximum erreicht und dann an der negativen Elektrode selbst sich wieder vermindert. Zu dieser Vermuthung könnte man nämlich durch die Ergebnisse der extrapolaren Untersuchung geführt werden. Dort hatten wir gesehen, dass unter der negativen Elektrode nicht bloss bei den stärksten Strömen, welche der letzten Stufe des Zuckungsgesetzes entsprechen oder dasselbe überschreiten, eine Hemmungswelle sich ausbreitet, die nach den oben mitgetheilten Erfahrungen jetzt sehr wohl als ein Herausbrechen der ursprünglich von der Anode ausgegangenen Hemmungswelle über die Kathode gedeutet werden kann, sondern wir haben, wenigstens an Nerven von hoher Leistungsfähigkeit, selbst bei schwachen, eben Zuckung erregenden Stromstärken, Spuren einer Hemmung unter der Kathode gefunden, welche freilich rasch vorübergiengen, um dann einer mässig gesteigerten Erregbarkeit Platz zu machen.

Ich habe mich nun durchaus vergeblich bemüht etwas zu finden, was für die Auffassung jener Erscheinungen als einer von der Kathode ausgehenden Hemmung gesprochen hätte. Allerdings fehlen auch bei der Reizung der intrapolaren Strecke die Erscheinungen einer Hemmung nach dem Ablauf der Zuckung schon bei den schwächsten zuckungerregenden Strömen nicht. An leistungsfähigen Nerven zeigt sich bei Anwendung von Reizen, die möglichst der Reizschwelle genähert sind, oft bereits auf der ersten Zuckungsstufe die Erregbarkeit durch die ganze intrapolare Strecke herabgesetzt. Diese Erscheinung, die durch eine sehr geringe Reizverstärkung sich in Zuckungszunahme umwandelt, nimmt aber mit der Annäherung an die Kathode jedenfalls eher ab als zu. Zweifellos muss daher jene kathodische Hemmungswelle bei den stärksten Strömen, welche auch in ihrer äussern Erscheinungsweise der anodischen so vollständig gleicht, als ein Durchbruch der in der intrapolaren Strecke entstandenen Hemmung über die Kathode hinaus aufgefasst werden.

Etwas anders verhält es sich mit den flüchtigeren Erscheinungen, welche zuweilen bei Stromstärken, die der letzten Zuckungsstufe ent-

sprechen (§. 35, Fig. 13), und in seltenen Fällen sogar schon bei schwächeren Strömen unter der Kathode sich darbieten (§. 33, Fig. 12). Die
ausnehmende Vergänglichkeit dieser Hemmungen sowie der Umstand, dass
sie rasch einen Theil der extrapolaren Nervenstrecke zu ergreifen scheinen,
dass also bei ihnen jenes langsame Fortschreiten, wie wir es an der
anodischen Hemmungswelle constatirt haben, nicht zu beobachten ist,
machen es nicht unwahrscheinlich, dass wir hier Hemmungen vor uns
haben, welche nicht der elektrischen Reizung eigenthümlich, sondern
welche vielmehr der gesteigerte Ausdruck eines innern Widerstandes
sind, die der Nerv jeder Form der Erregung entgegensetzt. Damit ist
natürlich nicht entfernt gesagt, dass diese Erscheinungen von den gewöhnlichen Hemmungen, die sich bei der Schliessung des constanten
Stromes entwickeln, specifisch verschieden seien. Vielmehr würde wohl,
wenn sich unsere Vermuthung bestätigen sollte, die von der Anode ausgehende elektrische Reizhemmung nur eine besondere Form sein, in welcher die jeder Erregung widerstehenden innern Kräfte des Nerven sich
äussern. Aber es würde doch hierdurch die eigenthümliche Verschiedenheit jener vergänglichen Hemmungen unter der Kathode von der gewöhnlichen anodischen Hemmungswelle begreiflich erscheinen. Natürlich lässt
sich die hier angeregte Frage durch die Versuche mit elektrischen Reizen nicht mit Sicherheit beantworten, sondern es wird erforderlich sein
andere Formen der Reizwirkung zu ihrer Entscheidung herbeizuziehen.
(Vergl. Cap. 4, II.)

Ein Einfluss der Richtung der Prüfungsströme ist bei den zuckungerregenden Stromstärken häufiger und entschiedener zu beobachten als
bei den schwachen Strömen, welche noch nicht Zuckung erregen. Er
macht sich immer darin geltend, dass der dem constanten Strom gleich
gerichtete Prüfungsstrom im Sinne der herabgesetzten, der entgegengesetzte Prüfungsstrom im Sinne der gesteigerten Erregbarkeit zu wirken
scheint. Diese Wirkung ist vorzugsweise dann zu beobachten, wenn man
Minimalerregungen wählt, während sie bei stärkeren Reizen verschwindet.

Die durchgehende Analogie obiger Ergebnisse mit denjenigen der
extrapolaren Untersuchung lässt nicht daran zweifeln, dass wir hier Erscheinungen vor uns haben, welche von dem in der intrapolaren Strecke
sich fortpflanzenden Erregungsvorgange herrühren. Diese Annahme wird
ausserdem noch durch den Umstand bestärkt, dass sich die nämlichen
Einflüsse auf die Intensität und den Verlauf der Hemmungs- und Erregungswelle geltend machen, die uns bei der extrapolaren Erregung begegnet sind. Wie dort, so ist auch hier die Erregung stärker und die
Hemmung mangelhaft im asthenischen Zustand, und wieder wird dieser
leicht durch oft wiederholte Reize herbeigeführt. Häufig finden wir daher bei einer gewissen Zeitdistanz zwischen der Schliessung des Stromes
und dem Prüfungsreiz zuerst an einer der Anode benachbarten Nerven-

strecke herabgesetzte und dann in einem späteren Theil der Versuchsreihe an derselben Stelle gesteigerte Reizbarkeit.

§. 59. Um den analogen Verlauf der intrapolaren mit den extrapolaren Erscheinungen durch einige Beispiele zu belegen, lasse ich drei
Versuchsreihen hier folgen, von denen die erste bei schwacher, nicht
zuckungerregender Stromstärke angestellt worden ist, während in der zweiten und dritten der Strom der ersten Zuckungsstufe (Schliessungszuckung
beider Richtungen) entsprach. Im letzten Versuche ist zugleich ein grösserer
Widerstand (eine Zinkvitriolsäule von etwa 1 Meter Länge bei 5 Mm.
Querschnitt) in der in §. 57 angegebenen Weise abwechselnd in einen
der beiden Zweigströme eingeschaltet worden.

V e r s u c h I.

Aufsteigender Strom. Spannweite der constanten Elektroden 44 Mm., der
Reizelektroden 5 Mm. Reiz: Oeffnungsinductionsschlag, abwechselnd
auf- und absteigend. Unter D ist die Entfernung der negativen Reizelektrode von der positiven Elektrode des constanten Stroms angegeben.

Nr.	D	T	R			RC		
			H	L	LR	H	L	LR
1	5 abst.	0,064	2,4	20	—	0,5	15	—
2	10 aufst.	„	2,5	19	—	2,5	19	—
3	20 abst.	„	2,5	19	—	2,5	19	—
4	25 aufst.	„	2,8	19	—	2	18	—
5	5 abst.	0,214	2,5	19	—	0	—	—
6	10 aufst.	„	2,5	18	14	1,5	16	16
7	25 aufst.	„	2,5	19	—	2,5	19	—
8	20 abst.	„	2,5	17	16	3	18	15
9	25 aufst.	0,30	2,5	17	16	3	18	14
10	20 abst.	„	2,5	18	—	2,5	18	—
11	10 aufst.	„	2,5	17	15	2	14	17
12	5 abst.	„	2,5	17	—	0	—	—
13	20 abst.	„	2,5	17	—	2,5	17	—
14	25 aufst.	„	2,5	17	16	3	18	15
15	25 aufst.	0,112	2,5	20	—	3	21	—
16	20 abst.	„	2,5	19	—	3	20	—
17	10 aufst.	„	2,6	20	—	2,6	20	—
18	5 abst.	„	2,6	20	—	2,4	21	—

Versuch II.

Absteigender Strom. Spannweite der const. Elektr. 45, der Reizelektr 5 Mm. Reiz: Oeffnungsinductionsschlag. Zwei Reizelektrodenpaare. D ist die Entfernung der negativen Reizelektrode von der negativen Elekktrode des const. Stroms.

Nr.	D	T	t	C	R		RC	
					H	L	H	L
1	10 abst.	0,114	0,033	2,5	3,5	—	4	—
2	15 aufst.	„	„	3	2,5	—	4,5	—
3	25 abst.	„	„	3,5	3,5	—	3,5	—
4	30 aufst.	„	„	3,5	4	—	4,5	—
5	10 abst.	0,22	0,12	3,5	3,5	32	4	34
6	15 aufst.	„	„	3,5	3,5	33	4	35
7	25 abst.	„	„	3,5	3	33	2,5	34
8	30 aufst.	„	„	3,5	3,5	33	3	34
9	10 abst.	0,120	0,02	3	3,5	—	4	—
10	15 aufst.	„	„	„	3,5	—	4	—
11	25 abst.	„	„	„	3	—	3,5	—
12	30 aufst.	„	„	„	3	—	3,5	—
13	30 aufst.	0,190	0,07	3	3	32	3,25	33
14	25 abst.	„	„	„	3	32	3,25	33
15	15 aufst.	„	„	2	3	34	3,5	34,5
16	10 abst.	„	„	2	3	32	3,5	33

Versuch III.

Aufsteigender Strom. Spannweite der const. Elektr. 60, der Reizelektroden 10 Mm. Reiz: Oeffnungsinductionsschlag. Zwei Reizelektrodenpaare. Der von der unteren Nervenstelle abgeleitete Zweigstrom überwiegt. D ist die Entfernung der negativen Reizelektrode von der $+$ Elektr. des const. Stromes.

Nr.	D	T	t	C	R			RC		
					H	L	LR	H	L	LR
1	5 abst.	0,117	0,033	4,8	2,5	—	—	0	—	—
2	30 abst.	„	„	„	4,5	26	10	5	28	7
3	15 aufst.	„	„	„	4,5	26	9	1,5	21	15
4	40 aufst.	„	„	5,5	5	28	9	5,5	31	6

Widerstand zur untern Nervenstrecke eingeschaltet. Der von der oberen abgeleitete Zweigstrom überwiegt.

10 *

Nr.	D	T	t	C	R H	R L	R LR	R C H	R C L	R C LR
5	5 abst.	0,20	0,11	5	2,5	—	—	0	—	—
6	15 aufst.	„	„	„	3	—	—	0	—	—
7	30 abst.	„	„	„	5	28	—	5,5	29	—
8	40 aufst.	„	„	„	5	28	—	5,5	29	—

Widerstand zur oberen Nervenstrecke eingeschaltet, der von der untern abgeleitete Zweigstrom überwiegt.

Nr.	D	T	t	C	R H	R L	R LR	R C H	R C L	R C LR
9	5 abst.	0,20	0,11	6	5	—	—	0	—	—
10	15 aufst.	„	„	„	5	—	—	0	—	—
11	30 abst.	„	„	„	5	—	—	5,5	—	—
12	40 aufst.	„	„	„	3	—	—	4	—	—

Widerstand wieder ausgeschaltet:

Nr.	D	T	t	C	R H	R L	R LR	R C H	R C L	R C LR
13	5 abst.	0,10	0	6	5,5	—	—	0	—	—
14	15 aufst.	„	„	„	5,5	—	—	0	—	—
15	30 abst.	„	„	„	5,5	—	—	6,5	—	—
16	40 aufst.	„	„	„	5,5	—	—	6,5	—	—

4. Von dem Einfluss der Reizstärke auf die Untersuchung der intrapolaren Partialerregung.

§. 60. Während die extrapolaren Theile des Nerven bei den mässigen Stromstärken, bei welchen die Intensität der Prüfungsreize ihren grössten Einfluss ausübt, in zwei Strecken von wesentlich abweichendem Verhalten zerfallen: in diejenige zur Seite der Anode, wo bei der Verstärkung der Prüfungsreize die Veränderung der Zuckung eine Umkehr erfährt, und in diejenige zur Seite der Kathode, wo eine solche Umkehr sich nicht nachweisen lässt, gleicht die ganze intrapolare Strecke in ihrem Verhalten dem jenseits der Anode gelegenen extrapolaren Theile des Nerven. Selbst in dichter Nähe der Kathode kann man also hier, wenn man Minimalreize wählt, die Zuckung erlöschen sehen, und umgekehrt kann dicht bei der Anode durch stärkere Reize die Prüfungszuckung verstärkt werden.

Dabei ist aber die Richtung der Prüfungsströme von noch hervortretenderem Einflusse als ausserhalb der Elektroden. Sie macht im nämlichen Sinne sich geltend, in welchem wir sie überhaupt in der intrapolaren Strecke wirksam gefunden haben. Der dem constanten Strom gleich gerichtete Prüfungsstrom braucht nicht so sehr geschwächt zu werden, um herabgesetzte Erregbarkeit wahrzunehmen, als der Prüfungsstrom von entgegengesetzter Richtung. Bei einem schwachen constanten Strom, der eben Zuckung erregt oder sogar die Zuckungsgrenze noch nicht erreicht, pflegt der gleich gerichtete Minimalreiz schon in der ganzen intrapolaren Strecke herabgesetzte Erregbarkeit anzuzeigen, während der entgegengesetzte gesteigerte Erregbarkeit verräth. Verstärken wir den Reiz, während der constante Strom unverändert bleibt, so verschwindet jeder Unterschied: bei beiden Richtungen ergibt sich Zunahme der Zuckung. Verstärken wir dagegen den constanten Strom so weit, dass eben Oeffnungszuckung erscheint (2te Stufe des Zuckungsgesetzes), so finden wir in der Regel die Erregbarkeit für den Minimalreiz beider Richtungen in der ganzen intrapolaren Strecke herabgesetzt. Lässt man nunmehr den Reiz anwachsen, so verschwindet zunächst die herabgesetzte Erregbarkeit für den umgekehrt gerichteten Prüfungsstrom, dann erst bei weiterer Steigerung auch für den gleich gerichteten. Auf diese Weise lässt sich der Versuch mit stetem Wechsel der Reizstärken und Stromstärken fortsetzen. Dabei kommt man aber schon innerhalb der zweiten Stufe des Zuckungsgesetzes an einer Grenze an, wo in der Nähe der Anode die Erregbarkeit herabgesetzt bleibt, wie man auch die Prüfungsströme verstärken oder ihre Richtung verändern möge, während in der Nähe der Kathode immer noch nach Willkür die Erscheinungen gesteigerter oder verminderter Reizbarkeit hervorgerufen werden können. Mit wachsender Stromstärke dehnt sich endlich jene auch den stärkeren Reizen widerstehende Hemmung über die ganze intrapolare Strecke aus.

Es ist zuzugeben, dass einzelne der hier erörterten Erscheinungen leicht den Verdacht erwecken können, sie möchten in der Stromverzweigung ihre Ursache haben, und ich kann nicht leugnen, dass ich mich selbst längere Zeit namentlich in Bezug auf die Verstärkung der Minimalerregung durch den constanten Strom entgegengesetzter, ihre Schwächung durch den Strom gleicher Richtung dieses Verdachts nicht erwehren konnte. Dennoch sind, wie ich glaube, die Gründe überwiegend, welche dafür sprechen, dass wir es hier wirklich mit Erscheinungen der Partialerregbarkeit zu thun haben. Einmal würde, wenn die Stromverzweigung im Spiel wäre, der umkehrende Einfluss der Reizverstärkung auf die scheinbare Erregbarkeit nicht gut einzusehen sein, sodann bleiben die Erscheinungen in demselben Grade bestehen, wenn man noch so sehr die Spannweite der Reizelektroden vermindert oder äussere Widerstände in den Zweigstrom einschaltet; endlich und vor Allem darf auch hier auf die grosse Analogie mit den extrapolaren Erscheinungen hingewiesen werden. Während für eine derartige Wirkung der Stromverzweigung gar keine plausible Erklärung zu finden ist, sehen wir hier in der That das nämliche Phänomen, nur intensiver ausgeprägt, das uns bereits ausserhalb der Elektroden begegnete. Es lässt sich nicht leugnen, dass dies alles nur Wahrscheinlichkeitsgründe sind; wir besitzen eben keine Hülfsmittel, um die intrapolaren Vorgänge in einer Weise zu untersuchen, die jeden Einwand vollständig ausschliesst.

Nur in einer Beziehung könnte vielleicht die Analogie mit den extrapolaren Vorgängen durchbrochen erscheinen. Wir haben gefunden, dass unter dem aufsteigenden constanten Strom der aufsteigende Prüfungsstrom im Allgemeinen (von den Fällen hochgradiger Asthenie abgesehen) ein empfindlicheres Reagens auf die von der Anode ausgehende Hemmungswelle ist, während unter dem absteigenden Strom der absteigende Prüfungsstrom die kathodische Erregungswelle schärfer anzeigte. Dem entsprechend könnte man wohl erwarten, dass in der intrapolaren Strecke der gleich gerichtete Prüfungsstrom in der Nähe der Anode vorzugsweise auf die Hemmung, in der Nähe der Kathode aber vorzugsweise auf die Erregung reagire. Statt dessen finden wir, dass in der ganzen Strecke der gleich gerichtete Strom das empfindlichere Hülfsmittel für die Nachweisung der herabgesetzten Erregbarkeit ist. Dennoch scheint diese Differenz nach den bei der extrapolaren Untersuchung erhaltenen Ergebnissen wohl erklärlich. Wir sahen nämlich, dass jener Einfluss der Richtung der Prüfungsströme unter der positiven und negativen Elektrode keineswegs von gleicher Stärke ist, sondern der absteigende Prüfungsstrom überwog den aufsteigenden in der Nachweisung der Erregbarkeitszunahme zur Seite der Kathode lange nicht so sehr als der aufsteigende den absteigenden als Reagens auf die Hemmungswelle unter der Anode. Schon nach den Resultaten der extrapolaren Untersuchung müssen wir also annehmen, dass die Nachweisung der von der Anode ausgehenden Veränderungen in höherem Grade durch die Richtung des zur Untersuchung benützten Stromstosses mitbedingt wird als die Nachweisung jener Veränderungen, welche von der Kathode ausgehen. In der intrapolaren Strecke durchkreuzen sich augenscheinlich bei den schwächsten Strömen schon jene Vorgänge, welche an den Elektroden ihre Maxima erreichen. Wenn nun der gleich gerichtete Prüfungsstrom überhaupt mehr im Sinne der von der Anode ausgehenden Veränderungen wirkt, so wird es begreiflich, dass ihm in der ganzen intrapolaren Strecke diese Eigenschaft zukommt. Erst durch die plötzliche Abnahme, welche, wie wir aus andern Gründen geschlossen haben, die Hemmung an der Kathode erfährt, greift jenseits derselben ein Zustand Platz, in welchem so sehr die Erregungswelle überwiegt, dass nun der gleich gerichtete Reizstrom zum feineren Erkennungsmittel der letzteren wird.

Ich wähle, um die Hemmung der Fortpflanzung an der positiven Elektrode zu vermeiden, zwei Versuchsbeispiele mit absteigend gerichtetem Strom. In beiden bedeutet D die Entfernung der negativen Reizelektrode von der Kathode des constanten Stroms.

V e r s u c h I.

Absteigender Strom. Variation der Stromstärken und Reizstärken. Spannweite der const. Elektr. 48, der Reizelektr. 3 Mm. Reiz: Oeffnungsinductionsschlag. T = 0,138".

Nr.	D	C	R	R C	
1	5 abst.	3	3	3,5	Schwacher Strom, eben Zuckung erregend; mässig starker Reiz.
2	35 abst.	3	3	0	
3	8 aufst.	3	3	3,5	
4	38 aufst.	3	3	3,5	
5	35 abst.	3	3,5	0	
6	„	3	2,5	3	Reiz verstärkt.
7	„	2,8	3	0	Reiz wieder geschwächt.
8	5 abst.	3	2	3	
9		3,5	3	0	Strom verstärkt: 2te Zuckungsstufe.
10	8 aufst.	3,5	2	3	
11	35 abst.	3,5	3	0	
12	38 aufst.	3	2,5	3	
13		3	2,5	1	Strom und Reiz verstärkt.
14	35 abst.	3	2,5	1	
15	8 aufst.	3	2,5	3	
16	5 abst.	3	2,5	3	

V e r s u c h II.

Absteigender Strom von mittlerer Stärke (2te Zuckungsstufe). Spannweite der constanten Elektroden 48, der Reizelektroden 3 Mm. T =
0,28".

Nr.	D	C	R	R C	
1	5 abst.	8	2	0	Schwacher Reiz.
2	8 aufst.	7	2,5	0	„
3	32 abst.	•8	3	0	„
4	35 aufst.	8	3	0	
5	5 abst.	7	3,5	4	Stärkerer Reiz.
6	8 aufst.	7	3,5	4,5	
7	32 abst.	7	3,5	3,5	
8	35 aufst.	8	3,5	4,5	„
9	„	6	3	0	Schwacher Reiz.
10	8 aufst.	6	3	0	

Nr.	D	C	R	R C	
11	8 aufst.	6	3,5	5	Starker Reiz.
12	35 aufst.	6	3,5	5	„
13	32 abst.	4	3	0	„
14	5 abst.	4	3	4	„
15	32 abst.	4	3	2	„
16	35 aufst.	4	3	4	„
17	5 abst.	5,5	3	3,5	„
18	8 aufst.	5,5	3	4,5	„

5. Vergleichung der in- und extrapolaren Erregbarkeit bei wechselnder Reizstärke.

§. 61. Nachdem wir gefunden, dass die intrapolaren Erscheinungen im wesentlichen mit den extrapolaren übereinkommen, kann schliesslich noch die Frage erhoben werden: wie sich Erregung und Hemmung zwischen den Elektroden der Grösse nach verhalten, wenn sie mit den nämlichen Vorgängen ausserhalb der Elektroden verglichen werden.

Bei Beantwortung dieser Frage kehren natürlich alle die Schwierigkeiten in verstärktem Maasse wieder, die sich der genaueren Erforschung der intrapolaren Vorgänge überhaupt in den Weg stellen. Mochten unsere Methoden auch noch für zureichend gelten, so lange es um den bloss qualitativen Nachweis der Veränderungen in den einzelnen Theilen der intrapolaren Strecke sich handelt, so könnte es doch gewagt erscheinen, wenn wir auf eine quantitative Vergleichung der in- und extra polaren Erscheinungen uns einlassen wollen. Nichts desto weniger ist es gerade diese Frage, die mit Rücksicht auf die Theorie der Stromeswirkungen ein hohes Interesse darbietet, und wir dürfen es daher mindestens nicht unversucht lassen eine Antwort auf dieselbe zu gewinnen.

Wenn wir eine beliebige intrapolare mit einer extrapolaren Stelle in Bezug auf die Veränderungen vergleichen wollen, die sie unter der Einwirkung des Stromes erfährt, so muss 1) die von beiden Stellen durch einen gleich gerichteten Inductionsschlag ausgelöste Erregung von gleicher Grösse sein, und es muss ausserdem 2) die Schliessungszuckung des constanten Stromes in beiden Beobachtungen congruent ausfallen; letzteres gibt in diesem Fall, wie wir oben gesehen haben, zugleich eine Controle dafür, dass die Einflüsse der Stromverzweigung mindestens auf die Grösse der Totalerregung verschwindend sind. Um aber die erste dieser Bedingungen zu erfüllen, genügt es nicht bloss, dass die Zuckungen R bei Reizung der in- und extrapolaren Stelle congruent seien. Denn wir hatten schon mehrfach Gelegenheit zu bemerken, dass

die Grösse der durch einen Inductionsschlag erzeugten Zuckung durchaus kein Maass abgeben kann für die Grösse der Erregung. Bei vollkommener Gleichheit der Zuckungen könnte sich dennoch die Erregung
einer der Nervenstellen der Reizschwelle bedeutend näher befinden und
daher auch leichter z. B. durch eine Hemmung ausgelöscht werden. Wir
haben daher vor dem Versuch jedesmal zu prüfen, ob nicht nur die bei
einer gegebenen Distanz der Inductionsspiralen ausgelösten Prüfungszuckungen zusammenfallen, sondern ob auch für beide Stellen die nämliche
Reizschwelle existirt, d. h. ob die Zuckungen bei der gleichen Distanz
verschwinden. Wegen der verschiedenen Reizbarkeit der einzelnen Theile
des Nerven kann dies im allgemeinen nur erreicht werden, wenn die verglichenen Stellen einander möglichst nahe sind.

Um die zweite Bedingung, die Congruenz der Schliessungszuckungen
herzustellen, müssen wir wieder den Reizelektrodenpaaren eine sehr geringe Spannweite geben. Von der Einschaltung eines äussern Wider-
stands wurde in diesem Fall abgesehen, da sich die Verringerung der
Spannweite in den früheren Versuchen von weit überwiegendem Einflusse
gezeigt hatte. Ich habe theils Versuche mit den unpolarisirbaren Reizelektroden von der in §. 7 beschriebenen Einrichtung angestellt, theils
habe ich, um die Spannweite noch weiter vermindern zu können, dünne
Platindrähte als Reizelektroden benützt, die in 1 — 2 Mm. Distanz von
einander auf dem Tischchen, über welches der Nerv gebreitet wurde, festgekittet waren. Um den Einfluss der Polarisation zu eliminiren, wurde
dann immer abwechselnd bei ab - und aufsteigender Richtung des Stroms
untersucht.

Die ganze Anordnung der Versuche ist hiernach die folgende. Wir
bringen zunächst zu beiden Seiten der gegen den Muskel gelegenen
unpolarisirbaren Elektrode des constanten Stromes und in gleicher Entfernung von derselben ein Reizelektrodenpaar von genau gleicher Spannweite an. Die Distanz jedes Paars von der constanten Elektrode beträgt
3—5, die gegenseitige Distanz der Reizelektroden also 6 — 10 Mm. In
einzelnen Versuchen wurde ausserdem noch ein drittes Reizelektrodenpaar, 15 Mm. höher oben, gegen die Mitte der intrapolaren Strecke, benützt; hier machen sich aber meistens schon merkliche Verschiedenheiten der Reizschwelle geltend. Jedes Reizelektrodenpaar ist in der früheren Weise durch einen Stromwender mit dem Inductionsapparat in Verbindung gesetzt. Es wird nun, indem wir mit schwachen Reizen beginnen,
zunächst von den verglichenen Stellen die Zuckung R ausgelöst. Decken
sich beide Zuckungen, so wird wieder auf derselben Abscissenlinie die
Zuckung R C zuerst von der intrapolaren, dann von der extrapolaren
Stelle aus oder auch in umgekehrter Ordnung aufgezeichnet. Wir beschränken uns auch diesmal, wie in den Versuchen des §. 46 und 47;
auf das Abklingen der Erregung nach geschehener Schliessungszuckung,
und können daher wieder unmittelbar constatiren, ob die beiden Schliess-

ungszuckungen C zusammenfallen. Die auf diese Weise beobachteten
Erscheinungen zeigen zu den Seiten der positiven und negativen Elektrode, obgleich im Ganzen analog, doch einige bemerkenswerthe Verschiedenheiten.

a. In- und extrapolare Erregbarkeit zur Seite der Anode.

§. 62. Bei den schwächsten zuckungerregenden Strömen ist, wenn
die Entfernung der Reizelektroden von der Anode 3 Millim. oder weniger beträgt, zwischen der untersuchten in- und extrapolaren Strecke kein
nennenswerther Unterschied aufzufinden. Selbst bei einer Spannweite
der Reizelektrodenpaare von nur 1 Mm. überwiegt in diesem Fall der
Einfluss der Entfernung, in welcher sich die negative Reizelektrode von
der Anode befindet. Untersucht man also mit absteigend gerichteten
Reizströmen, wo die intrapolare Reizkathode der constanten Anode näher
ist, so erscheint bei Anwendung von Minimalreizen die intrapolare Erregbarkeit tiefer gesunken. Für aufsteigend gerichtete Reizströme, wo die
extrapolare Reizkathode der constanten Elektrode näher ist, erscheint
umgekehrt die extrapolare Erregbarkeit mehr herabgesetzt.

Dies ändert sich, wenn man bei gleich erhaltener Spannweite die
Entfernung der Reizelektroden von der constanten Anode nur wenig vergrössert : es zeigt sich dann die intrapolare Erregbarkeit bei jeder Richtung des reizenden Stromes mehr als die extrapolare herabgesetzt. Denselben Effect erhält man, wenn die Lage der Reizelektroden unverändert
bleibt, aber die Stärke des constanten Stromes gesteigert wird. Es bedarf hierzu nur sehr geringer Stromverstärkungen. Schon an der unteren Grenze der zweiten Zuckungsstufe angelangt, findet man in der Regel, wie nahe man auch die Reizelektroden der constanten Elektrode
bringen möge, die intrapolare Erregbarkeit bei jeder Richtung des reizenden Stromes tiefer als die extrapolare gesunken. Bringt man ein drittes
Reizelektrodenpaar höher oben, gegen die Mitte der intrapolaren Strecke,
an, so ist hier die Erregbarkeit wieder weniger vermindert, ja sie kann
sogar bei einer Reizstärke, für welche sie an den beiden oben und unten von der Anode gelegenen Strecken herabgesetzt ist, dort gesteigert
erscheinen.

Weiter als bis zum Anfang der zweiten Zuckungsstufe lassen sich wegen der sonst sich einstellenden Leitungsänderungen durch die der Anode
benachbarte Strecke die Versuche nicht ausdehnen. Innerhalb dieser mässigen Stromstärken bringt nun eine geringe Zunahme des prüfenden
Reizes die Erscheinungen herabgesetzter Erregbarkeit in allen Fällen zum
Verschwinden: es zeigt sich für solche stärkere Reize die Erregbarkeit
in- und extrapolar völlig gleichmässig gesteigert, so dass, wenn die
Schliessungszuckungen C zusammenfallen, auch die beiden Zuckungen
R C auf das genaueste zur Deckung kommen.

b. **In- und extrapolare Erregbarkeit zur Seite der Kathode.**

§. 63. Die extrapolare Erregbarkeit zur Seite der Kathode ist, wie unsere früheren Versuche schon lehren, abgesehen von den ausnahmsweise vorkommenden flüchtigen Spuren einer Hemmung, bei den schwächsten Strömen bereits für minimale und stärkere Reize vergrössert, und diese Veränderung wächst mit zunehmender Intensität des Stromes, bis man endlich bei jenen stärksten Strömen anlangt, wo die von der Anode ausgehende Hemmungswelle die Kathode durchbricht. Vergleichen wir hiermit eine intrapolar in gleicher Entfernung von der Elektrode gelegene Nervenstrecke, so bietet diese wesentlich abweichende Erscheinungen dar. Für möglichst der Reizschwelle genäherte Minimalreize zeigt sich nämlich hier schon bei den schwächsten zuckungerregenden Stromstärken die Erregbarkeit selbst in dichter Nähe der Kathode herabgesetzt. Diese Veränderung ist, entsprechend unsern früheren Ermittelungen, am leichtesten nachweisbar, wenn der Reizstrom gleich, also ebenfalls absteigend gerichtet ist; aber auch für die aufsteigende Richtung desselben ist sie deutlich zu constatiren. Verstärkt man den Reiz ein wenig, so tritt zuerst Gleichheit der beiden Zuckungen R und R C, dann Steigerung der Zuckung R C ein bis zu einer Grenze, wo in- und extrapolar kein Unterschied der Erregbarkeit mehr zu finden ist, so dass die beiden Zuckungen R C sich decken. Hieran ändert dann die weitere Steigerung der Reizstärke nichts mehr.

Mit der Zunahme der Stromintensität wächst die Hemmung auf der intrapolaren Seite der Kathode. Sie wird also nun auch bei etwas stärkeren Reizen nachweisbar, und man muss diesen eine grössere Intensität als vorhin geben, um Gleichheit der beiden Zuckungen R C zu erzielen. Zieht man noch eine zweite, näher gegen die Anode gelegene intrapopolare Nervenstrecke zur Vergleichung herbei, so ist an letzterer die Erregbarkeit noch mehr herabgesetzt. Die intrapolare Hemmung steigt also nicht etwa in der Nähe der Kathode noch einmal an, sondern sie sinkt, wie auch schon unsere frühern Versuche ergeben, continuirlich mit der Annäherung an dieselbe.

§. 64. Ich will zunächst auch hier wieder als Beleg für die oben dargelegten Erscheinungen ein graphisches Versuchsbeispiel mittheilen (Fig. 17). Die Zeit T zwischen Schliessung des Stromes und Einwirkung des Prüfungsreizes betrug in demselben 0,13″. Die Spannweite der constanten Elektroden war 27, der Reizelektroden 1 Mm., die Distanz beider von einander 3 Mm. Die Stromstärke entsprach dem Anfang der zweiten Zuckungsstufe. Mit C_1, R_1, RC_1 sind die Zuckungen bei Prüfung der intrapolaren, mit C_2 u. s. w. dieselben Zuckungen bei Prüfung der extrapolaren Strecke bezeichnet. In den Versuchen A und B war der constante Strom absteigend, der Reizstrom aufsteigend gerichtet.

A wurde gezeichnet, als der Reiz (bei einer Entfernung der Inductionsrollen von 26,5 Cm.) etwas von der Reizschwelle entfernt war: hier

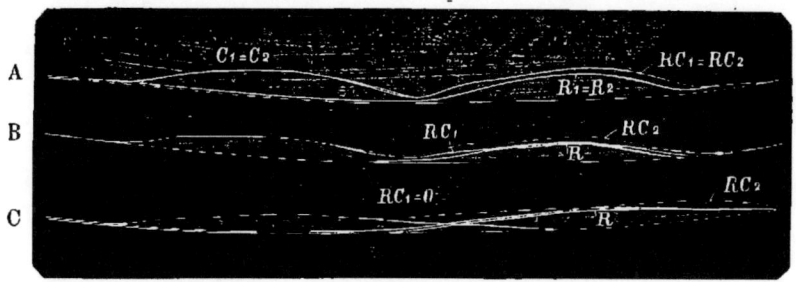

Fig. 17.

fallen die beiden Zuckungen RC vollständig zusammen, in- und extrapolar
ist die Erregbarkeit gleichmässig gesteigert. Nun wurde der Reiz bis
nahe zur Schwelle vermindert (Entfernung der Inductionsrollen 29,5 Cm.):
die Prüfung zeigt die extrapolar ausgelöste Zuckung RC_2 wieder im Vergleich mit R vergrössert, die intrapolar ausgelöste Zuckung RC_1 dagegen
hat abgenommen. Die Prüfung mit absteigendem Reizstrom lieferte dasselbe Ergebniss. Als sodann dem constanten Strom die aufsteigende
Richtung gegeben wurde, war bei der gleichen Minimalerregung in- und
extrapolar $RC = 0$, ebenso bei etwas stärkeren Reizen. Erst als sich
die Inductionsspiralen auf 13,5 Cm. genähert hatten (C), stellte sich extrapolar eine Vergrösserung der Zuckung RC_2 ein, die intrapolar ausgelöste Zuckung RC_1 wurde aber immer noch ausgelöscht. Dasselbe Verhalten bei absteigendem Prüfungsstrom. Mit weiterer Reizsteigerung trat
dann auch die Zuckung RC_1 ein, und es wurde rasch die Grenze erreicht, wo für den aufsteigenden Strom ebenfalls die Zuckungen RC sich
deckten.

In den folgenden numerischen Beispielen haben C_1, RC_1, C_2, RC_2
dieselbe Bedeutung wie in Fig. 17, unter S ist die gegenseitige Distanz
der Inductionsrollen aufgeführt.

V e r s u c h I.

Spannweite der const. Elektr. 27, der Reizelektr. 1 Mm. Entfernung
beider 3 Mm. Reiz: Oeffnungsinductionsschlag. T = 0,20. t durchschnittlich = 0,09. Schwacher Strom (1te Zuckungsstufe).

Nr.	E	C_1	C_2	R	RC_1	RC_2	S
1	C abst. R abst.	6	6	6	7	7	19,5
2	C abst. R aufst.	6	6	6	7	7	„

Nr.	E	C_1	C_2	R	RC_1	RC_2	.S
3	C aufst. R aufst.	6	6	5,5	0	6,8	19,5
4	C aufst. R abst.	6	6	6	7,5	7,5	
5	C aufst. R aufst.	6	6	6	0	7,5	

T = 0,132. t = 0.

Nr.	E	C_1	C_2	R	RC_1	RC_2	.S
6	C abst. R abst.	4,5	3,5	3	5,5	4,5	34
7	C aufst. R aufst.	3	3	3,5	4	1,5	„
8	C aufst. R abst.	3	3	2,5	1,5	3	„

Strom verstärkt (2te Zuckungsstufe).

Nr.	E	C_1	C_2	R	RC_1	RC_2	.S
9	C abst. R abst.	4	4	3	4	4	31
10	„	3	5	2,5	2,5	3,5	34
11	C abst. R aufst.	3	3	$R_1 = 2,$ $R_2 = 3$	0	4	34
12	C aufst. R aufst.	3	3	3,5	0	0	„
13	„	2	2	2,5	0	3	18
14	C aufst. R abst.	2	2	2,5	0	3	„

V e r s u c h II.

Spannweite der const. Elektr. 22, der Reizelektroden 1 Mm. Entfernung beider 3 Mm. T = 0,20. Strom mittlerer Stärke (2te Stufe).

Nr.	E	C_1	C_2	R	RC_1	RC_2	S
1	C abst. R abst.	3	3	3	3,5	3,5	28
2	„	3	3	3	3,2	3,8	30
3	„	3	3	3	0	4	33
4	C abst. R aufst.	3	3	3	2	3,5	32
5	C aufst. R aufst.	3	3	3	0	0	„
6	C aufst. R abst.	3	3	3	0	0	„
7	„	3	3	3	0	3 (1) Mm. später als R beginnend.)	28
8	C aufst. R aufst.	3	3	3	0	3 (1 Mm. später beginnend.)	
9		3	3	3	0	3 (4 Mm. länger als R.)	29

Nr.	C	C_1	C_2	R	RC_1	RC_2	S

Strom verstärkt (Grenze der 2ten Stufe, aufst. Schliessungszuckung verschwunden.)

Nr.	C	C_1	C_2	R	RC_1	RC_2	S
10	C aufst. R aufst.	3	3	3	0	1,5	25
11		3	3	3	0	3	24
						(3 Mm. länger als	
						R.)	
12	C abst. R aufst.	3	3	2,5	3	3,3	
13	C aufst. R aufst.	3	3	2,5	0	3	„ 22
14	C aufst. R abst.	3	3	2,5	3,5	3,5	15

§. 65. Die Deutung dieser Ergebnisse kann in Betreff e i n e s Punktes, nämlich der Erregbarkeit für stärkere Reize, nicht zweifelhaft sein. In- und extrapolar zeigt der stärkere Reiz nicht nur im Allgemeinen gesteigerte Erregbarkeit an, sondern diese ist auch von einer gewissen Reizgrenze an dies- und jenseits der Elektrode g l e i c h m ä s s i g gesteigert, ebenso wie wir früher schon Gleichheit der Erregbarkeit für stärkere Reize zur Seite der positiven und der negativen Elektrode gefunden haben. Von der kaum abzuweisenden Vorstellung ausgehend, dass der stärkere Reiz den wahren Zustand der Erregung nachweist, während der schwache uns vielmehr über die Hemmnisse Aufschluss gibt, welche gleichzeitig mit dem Erregungsvorgang in der Nervenfaser entstehen, können wir demnach schliessen: dass, s o b a l d a u f - und a b s t e i g e n d e S c h l i e s s u n g s z u c k u n g einander c o n g r u e n t sind, der E r r e g - u n g s v o r g a n g w ä h r e n d u n d u n m i t t e l b a r nach der Z u c k u n g in d e n in u n d e x t r a p o l a r e n T h e i l e n des N e r v e n , in d e r N a c h b a r s c h a f t d e r p o s i t i v e n u n d n e g a t i v e n E l e k t r o d e v o n g l e i c h e r I n t e n s i t ä t ist.

Für stärkere Ströme, bei welchen die beiden Schliessungszuckungen von verschiedener Grösse sind, wird sich der Erregungsvorgang zwischen den Elektroden gemäss den in §. 47 für die extrapolaren Strecken des Nerven gezogenen Schlüssen gestalten. Die Abnahme und das endliche Verschwinden der aufsteigenden Schliessungszuckung werden wir als ein Zeichen ansehen, dass in - wie extrapolar zur Seite der Anode die Erregung mehr als zur Seite der Kathode vermindert ist. Aber auch hier nimmt sie nach dem Ueberschreiten des Zuckungsmaximums allmälig ab, bis endlich bei den grössten die Grenzen des gewöhnlichen Zuckungsgesetzes überschreitenden Stromstärken der Erregungsvorgang in der ganzen Nervenlänge geschwächt ist.

Minder unzweideutig ist das verschiedene Verhalten gegen Minimalerregungen, namentlich in der Nähe der positiven Elektrode. Hier ist die stärkere intrapolare Hemmung einer doppelten Erklärung fähig. Entweder kann die Erregbarkeit auf der intrapolaren Seite der Anode tiefer als auf der extrapolaren gesunken sein, oder es können sich in der Gegend der Elekrode der Fortpflanzung der Erregung Leitungswiderstände in den Weg stellen, d. h. die Hemmung kann entweder in der gereizten Stelle selbst oder auf dem Weg, den die Erregung durchläuft, sich befinden. Die letztere Möglichkeit wird durch die Thatsache, dass die stärkere Herabsetzung der intrapolaren Erregbarkeit schon bei den schwächsten Strömen besteht, sowie durch den Umstand, dass ein weiter gegen die Mitte der intrapolaren Strecke gelegener Theil der letztern weniger gehemmt ist, immerhin nicht ganz beseitigt. Wohl aber sprechen für das rasche Sinken der Hemmung auf der extrapolaren Seite der Anode mehrere andere Umstände: Zunächst das ähnliche Verhalten an der Kathode, wo, augenscheinlich sogar viel plötzlicher, die Hemmung bei mässigen Stromstärken abnimmt, so dass sie in den meisten Fällen extrapolar nicht mehr nachweisbar ist. Ein gewichtigeres Zeugniss noch liefert die Thatsache, dass die Untersuchung mit Minimalreizen, welche möglichst der Reizschwelle genähert sind, schon bei geringer Stärke des absteigenden Stromes eine Ausdehnung der Hemmung über die ganze intrapolare Strecke ergibt, so gross die Spannweite der constanten Elektroden auch genommen werden mag. Endlich wird durch die Gleichheit der ab- und aufsteigenden Schliessungszuckung bei mässigen Stromstärken wahrscheinlich, dass bei diesen die Widerstände der Leitung an der Anode sich noch nicht in merklichem Grade geltend machen. Alles dies führt uns zu dem Schlusse, dass die Intensität der Hemmung in der intrapolaren Strecke erheblich grösser als in den extrapolaren Theilen des Nerven ist. Sonach werden wir rücksichtlich der Hemmungsvorgänge zu folgender Vorstellung geführt:

Die Stärke der Hemmung ist am grössten auf der intrapolaren Seite der Anode. Von da an sinkt sie langsamer in intrapolarer, rascher in extrapolarer Richtung. An der Kathode endlich sinkt sie rasch und verläuft dann auf der extrapolaren Seite derselben assymptotisch zur Abscissenlinie.

Mit wachsender Stromstärke nimmt in- und extrapolar die Grösse der Hemmung zu. Erst bei den stärksten Strömen aber durchbricht diese mächtig die Kathode und ergiesst sich nun gleichzeitig als anodische und kathodische Hemmungswelle.

Drittes Capitel.

Von der Oeffnungserregung.

I. Von der extrapolaren Oeffnungserregung.

1. Untersuchungsmethode.

§. 66. Zur Untersuchung der extrapolaren Oeffnungserregung habe ich eine ähnliche Methode angewandt wie zu den Versuchen über die extrapolare Schliessungserregung. Der einzige Unterschied bestand darin, dass der Stromunterbrecher S (Fig. 3 S. 22) nicht eine Nebenschliessung zum Nerven bildete sondern direkt in den Kreis desselben eingeschaltet war, so dass, wenn das Pendel gegen denselben anschlug, der zuvor geschlossene Strom geöffnet wurde. Die Schliessung des Stromes wurde in der Regel unmittelbar vor dem Loslassen des Pendels aus dem Halter h (Fig. 1 S. 7) ausgeführt. Es betrug dann die Zeit, während deren die Kette geschlossen war, durchschnittlich ungefähr $1/4$ Secunde. In solchen Fällen, wo eine schwach tetanisirende Wirkung der Schliessung des Stromes folgte, war es nöthig bis zum Ablauf des Tetanus zuzuwarten. Wo der letztere jedoch länger als 1 bis höchstens 2 Secunden dauerte, habe ich, um nicht zu schnelle Veränderungen des Nerven herbeizuführen, auf die Untersuchung verzichtet.

Meistens wurden die extrapolaren Vorgänge für die verschiedenen Stromesrichtungen neben einander untersucht, indem abwechselnd auf- oder absteigend der constante Strom geschlossen wurde; ebenso ist die Richtung und Stärke der Prüfungsströme in denselben Versuchsreihen variirt worden. Wir werden demnach hier alle diese Elemente, die wir bei der extrapolaren Schliessungserregung gesondert haben, auch in der Darstellung zusammenfassen. Wieder wurde nur die unter dem Strom, zwischen ihm und dem Muskel, gelegene Nervenstrecke zur Untersuchung benützt, um letztere von den Einflüssen der Leitungsänderung möglichst rein zu erhalten.

2. Verlauf der Oeffnungserregung bei verschiedener Stärke des constanten Stromes.

a. Schwache Ströme, welche der ersten Zuckungsstufe entsprechen.

§. 67. Da bei den schwächsten, nicht zuckungerregenden Strömen nennenswerthe Veränderungen der Oeffnung des Stromes nicht nachfolgen, sondern höchstens schwache Andeutungen derselben Vorgänge, welche man bei den zuckungerregenden Stromstärken beobachtet, so beginnen wir sogleich mit den Strömen der untersten Zuckungsstufe. In der That entsprechen diese in Bezug auf die Oeffnungserregung bei dem gewöhnlichen Verhalten des Nerven den nicht zuckungerregenden Stromstärken, da sie keine Oeffnungszuckung herbeiführen.

In der Regel zeigt sich hier sogleich nach der Oeffnung des Stromes die Erregbarkeit für den Minimalreiz unter der Kathode erhöht, unter der Anode dagegen herabgesetzt. Am deutlichsten ist dieser Unterschied nachzuweisen, wenn die absteigende Oeffnungszuckung entweder schon bei den schwächsten Strömen besteht oder doch bei einer sehr geringen Stromverstärkung zur Schliessungszuckung hinzutritt, während der Strom beträchtlicher verstärkt werden muss, damit die aufsteigende Oeffnungszuckung erscheine. Dies ist aber gerade das gewöhnliche Verhalten des Nerven auf der untersten Zuckungsstufe. Zuweilen beobachtet man allerdings Abweichungen hiervon, indem auch die absteigende Oeffnungszuckung einer erheblichen Stromverstärkung zu ihrer Herbeiführung bedarf; in solchen Fällen kann dann der Minimalreiz zur Seite der Anode und der Kathode gleichmässig erlöschen.

Nahe der Elektrode ist die anodische Hemmung nach der Oeffnung des Stroms am deutlichsten ausgebildet, sie nimmt mit der Entfernung von derselben ab. Nach kurzer Zeit verschwindet sie und geht in eine mässig gesteigerte Erregbarkeit über.

Nur durch Minimalreize kann die herabgesetzte Erregbarkeit nachgewiesen werden. Eine sehr geringfügige Steigerung der Reizstärke genügt, um sogleich nach der Oeffnung des Stromes schon die Prüfungszuckung zu- statt abnehmen zu sehen. Augenscheinlich also ist vom Moment der Oeffnung an auch zur Seite der Anode Erregung vorhanden: der Nachweisung derselben stellen sich aber Widerstände entgegen, an denen schwache Reize erlöschen.

Für diese Auffassung zeugt ganz besonders die Erscheinung, dass zuweilen die Minimalerregung oder auch eine stärkere Reizung nicht vermindert wird, sondern sogar in derselben Grösse wie ohne Einfluss der Stromesöffnung erscheint, dass aber die Zeit der latenten Reizung bedeutend vergrössert ist. In einzelnen Beobachtungen habe ich die Verzögerung des Zuckungsanfangs bis zur Grösse einer halben Zuckungsdauer und darüber anwachsen sehen. Diese Verzögerung steht in einer merkwürdigen Wechselbeziehung zur Verminderung der Zuckungshöhe. Wird die letztere stark herabgesetzt, so ist der Eintritt der Zuckung wenig verzögert. Nur wenn die Zuckungshöhe annähernd unverändert bleibt, erreicht die Verspätung jene enormen Grössen.

Zur Nachweisung der unter der Anode und zuweilen auch unter der Kathode vorkommenden Hemmungserscheinungen bedarf man einer sehr vorsichtigen und wiederholten Prüfung mit Minimalreizen. Ein einmaliges Auslöschen der Minimalzuckung beweist natürlich nichts, sondern es muss mehrmals nach einander die Zuckung bei Einwirkung der Stromesöffnung verschwinden und nach Hinweglassung dieser Einwirkung wieder erscheinen. Auf diese Weise ist in den unten folgenden Versuchsbeispielen jede der einzelnen Angaben, sobald sich dieselben auf Minimalerregung beziehen, aus mehreren Beobachtungen gewonnen worden. Häufig erhält man übrigens, namentlich in den späteren Stadien einer Versuchsreihe, unentschiedene Ergebnisse, indem die Minimalerregung bald verstärkt bald geschwächt wird.

b. Ströme von mittlerer Stärke.

§. 68. Bei Stromstärken, welche in beiden Richtungen Schliessungs- und Oeffnungszuckung hervorbringen, gibt jede während des Verlaufs der Oeffnungszuckung einwirkende Erregung, häufig sogar wenn sie sich u n t e r der Reizschwelle befindet, Verstärkung der Zuckung. Unmittelbar nach dem Ablauf der Zuckung ist durch schwache, aber von der Schwelle so weit abstehende Reize, dass die Schwankungen der Minimalerregung hinwegfallen, ebenfalls an beiden Elektroden gesteigerte Erregbarkeit nachzuweisen, welche nach einiger Zeit dem früheren Zustande Platz macht; dessgleichen durch stärkere Reize. Bedient man sich dagegen solcher Minimalerregungen, welche genau auf der Reizschwelle stehen, so zeigt sich, falls der Nerv sich nicht im asthenischen Zustande befindet, unmittelbar und einige Zeit nach Ablauf der Zuckung eine schwache Hemmung unter der Kathode, seltener werden Spuren einer solchen auch unter der Anode gefunden, sondern hier weist meistens sogar der unter der Schwelle befindliche Reiz gesteigerte Erregbarkeit nach. Die Hemmungen verschwinden nach einiger Zeit und weichen einer Zunahme der Zuckung.

In dem Maasse, als man sich der dritten Zuckungsstufe nähert, nimmt die Hemmung unter der Kathode zu, während diejenige unter der Anode nur schwach und flüchtig ist oder noch öfter ganz fehlt.

c. Starke Ströme.

§. 69. Unter der Kathode wird mit dem Verschwinden der Oeffnungszuckung die zurückbleibende Hemmung immer gewaltiger; sie wird nun selbst für etwas stärkere Reize leicht nachweisbar. Sie erreicht in einer für die Erregbarkeitsprüfung nicht mehr messbaren Zeit nach der Unterbrechung ihr Maximum, sinkt dann wieder und geht in gesteigerte Erregbarkeit über. Wählt man jedoch starke Prüfungsreize, so verschwinden auch hier die Hemmungserscheinungen, und es ist von Anfang an gesteigerte Erregbarkeit nachzuweisen. Doch muss man dazu bei leistungsfähigen Nerven schon ziemlich erhebliche Reizstärken anwenden. Unter der Anode kann durch vorsichtig abgestufte Minimalerregungen ebenfalls in der Regel eine Hemmung unmittelbar nach der Oeffnungszuckung nachgewiesen werden; sie geht dann schnell in gesteigerte Erregbarkeit über, die mit dem Wachsen der Stromstärke und der Oeffnungszuckung zunimmt.

§. 70. Die drei Versuchsbeispiele, die ich nun folgen lasse, entsprechen successiv den drei Stufen des Zuckungsgesetzes.

Versuch I.

Schwacher Strom (1te Stufe). Spannweite der const. Elektr. 8, der Reizelektroden 3 Mm. Reiz: Oeffnungsinductionsschlag. T = 0,116.

Nr.	D	C	R	R C	
1	5 aufst.	Aufst. 0	2,5	2,5	Minimalreiz. Zuckung R C um 19 Mm. verspätet.
2	„	„	2,5	2,3	Zuckung R C um 24 Mm. verspätet.
3	8 abst.		3	2,8	Zuckung R C um 18 Mm. verspätet.
4	17 aufst.	„	2,5	1,5	Anfang von R und R C gleichzeitig.
5	20 abst.	„	2	2	Zuckung RC um 13 Mm. verspätet.
6	8 abst.	Abst. 1,5	2,5	4,5	
7	5 aufst.	„ 1	2,5	4	
8	8 abst.	„ 1	2,5	4	

T = 0,28.

| 9 | 8 abst. | Abst. 0 | 2 | 3 | Stärkerer Reiz. |

11 *

Nr.	D	C	R	RC	
10	5 aufst.	Abst. 0	2	3	
11	8 abst.	„	2	2,5	Minimalreiz.
12	„	„	0	2	„
13	5 aufst.	Aufst. 0	2,5	2,5	„ RC 3 Mm. später beginnend.
14	8 abst.		2	1,5	R und RC gleichzeitig.

$$T = 0,055$$

Nr.	D	C	R	RC	
15	5 aufst.	Aufst. 0	2	0	
16	8 abst.	„	2	0	
17	„	Abst. 0	2	2	RC 3 Mm. länger.
18	5 aufst.	„	2	2,5	
19	„	Aufst. 0	2	2,5	Reiz verstärkt.
20	8 abst.		2	3	

$$T = 0$$

Nr.	D	C	R	RC	
21	8 abst.	Abst. 0	2,5	2,5	Minimalreiz.
22	5 aufst.	„	2	2,5	„
23	„	Aufst. 0	2	0	„
24	8 abst.		2	0	„

Versuch II.

Strom von mittlerer Stärke (2te Stufe, Schliessungs- und Oeffnungszuckung beider Richtungen). Spannweite der const. Elektr. 7, der Reizelektr. 3 Mm. Reiz: Oeffnungsinductionsschlag. $T = 0,119$. $t = 0$.

Nr.	D	C	R	RC	
1	5 aufst.	Aufst. 2,5	3,5	6	Gewöhnliche Reizstärke etwas über der Minimalgrenze.
2	8 abst.	„ 2,5	3,5	6	„
3	„	Abst. 2,8	3,5	5	„
4	5 aufst.	Abst. 3	3,5	5	„
5	8 abst.	Aufst. 3	0	2	Minimalreiz.
6	5 aufst.	Aufst. 2,5	0	5	„
7	8 abst.	Abst. 2,5	3,5	3	„
8	5 aufst.		4	2	Wird der Reiz wenig über die Minimalgrenze verstärkt, so wird RC stärker als R.

Nr.	D	C	R	RC	
9	18 abst.	Abst. 2,5	2,5	4,5	
10	15 aufst.		2,5	3,5	

$$T = 0{,}30. \quad t = 0{,}17.$$

Nr.	D	C	R	RC	
11	8 abst.	Abst. 4,5	2,5	4,5	
12	„	„	3	0	Reiz weiter geschwächt.
13	5 aufst.	Aufst. 2	2,5	4	
14	„	„ 2,5	0	3	
15	18 abst.	Abst. 5	3	4	
16	15 aufst.	Aufst. 3	3	3,5	
17		„ 2,5	0	2,5	

$$T = 0{,}055. \quad \text{(Addition der Zuckungen.)}$$

Nr.	D	C	R	RC	
18	8 abst.	Abst. 3	3	4,5	Minimalerregung.
19	„	„	0	4,5	
20	5 aufst.	Aufst. 2	3,5	4	
21	5 aufst.	Abst. 2,5	0	2,5	

Versuch III.

Starker Strom (3te Stufe: absteigend Schliessungs-, aufsteigend Oeffnungs-zuckung). Spannweite der const. Elektr. 7, der Reizelektr. 3 Mm. Reiz: Oeffnungsinductionsschlag. T = 0,045 (Addition der Zuckungen.)

Nr.	D	C	R	RC	
1	8 abst.	Abst. 0	3	0	Gewöhnliche Reizstärke, nahe der Minimalgrenze.
2	5 aufst.	Aufst. 4	3	6,5	(RC vom Maximum der Zuckung C abgehend.)
3	18 abst.	Abst. 0	3,5	4,2	

$$T = 0{,}22. \quad t = 0{,}056.$$

Nr.	D	C	R	RC	
4	18 abst.	Abst. 0	3,5	4	
5	8 abst.	„	3,4	4,3	
6	5 aufst.	Aufst. 4	3	3	RC länger als R.
7	8 abst.	„	3,5	4	
8	8 aufst.	Aufst. 3,5	2,5	4	Reiz zur Schwelle geschwächt.

$$T = 0{,}116. \quad t = 0.$$

Nr.	D	C	R	RC	
9	5 aufst.	„ 0	2,5	0	
10	8 abst.	Abst. 0	1,5	0	

Nr.	D	C	R	R C	
11	8 abst.	Abst. 0	3	3,3	Reiz etwas verstärkt.
12	„	Aufst. 3	1,5	4	Reiz wieder geschwächt.
13	5 aufst.	Abst. 0	1,5	1	
14	18 abst.	Aufst. 3	3	3,5	
15	15 aufst.	„	3	4	

3. Bedeutung der gewonnenen Ergebnisse.

§. 71. Die Erregbarkeitsänderungen, welche der Oeffnung des Stromes nachfolgen, sind bereits von Pflüger studirt worden *). Seine Resultate stimmen mit den oben erhaltenen so weit überein, als es bei dem Umstande, dass dieser Forscher sich keiner zeitmessenden Werkzeuge bediente, erwartet werden kann. Pflüger hat nämlich beobachtet, dass zur Seite der Kathode eine kurze Zeit die Erregbarkeit herabgesetzt erscheint, was er als negative Modification bezeichnet, worauf dann eine länger anhaltende positive Modification nachfolgte. Zur Seite der positiven Elektrode sah er aber momentan den Elektrotonus nach Oeffnung der Kette in die positive Modification überspringen. Bei der Schnelligkeit, mit welcher, wenigstens für solche Reize, die nicht genau der Reizschwelle entsprechen, die während des Geschlossenseins der Kette bestehende Hemmung nach der Unterbrechung verschwindet, ist das zeitmessende Myographion zur Auffindung jener Nachwirkungen in der That nicht wohl zu entbehren. Unsere Versuche enthalten aber ausserdem über die Verschiedenheit in der Stärke der zurückbleibenden anodischen und kathodischen Hemmungen einige Aufschlüsse, welche das Verhalten der Oeffnungszuckung je nach der Stromstärke erklärlich machen. Eine Thatsache, die hierher gehört, das Ausbleiben der Oeffnungszuckung bei starken Strömen, hat schon Pflüger aus der an der Kathode zurückbleibenden negativen Modification abgeleitet **).

Bei den schwächsten zuckungerregenden Strömen finden wir die anodische Hemmung verhältnissmässig stark entwickelt, während die kathodische fehlt oder nur in Spuren vorhanden ist. Dies hängt augenscheinlich damit zusammen, dass der schwache absteigende Strom in der Regel sehr bald nach dem Eintritt der Schliessungszuckung, ja manchmal vor demselben Oeffnungszuckung bewirkt, während solche bei dem aufsteigenden Strome noch ausbleibt. Doch ist das Verhalten der Nerven nicht ganz

---

*) Untersuchungen über die Physiologie des Elektrotonus, S. 264 u. f.
**) Obernier, du Bois und Reichert's Archiv, 1861, S. 269.

gleichmässig. Manchmal ist die anodische Hemmung ebenfalls schwach und von sehr kurzer Dauer: dann tritt auch die aufsteigende Oeffnungszuckung schon bei schwachen Stromstärken ein.

Mit wachsender Stromstärke vergeht die anodische Hemmung schneller, während sich an der Kathode die Erscheinungen noch nicht merklich verändert haben. Dies entspricht der zweiten Stufe des Zuckungsgesetzes: Oeffnungszuckung bei beiden Stromesrichtungen. Mit noch weiter zunehmender Stromstärke wird aber nun die kathodische Oeffnungshemmung stärker und dauernder, so dass die absteigende Oeffnungszuckung ausbleibt. Die anodische Hemmung scheint im ersten Momente nach dem Ablauf der Oeffnungszuckung bei starken Strömen wieder etwas zu wachsen, geht aber immer schneller in eine länger dauernde Erregung über. Bei den stärksten Strömen endlich, bei welchen die absteigende Oeffnungszuckung wieder erscheint, auf welche sich jedoch unsere Versuche nicht mehr erstrecken, wird wahrscheinlich durch die immer weiter sich ausbreitende anodische Oeffnungserregung die Wirkung der an der Kathode eintretenden Hemmungen wieder compensirt, was um so begreiflicher erscheint, als hier die während der Schliessung entstandene anodische Hemmungswelle sogar über die negative Elektrode sich ausbreitet und daher der entgegengesetzte Zustand, der bei der Oeffnung sich einstellt, entsprechend an Ausdehnung gewinnen muss.

§. 72. Was die Deutung dieser Vorgänge nach der Unterbrechung der Kette betrifft, so liegt es nahe anzunehmen, dass die anodische Oeffnungshemmung nichts anderes als ein zurückbleibender Rest der anodischen Schliessungshemmung sei. Bei der so langsamen Entstehung der letzteren ist es begreiflich, dass sie auch langsam wieder verschwindet. Dabei scheinen die Geschwindigkeiten des Gehens und Kommens ungefähr gleichen Schritt zu halten. Wie die Hemmung bei den schwachen Strömen langsam sich ausbildet, so bleiben auch länger ihre Spuren zurück, während sie bei starken Strömen schnell der mächtig anschwellenden Oeffnungserregung den Platz räumt. Für die Identität der Oeffnungs - und Schliessungshemmung an der Anode spricht ferner der Umstand, dass die erstere ebenso wie die letztere unter dem aufsteigenden Strom vorzugsweise durch den aufsteigenden Reizstrom nachweisbar zu sein scheint. Uebrigens ist der Einfluss, welchen die Richtung der Prüfungsströme bei der Oeffnungserregung ausübt, sehr wenig ausgeprägt, so dass ein entscheidendes Resultat in dieser Beziehung nicht zu gewinnen ist.

Rücksichtlich der kathodischen Oeffnungshemmung sind zwei Annahmen möglich. Entweder könnte dieselbe auf der Ausbreitung der anodischen Hemmung beruhen, welche nach Unterbrechung der Kette ungehindert über die zuvor widerstehende negative Elektrode hinabflösse; oder sie ist als eine Erscheinung zu deuten, welche an der Kathode selbst ihren Ursprung hat und unmittelbar aus der dort während der

Schliessung der Kette bestandenen Erregung hervorgeht. In der That scheint die letztere Erklärung die kaum zu bestreitende. Wäre nämlich die erste Annahme zulässig, so müsste erwartet werden, dass kathodische und anodische Hemmung nach Intensität und Geschwindigkeit des Vergehens gleichen Schritt mit einander hielten. Dies ist aber, wie wir gesehen haben, durchaus nicht der Fall. Bei schwachen Strömen dauert die anodische Hemmung lange an, während die kathodische höchstens in schwachen Spuren sich ankündigt. Bei starken Strömen vergeht umgekehrt die anodische Hemmung schnell, während die kathodische lange anhält. Sonach müssen wir wohl annehmen, dass die beiden Vorgänge, die der Entstehung des Stromes gefolgt sind, im Moment der Oeffnung in ihr Gegentheil umschlagen. Die Erregung macht, um so mehr, je stärker sie ist, einer wider sie aufstrebenden Hemmung Platz, die Schliessungshemmung aber verschwindet langsam oder schnell, je nachdem sie langsam oder schnell sich gebildet hat. Unmittelbar nach der Unterbrechung der Kette können daher zur Seite der beiden Elektroden Spuren von Hemmung zu finden sein, an der positiven die noch restirende Schliessungshemmung, an der negativen die neu entstandene Oeffnungshemmung. Mit dem Wachsthum der zweiten nimmt aber die erste ab. Ist eine gewisse Zeit nach dem Oeffnen der Kette verflossen, so sind beide verschwunden, und die Erregung, welche der anodischen Hemmung gefolgt ist, breitet nun ohne Widerstand über den ganzen Nerven sich aus.

II. Von der intrapolaren Oeffnungserregung.

1. Intrapolare Totalerregung.

§. 73. Die Untersuchung lässt sich in diesem Fall einfacher ausführen als bei der Schliessungserregung. Wir bedienen uns nämlich eines Stromschliessers (Fig. 2 S. 12), indem wir den Theil a von dem übrigen Hebel isoliren und benützen den Contact bei s zur Unterbrechung der constanten Kette, den Hebelarm d aber zur Schliessung des Kreises der secundären Spirale, indem der eine Leitungsdraht derselben in β, seine Fortsetzung in δ eingeschraubt ist. Die beiden Leitungsdrähte der secundären Rolle sind mit denselben unpolarisirbaren Elektroden in Verbindung gesetzt, welche auch die Leitungsdrähte der constanten Kette aufnehmen. Es folgt somit in zwei rasch nach einander kommenden Acten 1) die Oeffnung des constanten Stroms und 2) die Schliessung des Kreises der secundären Inductionsspirale. Ein in angemessener Entfernung vom Stromschliesser befindlicher Stromunterbrecher besorgt dann in der früheren Weise die Auslösung eines Inductionsschlages.

§. 74. Bei schwachen Strömen, die der ersten Stufe des Zuckungsgesetzes entsprechen, findet man die totale Erregbarkeit für den Minimalreiz bei jeder Richtung des constanten Stromes und des Prüfungsstromes
herabgesetzt, für stärkere Reize ist sie ebenso bei jeder Richtung gesteigert. Die Hemmung beginnt im Moment, wo die Kette geöffnet wird,
und sie dauert mindestens $^1|_4$ Secunde. Nach Ablauf dieser Zeit wird
die Erregbarkeit auch für den Minimalreiz gesteigert.

Bei den Strömen der zweiten Zuckungsstufe ist höchstens bei Minimalreizen, welche dicht an der Reizschwelle liegen, eine vorübergehende
Abnahme der Erregbarkeit nachzuweisen. In der Regel hat sogleich nach
der Oeffnung die Erregbarkeit für jede Richtung der Ströme zugenommen, und dauert diese Zunahme längere Zeit an. Je mehr man sich der
dritten Zuckungsstufe nähert, um so entschiedener macht sich aber wieder
eine Hemmung bemerklich, und die letztere ist endlich bei starken Strömen, welche Richtung sie oder die Prüfungsströme haben mögen, deutlich ausgeprägt. Stärkere Reize weisen auch hier nur gesteigerte Erregbarkeit nach.

Leicht erklären sich diese Erscheinungen aus den bei der extrapolaren Untersuchung aufgefundenen Thatsachen. Dort sahen wir nämlich,
dass bei schwachen Strömen die anodische Schliessungshemmung, die
sich während des Geschlossenseins der Kette über einen nicht unbeträcht-
lichen Theil der intrapolaren Strecke ausbreitet, eine Zeit lang die Oeffnung des Stroms überdauert. In vielen Fällen waren aber auch schon
die Spuren kathodischer Oeffnungshemmung bemerklich. Beide Momente
zusammen müssen die Gesammterregbarkeit der intrapolaren Strecke her-
abdrücken. Bei Strömen mittlerer Stärke verschwindet die anodische
Hemmung fast im Moment der Unterbrechung der Kette, während die
Oeffnungshemmung an der Kathode noch keinen hohen Grad erreicht
hat. Erst mit weiter wachsender Stromintensität nimmt in Folge der
stärker werdenden kathodischen Oeffnungshemmung auch die Totalerregung wieder ab.

Versuch I.

Schwacher Strom (1te Stufe des Zuckungsgesetzes). Spannweite der
Elektr. 20 Mm. Reiz: Oeffnungsinductionsschlag.

Nr.	T	E	R	R C	
1	0,13	C aufst. R abst.	3	0	Minimalreiz. (Entfernung der beiden Inductionsspiralen 25 Cm.)
2	„	C abst. R aufst.	3	0	

Nr.	T	E|	R	RC	
3	0'13	C abst. R aufst.	3	0	
4	„	C abst. R abst.	3,2	0	
5	0,26	„	2,5	0	
6	„	C abst. R aufst.	3	0	
7	„	C aufst. R aufst.	3	3,5	
8	„	C aufst. R abst.	3	0	
9	„	C abst. R abst.	3,2	3,7	Reiz verstärkt. (Enfernung der Inductionsspiralen 15,5 Cm.)
10	„	C abst. R aufst.	3,2	3,7	
11	„	C aufst. R abst.	3,2	3,4	
12	„	C aufst. R aufst.	3,4	3,8	
13	0,11	C abst. R abst.	2,8	0	Zur Minimalerregung zurückgekehrt.
14		C abst. R aufst.	3	0.	
15		C aufst. R aufst.	3	3	Lat. Reizung von RC etwas grösser.
16	„	C aufst. R abst.	3	0	
17	„	C aufst. R aufst.	3	3,5	Lat. Reizung von RC grösser.
18	0	C abst. R abst.	2	0	
19	„	C aufst. R aufst.	3	0	
20	„	C abst. R aufst.	3	0	
21	„	C aufst. R abst.	3,5	0	

Strom verstärkt bis nahe zur 3ten Zuckungsstufe, Minimalreiz:

Nr.		E	R	RC	
22		C abst. R abst.	4	4,5	C = 0
23		C abst. R aufst.	3	5	„
24		C aufst. R aufst.	2,5	4	C = 3
25		C aufst. R abst.	3	4	C = 3,5.

Versuch II.

Variation der Stromstärken. Spannweite 24 Mm. Reiz: Oeffnungsinductionsschlag. T = 0,24, t durchschnittlich = 0,13.

Nr.	E	C	R	RC	
1	C aufst. R aufst.	3,4	2,8	3,8	Mittl. Strom (2te Zuckungsstufe), Minimalreiz.
2	C abst. R aufst.	3		3,8	
3	C aufst. R abst.	3		3,5	

Nr.		C	R	R C	
4	C abst. R abst.	3	2,8	3,5	
5	C aufst. R abst.	3	2	2,5	Strom verstärkt bis zur oberen Grenze der 2ten Zuckungsstufe.
6	C abst. R abst.	3	2	2,5	
7	C abst. R aufst.	3	2	2,7	
8	C aufst. R aufst.	3	2	2,3	
9	C abst. R abst.	2	2	2	Strom noch mehr verstärkt (3te Stufe).
10	C abst. R aufst.	2	2	0	
11	C aufst. R abst.	2	1,5	2	
12	C aufst. R aufst.	2	1,5	0	

2. Intrapolare Partialerregung.

§. 75. Bei Untersuchung der Vorgänge in der intrapolaren Strecke nach der Oeffnung der Kette lassen sich leicht die Missstände beseitigen, welche bei der Erforschung der Schliessungserregung nicht zu umgehen waren. Wir wenden zu diesem Zweck, wie in den Versuchen über Totalerregung, einen Stromschliesser an, dessen beide Theile von einander isolirt sind, so dass zuerst die constante Kette geöffnet und dann der ein Stück der intrapolaren Nervenstrecke aufnehmende Kreis der secundären Inductionsspirale geschlossen wird, worauf endlich als dritter Act die durch einen Stromunterbrecher bewirkte Auslösung des Inductionsschlages folgt.

Die auf solche Weise ausgeführten Versuche lehren, dass in der intrapolaren Strecke die ähnlichen Veränderungen wie in den extrapolaren Theilen des Nerven sich einstellen; doch scheint auch hier wieder den Hemmungsvorgängen eine grössere Intensität zuzukommen. Nach Oeffnung der schwächsten zuckungerregenden Ströme zeigt nämlich der Minimalreiz in der ganzen intrapolaren Strecke meistens herabgesetzte Erregbarkeit an. Mit dem Eintritt der zweiten Zuckungsstufe wird die Hemmung geringer, und wir erhalten jetzt, wenn, wie gewöhnlich, die Minimalerregungen etwas entfernt von der Reizschwelle gewählt werden, in den anodischen und kathodischen Theilen der intrapolaren Strecke gesteigerte Zuckung. Nur solche Reize, die vorsichtig dicht an der Reizschwelle gehalten werden, zeigen hier noch zuweilen Abnahme der Erregbarkeit. Zu stärkeren Strömen übergehend wächst dann wieder die Hemmung an, so dass bei den Strömen der dritten Zuckungsstufe in der ganzen intrapolaren Strecke abermals Abnahme der Zuckung beobachtet wird. Stärkere Reize ergeben auch hier überall gesteigerte Erregbarkeit.

Die folgende Versuchsreihe, die aus mehreren Versuchen zusammen-
gestellt ist, gibt eine Uebersicht dieser Erscheinungen.

Versuchsreihe.

Spannweite der Reizelektr. 2, der const. Elektr. 40 Mm. (Nr. 1—8), 32 Mm. (9
—13) und 25 Mm. (14 — 17). Entfernung der untern Reiz- von der untern
const. Elektr. 10 Mm. (1—8), 7 Mm. (9—13) und 3 Mm. (14—17).

Nr.	E	C	R	RC

1. Schwacher Strom (1te Zuckungsstufe). T = 0,28.

1	C abst. R abst.	0	3,5	2	Minimalreiz.
2	C abst. R aufst.	2,5	2,5	0	
3	C aufst. R aufst.	0	3	2	
4	C aufst. R abst.	0	2,6	1	
5	C abst. R abst.	3	2,5	3,5	Stärkerer Reiz.
6	C abst. R aufst.	3	2,5	4	
7	C aufst. R abst.	0	2,5	3,5	
8	C aufst. R aufst.	0	3	3,5	

2. Mittlere Stromstärke (2te Zuckungsstufe). T = 0,114.

9	C abst. R abst.	2	2,5	3,5	Minimalreiz.
10	C aufst. R aufst.	2	1	3,5	
11	C aufst. R aufst.	3	2,5	3,5	
12	C abst. R aufst.	2,5	0	4	Reiz unter die Schwelle
13	C aufst. R aufst.	3	0	5	geschwächt.

3. Starker Strom (3te Zuckungsstufe). T = 0,094.

14	C aufst. R abst.	3	3	0	Minimalreiz.
15	C aufst. R aufst.	3,3	3	0	
16	C abst. R abst.	0	3	1,5	
17	C abst. R aufst.	0	3	0	

3. Vergleichung der in- und extrapolaren Erregbarkeit.

§. 76. Wie bei der Schliessungserregung, so lässt sich auch bei der
Oeffnungserregung die Frage erheben: in welchem Verhältniss ihrer In-
tensität nach die Vorgänge stehen, die sich nach der Unterbrechung der
Kette zwischen den Polen derselben und in den extrapolaren Theilen des
Nerven entwickeln.

Zur Entscheidung dieser Frage greifen wir zu einem ähnlichen Verfahren wie früher (§. 61). Bei ziemlich bedeutender Spannweite der Elektroden des constanten Stromes bringen wir auf der in- und extrapolaren Seite der gegen den Muskel gelegenen Elektrode, in gleicher Entfernung von derselben, ein Reizelektrodenpaar von geringer Spannweite an. Ich habe zu diesem Zweck in allen Versuchen Platindrahtelektroden von 2 Millim. Spannweite benützt, deren Entfernung (Z) von der constanten Elektrode 3 — 5 Millim. betrug. Um die Stromverzweigung zu vermeiden, wurde beim intrapolaren Reizelektrodenpaare dasselbe Verfahren wie oben angewandt der-Stromschliesser, dessen beide.Theile von einander isolirt waren, besorgte also zuerst die Oeffnung der Kette, dann die Schliessung des secundären Inductionskreises, worauf der Stromunterbrecher den Inductionsschlag auslöste.

Bei der Anwendung schwacher Ströme, welche nur Schliessungs-, keine Oeffnungszuckung erregen, beobachtet man, wenn die Richtung des Stromes absteigend ist, der Reiz also in der Nachbarschaft der negativen Elektrode stattfindet, in- und extrapolare Veränderungen der Erregbarkeit (bei schwächsten Reizen Abnahme, bei etwas stärkeren Zunahme), deren Grösse zu beiden Seiten der Kathode keine merklichen Verschiedenheiten darbietet; ebenso bei etwas stärkeren Strömen, bei denen die absteigende Oeffnungszuckung sich einstellt. Hier klingt die letztere in- und extrapolar als gesteigerte Erregbarkeit ab. Anders verhält es sich mit den schwächsten aufsteigenden Strömen. Bei diesen zeigen Minimalerregungen auf der intrapolaren Seite der Anode häufig noch herabgesetzte Erregbarkeit an, während auf der extrapolaren dieselbe schon gesteigert ist. Allerdings sind aber diese Unterschiede nur unbedeutend und sehr flüchtig, indem bald überall die gesteigerte Erregbarkeit sich einstellt. Ebenso besteht diese von vornherein für stärkere Reize.

Natürlich kann hier, wie bei den ähnlichen Ergebnissen in Betreff der Schliessungserregung (§. 65), wieder die Frage entstehen, ob die beobachteten Unterschiede nicht von einer Hemmung der Fortpflanzung durch die Stelle der Elektrode herrühren. Es ist daher zuzugestehen, dass die Versuche mit aufsteigenden Strömen an und für sich keine hinreichend beweisende Kraft haben. Um so mehr muss von der Anwendung stärkerer aufsteigender Ströme abgesehen werden.

Benützt man stärkere absteigende Ströme, welche der dritten Zuckungsstufe entsprechen, wo also die Oeffnungszuckung hinwegbleibt, so ist, wenn die Schliessungsdauer eine kurze.war, d. h. etwa $^1/_4$ — $^1/_2$ Secunde betrug, nur ein geringes Ueberwiegen der Hemmung auf der intrapolaren Seite der Kathode zu beobachten. Immerhin sieht man ziemlich constant, dass bei einer Reizstärke, bei welcher extrapolar schon Gleichheit der Zuckungen R und RC oder selbst eine geringe Zuckungszunahme besteht, der intrapolare Prüfungsreiz noch ausgelöscht wird. Diese Unterschiede werden viel bedeutender, wenn man die Schliessungs-

dauer auf mehrere Secunden verlängert. In diesem Fall wird selbst bei
ziemlich starken Reizen die intrapolar ausgelöste Zuckung verringert
oder ausgelöscht, während der Einfluss auf die extrapolare Strecke entweder ausbleibt oder doch viel unbedeutender ist. Erst bei den stärksten
Reizen kommt auch hier zu beiden Seiten der Elektrode eine gleichmässig gesteigerte Erregbarkeit zur Beobachtung.

Als Beispiele theile ich zwei Beobachtungsreihen mit, die eine bei
einem schwachen, meistens aufsteigend gerichteten, die andere bei einem
starken absteigenden Strome. R_1 bedeutet in beiden die intrapolare, R_2
die extrapolare Reizung.

V e r s u c h I.

Schwacher Strom: 1te Stufe (Schliessungszuckung beider Richtungen).
Spannweite der const. Elektr. 20, der Reizelektr. 2 Mm. Z in- und extrapolar 3 Mm. T = 0,120.

Nr.	E	R	RC	S
1	C aufst. R_1 abst.	3	0	32 Schwacher Reiz.
2	C aufst. R_2 abst.	3	3	"
3	C aufst. R_1 aufst.	3	2	"
4	C aufst. R_2 aufst.	3	2,8	"
5	C aufst. R_1 aufst.	3	0,8	34
6	C aufst. R_2 aufst.	2,5	0	"
7	C aufst. R_1 abst.	3	0	"
8	C aufst. R_2 abst.	3	3,3	"
9	C abst. R_1 abst.	3	3,5	"
10	C abst. R_2 abst.	3	3,8	"
11	C aufst. R_1 abst.	3	3	20 Stärkerer Reiz.
12	C aufst. R_2 abst.	3	3,3	"
13	C aufst. R_2 abst.	3	3,5	16
14	C aufst. R_1 abst.	3	3,3	"
15	C aufst. R_1 abst.	3	3,5	13
16	C aufst. R_2 abst.	3	3,5	"
17	C aufst. R_1 aufst.	3	3,5	"
18	C aufst. R_2 aufst.	3·	3,5	"
19	C abst. R_1 abst.	3	4	"
20	C aufst. R_2 abst.	3	4	"

V e r s u c h II.

Starker absteigender Strom　(6 Elem. Dan.) 3te Stufe.　Spannweite der const. Elektr. 25 , der Reizelektr. 2 Mm. Z in - und extrapolar 3 Mm.
$$T = 0,061.$$

Nr.	E	R	R C	S	
1	R_1 abst.	3,5	0 (3,5)	26,5	Zwischen R C $= 0$ und
					RC $=$ R wechselnd:
2	R_2 abst.	3,5	4	„	
3	R_1 aufst.	3,5	0	27,5	
4	R_2 aufst.	3,5	2,5	„	

Die Fortsetzung der Versuchsreihe verläuft diesem Anfang entsprechend. RC_1 ist abwechselnd $= 0$ und $= R$, RC_2 in der Regel grösser als R. Mit der Dauer der Versuchsreihe werden aber die Unterschiede immer undeutlicher. Hierauf wird die Schliessungsdauer auf etwa 5 Sec. verlängert. Schluss der Versuchsreihe:

16	R_2 aufst.	3	3,5	25
17	R_1 aufst.	3	2	„
18	R_2 abst.	3	3,5	25
19	R_1 abst.	3	2,4	„
20	R_2 abst.	3	3,4	26
21	R_1 abst.	3	0	„
22	R_2 aufst.	3	3	22
23	R_1 aufst.	3	2	„

Reizschwelle für $R_1 =$ S 38, für $R_2 =$ S 37.

§. 77. Aus diesen Beobachtungen dürfen wir wohl den Schluss ziehen, dass die Vorgänge, welche nach der Unterbrechung der Kette im Nerven entstehen, sich in Bezug auf ihre Intensität in der in- und extrapolaren Strecke ähnlich wie die Erregungsvorgänge nach der Schliessung verhalten. Die Erregung selbst wird bei denjenigen Stromstärken , wo Gleichheit der ab- und aufsteigenden Oeffnungszuckung besteht, auch hier in der ganzen Länge des Nerven von gleicher Intensität sein. An der unteren und oberen Grenze der zweiten Zuckungsstufe, wo die Oeffnungszuckungen verschieden sind , wird die Erregung bei ihrer Fortpflanzung durch die in anodischer oder kathodischer Hemmung begriffene Stelle vermindert: an der unteren Grenze ist es daher in Folge der anodischen Hemmung die zur Seite der positiven Elektrode gelegene Nervenstrecke, an der oberen Grenze ist es in Folge der kathodischen Hemmung die zur Seite der negativen Elektrode gelegene Nervenstrecke , welche eine

geringere Erregung zeigt. Stärker noch werden diese Unterschiede jenseits der genannten Grenzen, wo bei den schwachen Strömen die Erregung zur Seite der Anode, bei den starken Strömen die Erregung zur
Seite der Kathode so weit durch die Hemmung herabgedrückt wird, dass
keine Oeffnungszuckung mehr entstehen kann.

Die Hemmung selbst ist, wie unsere Versuche lehren, auch hier in
der intrapolaren Strecke grösser als in den extrapolaren Theilen des
Nerven. Die Gestalt der Curve, welche die Intensität der Hemmungsvorgänge für die verschiedenen Theile des Nerven ausdrückt, ändert sich
aber mit wachsender Stromstärke. Bei den schwächsten Strömen liegt
ihr Maximum auf der intrapolaren Seite der Anode: sie sinkt von da
rasch nach der extrapolaren, langsamer nach der intrapolaren Richtung. Mit
wachsender Stromstärke verschiebt sich das Maximum gegen die Kathode hin, nimmt aber anfänglich nicht in gleichem Maasse zu, wie die
Intensität der Erregung, welche daher nach beiden Seiten die Elektroden durchbricht. Erst bei noch weiterer Steigerung der Stromstärke,
nachdem das Maximum der Hemmungscurve bis zur Kathode gerückt
ist, wächst an der letzteren dieselbe wieder mehr an. Die Gestalt der
Curve wird nun eine ähnliche wie bei den schwachen Strömen, nur mit
umgekehrtem Lageverhältniss zu den Elektroden: auf der intrapolaren Seite der Kathode liegt jetzt das Maximum der Hemmung, von da
an sinkt die Curve rasch in extrapolarer, langsamer in intrapolarer
Richtung.

§. 78. Aus der ganzen Untersuchung der Oeffnungserregung ergibt sich, dass im Augenblick der Unterbrechung der Kette eine E r -
r e g u n g entsteht, welche bei denjenigen Stromstärken, bei denen
nicht durch Hemmungsvorgänge Verschiedenheiten der Leitung bewirkt
werden, i n - u n d e x t r a p o l a r, z u r S e i t e d e r A n o d e u n d
K a t h o d e, v o n g l e i c h e r I n t e n s i t ä t i s t. N e b e n d i e s e r
E r r e g u n g g e h t a b e r e i n e H e m m u n g e i n h e r, w e l c h e t h e i l s
i n d e r r e s t i r e n d e n a n o d i s c h e n S c h l i e s s u n g s h e m m u n g i h -
r e n G r u n d h a t, t h e i l s e r s t b e i d e r O e f f n u n g s i c h b i l d e t,
d a d u r c h, d a s s n u n a n d e r K a t h o d e ä h n l i c h e V e r ä n d e r u n g e n
e r z e u g t w e r d e n, w i e s i e b e i d e r S c h l i e s s u n g a n d e r
A n o d e e n t s t a n d e n w a r e n. Beide Hemmungsvorgänge stehen in
einer gewissen Wechselbeziehung. Wo die anodische Hemmung schwach
war und langsam vergeht, da sind von der kathodischen nur Spuren
zu entdecken so bei den schwächsten Strömen. Wo dagegen die
anodische Hemmung stark war und rasch verschwindet, da bildet sich
die kathodische schnell und zu grosser Intensität aus: so bei den starken Strömen. In der Mitte liegen jene mässigen Stromstärken, wo
der schwache Reiz zuweilen von beiden Hemmungen Spuren nachweist, wo aber stets der Erregungsvorgang ein bedeutendes Uebergewicht
hat über die Widerstände, die sich ihm entgegensetzen.

Viertes Capitel.

Von der Erregung durch kurz dauernde Reize.

I. Von der Erregung durch elektrische Stromstösse.

1. Ueber die Abhängigkeit des Verlaufs der Zuckung von der Stärke und Dauer der Stromstösse.

A. Zusammenhang von Zuckungshöhe und Zuckungsdauer.

§. 79. Am lebenden Nerven stehen, so lange nicht gewisse Complicationen der elektrischen Reizwirkung stattfinden, auf welche wir unten zurückkommen werden, die Zuckungshöhe und die Zeit der Zusammenziehung des Muskels regelmässig in solchem Zusammenhang, dass die höhere Zuckung zugleich länger, die niedrigere kürzer dauert.

Man beobachtet diesen Zusammenhang am sichersten, wenn man möglichst kurz dauernde Stromstösse wählt, welche in absteigender Richtung durch eine Nervenstrecke gesandt werden. Der Oeffnungsinductionsschlag oder der durch rasch auf einander folgendes Schliessen und Oeffnen einer constanten Kette erzeugte Stromstoss eignen sich hierzu am besten. Bei der Verstärkung eines solchen Stromstosses nimmt ziemlich regelmässig die Zuckungshöhe zu, und so lange letzteres der Fall ist, wächst dann auch die Zuckungsdauer.

Wie bei der Reizverstärkung verhält es sich bei der Zunahme der Zuckungshöhe durch Steigerung der Erregbarkeit. So manifestirt sich die verschiedene Reizbarkeit der einzelnen Theile der Nervenlänge, auf welche Pflüger aufmerksam gemacht hat *), dadurch, dass die von

---

*) A. a. 0. S. 140 f.

höheren, dem Muskel entfernteren Punkten des Nerven erregte Zuckung
nicht nur stärker ist, sondern auch länger dauert als diejenige, welche
durch den gleichen Reiz tiefer unten ausgelöst wird. Ebenso ist die
Erregbarkeitszunahme, welche die an eine frisch entstandene Durch-
schnittsfläche grenzende Nervenstrecke zeigt, immer auch mit Zunahme
der Zuckungsdauer verbunden.

Bei leistungsfähigen Nerven ist es leicht, den erwähnten Zusammenhang der Zuckungshöhe und Zuckungsdauer an dem in gewöhnlicher
Weise hergestellten Nervmuskelpräparate zu constatiren, mag nun der
Nerv noch mit einem Stück des Rückenmarks im Zusammenhang geblieben oder durchschnitten sein; doch ändert sich hier das Verhalten bald
in Folge des Absterbens. An Nerven dagegen, die in der später (Cap. 5)
zu beschreibenden Weise mit dem Blutlauf in Verbindung geblieben sind,
kann man Stunden hindurch mit der Höhe regelmässig die Dauer der
Zuckung wachsen und wieder abnehmen sehen.

Nicht für alle Punkte des Nerven wächst die Zuckungshöhe gleichmässig mit der Reizverstärkung und hinwiederum die Zuckungsdauer
gleichmässig mit der Zuckungshöhe. Je ferner vom Muskel man den
Reiz einwirken lässt, um so mehr sind Minimal-. und Maximalzuckung
von einander verschieden, indem das Zuckungsmaximum für den entfernteren Punkt grösser ist als für den näheren. Im selben Sinne, aber noch
mehr unterscheidet sich die Zuckungsdauer. Bei gleichem Wachsthum
der Zuckungshöhe nimmt nämlich nahe am Muskel die Zuckungsdauer
weniger zu, als wenn eine entferntere Strecke gereizt wurde. Stuft man
daher die Reizstärken so ab, dass die Reizung des ferneren und näheren
Punktes gleich hohe Zuckungen ergibt, so ist die erstere Zuckung regelmässig die gedehntere. Am lebenden Nerven ist es desshalb meistens
unmöglich von zwei Punkten, die erheblich von einander entfernt sind,
absolut congruente Zuckungscurven auszulösen. Wählt man die Reizstärken so, dass die Zuckungshöhen gleich werden, so ist die Curve des
ferneren Punktes länger; macht man dagegen die Zuckungslängen gleich,
so ist die Curve des näheren Punktes höher.

Mit diesen Thatsachen hängt noch folgende Erscheinung zusammen.
Am lebenden und mit dem Rückenmark in Verbindung gebliebenen oder
auch am frisch durchschnittenen Nerven ist die Minimalerregung eines
ferneren Punktes von minder constantem Effect als ein dicht über dem
Muskel einwirkender Minimalreiz. Dort sieht man ziemlich häufig auf
einen an der Schwelle gelegenen Reiz schon eine ziemlich starke Zuckung erfolgen, während hier der schwache Reiz durchaus regelmässig auch
nur schwache Zuckungen auslöst. Dieser Unterschied wird sowohl bei
Oeffnungs- wie bei Schliessungsinductionsschlägen beobachtet. Er kann
also nicht etwa in Ungleichheiten, welche durch den überspringenden
Funken bewirkt werden, und welche ja auch für beide Nervenstellen in
gleicher Weise in Betracht kommen würden, seinen Grund haben.

Die angeführten Thatsachen scheinen zu beweisen, dass der auf den Muskel ausgeübte Reizeffect nicht bloss von der Grösse der an dem Ort des Reizes stattfindenden Erregung, sondern ausserdem von denjenigen Vorgängen abhängt, welche in der Nervenfaser stattfinden, während die Erregung sich in derselben fortpflanzt. Für den vorliegenden Fall, wo wir nur solche Reize in Betracht gezogen haben, deren Verstärkung eine einfache Zunahme der Erregung bewirkt, ist aber jener Einfluss der Fortpflanzung offenbar dahin gerichtet, dass die Erregung wächst während ihres Verlaufs in der Nervenfaser. Die mitgetheilten Erfahrungen bekräftigen daher, wie ich glaube, den von Pflüger aufgestellten Satz, dass die Erregung lawinenartig anschwillt bei ihrer Fortpflanzung. Selbstverständlich bleibt dabei nicht ausgeschlossen, dass die verschiedene Zuckungshöhe bei Reizung einzelner Punkte der Nervenlänge noch auf anderen Ursachen beruhen mag. Ausserdem aber gilt das Anschwellen der Erregung keineswegs für alle Formen der Reizung. Vielmehr werden wir Thatsachen kennen lernen, welche beweisen, dass in andern Fällen sich ebenso der Effect hemmender Einflüsse während der Fortpflanzung der Erregung summiren kann, so dass die letztere bei ihrem Verlauf in der Nervenfaser allmälig abnimmt. (S. §. 91.)

Durch das in absteigender Richtung fortschreitende Absterben des Nerven ändern sich die Erscheinungen in höchst merkwürdiger Weise. Zunächst wird der Zusammenhang zwischen Zuckungshöhe und Zuckungsdauer verwischt. Es tritt jetzt häufig der Fall ein, dass der stärkere Reiz eine höhere aber kürzere Zuckung auslöst, als ob die innern Kräfte des absterbenden Nerven durch denselben Reiz rascher verbraucht würden. Ebenso ändert sich der Effect der Reizung höherer und tieferer Stellen. Doch zeigen hier die ausgelösten Zuckungscurven so inconstante Unterschiede, dass sich eine Regel in Bezug auf dieselben nicht mehr angeben lässt.

B. Abhängigkeit der Zuckung von Stärke und Dauer des Stromstosses.

§. 80. Mit dem vorliegenden Gegenstand haben sich Fick *) und Lamansky **) bereits beschäftigt. Es liegt nicht in meiner Absicht, auf die zwischen beiden Beobachtern schwebenden Streitfragen näher einzugehen. Da wir uns im folgenden bloss mit grösseren Zeitabstufungen der Stromstösse beschäftigen werden, so will ich nur die in dieser Beziehung in Betracht kommenden Thatsachen erwähnen. Fick hat ge-

---

*) Untersuchungen über elektrische Nervenerregung, Braunschweig1864. Vgl a. A. B. Meyer, Dissertation, Zürich 1867.
**) Studien des physiologischen Instituts zu Breslau, Heft 4.

funden, dass es für jede Stromstärke eine gewisse minimale Dauer gibt,
bei welcher der Strom noch keine Zuckung bewirkt. Von da an soll mit
der Vergrösserung der Stromesdauer die Zuckung wachsen, und bei einer
immer noch sehr kleinen Zeitgrösse (von höchstens 0,002″) ihr Maximum erreichen. Nachdem die Zuckung bei weiter wachsender Stromesdauer eine Zeit lang constant geblieben, beginne sie dann plötzlich von
neuem zu wachsen, um bald ein zweites höheres Maximum zu erreichen.
Von diesem Verhalten bei absteigendem Strom unterscheidet sich nach
Fick der aufsteigende dadurch, dass hier bei einer gewissen Stromesdauer plötzlich die Zuckung zu sinken beginnt, auf null herabgeht und
erst bei weiterer Steigerung der Dauer wieder zunimmt. Im Ganzen stimmen hiermit auch die Beobachtungen von Lamansky überein; beide
Forscher weichen aber in der Erklärung der Erscheinungen ab. Nach
Fick sollen die übermaximalen Zuckungen bei absteigendem Strom ebenfalls noch blosse Schliessungszuckungen sein, während Lamansky dieselben als hervorgegangen aus einer Summation von Schliessungs- und
Oeffnungserregung auffasst. Ebenso sollen nach Fick die bei aufsteigendem Stromstoss nach der zuckungsfreien Pause wieder erscheinenden
Zuckungen Schliessungserregungen sein, während sie von Lamansky
als blosse Oeffnungszuckungen angesehen werden. Eine Entscheidung
über diese Fragen lässt sich natürlich nur gewinnen, wenn man durch
sehr kurze Dauer des Stromstosses die Möglichkeit einer Oeffnungszuckung ausschliesst. Die darauf bezüglichen Beobachtungen von Fick und
Lamansky widersprechen sich aber bis jetzt. Da nun in der folgenden
Untersuchung nicht die nähere Form der hier vorliegenden Function,
sondern nur die Wirkungsweise der Stromstösse im Allgemeinen zergliedert werden soll, um zu prüfen, in wiefern die früher gefundenen Gesetze der elektrischen Erregung auch in diesem Fall zur Anwendung
kommen, so enthalte ich mich eines Urtheils über die erwähnten
Streitpunkte; doch wird der Leser aus dem ganzen Zusammenhang dieser Untersuchungen ersehen, dass die Nervenerregung durch Stromstösse
überhaupt ein sehr zusammengesetzter Vorgang ist, der eine regelmässige Beziehung zwischen Stärke und Dauer des Stromes und Zuckungsgrösse innerhalb weiterer Grenzen kaum erwarten lässt.

a. Aufsteigende Stromstösse.

§. 81. Bei schwachen aufsteigenden Stromstössen, deren Intensität
der ersten und dem Anfang der zweiten Stufe des Zuckungsgesetzes entspricht, wird das Maximum der Zuckung dann erregt, wenn die Dauer
des Stromstosses eine sehr kleine ist. Von diesem Maximum aus nimmt
die Zuckungsstärke mit Zunahme der Stromesdauer ab. Da nun, wie
wir aus Fick's Untersuchungen wissen (s. oben), jeder Stromstoss eine
gewisse, sehr kurze Zeit dauern muss, um überhaupt Zuckung zu erregen,

so werden wir demnach das Erregungsgesetz für den schwachen aufsteigenden Stromstoss so formuliren müssen, dass das Maximum seiner Wirkung bei einer sehr kleinen Zeitgrösse liegt und von hier nach unten und nach oben, d. h. sowohl bei der Verkürzung wie bei der Verlängerung dieser Zeitgrösse abnimmt.

Mit der Verstärkung des Stromstosses nimmt bei kürzerer und längerer Zeitdauer desselben die Zuckung bis zu einer gewissen, innerhalb der zweiten Zuckungsstufe gelegenen Grenze zu, von da an aber rasch ab, und es wird in der Regel ein Punkt erreicht, wo selbst für eine relativ nicht unbeträchtliche Dauer des Stromstosses die Zuckung vollständig null wird. Bei längerer Dauer desselben erscheint dann wieder eine Zuckung, welche durch ihren späten Beginn sich deutlich als Oeffnungszuckung verräth. Derselbe Effect wird hervorgebracht, wenn die Dauer die frühere bleibt, aber die Intensität des Stromstosses vergrössert wird. Von dem Punkte an, wo die Zuckung wieder erscheint, ist nun ihre Abhängigkeit von der Dauer des Stromstosses die umgekehrte wie früher: je länger derselbe währt, um so stärker wird die Zuckung. Bei allen diesen Veränderungen besteht der in §. 79 nachgewiesene Zusammenhang zwischen Höhe und Dauer der Zuckung. Bei schwachen Strömen nehmen mit der Zeit des Stromstosses Höhe und Dauer ab, bei starken Strömen nehmen sie ebenso zu.

Aus diesem ganzen Verhalten folgt unzweifelhaft, dass die durch schwache aufsteigende Stromstösse von einer gewissen Dauer ausgelösten Zuckungen nur Schliessungszuckungen, die durch starke Stromstösse ausgelösten nur Oeffnungszuckungen sind. Zwischen beiden liegt eine Reihe von Stromstärken, wo der aufsteigende Stromstoss gänzlich unwirksam ist. Mit der Verlängerung der Dauer des Stromstosses werden diese unwirksamen Stromstärken, die ungefähr der Grenze zwischen zweiter und dritter Zuckungsstufe entsprechen, in immer engere Grenzen eingeschlossen, und bei einer gewissen Zeitgrösse erhält man bei jeder Stromstärke Zuckung, indem sich nun für gewisse Stromstärken Schliessungs- und Oeffnungszuckung summiren. Ebenso kommt man, wenn man die Zeitdauer des Stromes abnehmen lässt, wieder bei einer Grenze an, von der an für kürzer dauernde Stromstösse bei jeder Intensität eine Zuckung erscheint, welche demnach offenbar bei schwachen und starken Strömen als eine Schliessungszuckung aufzufassen ist. Aehnlich beobachtet man nicht selten bei Inductionsschlägen, die durch Oeffnen einer Nebenschliessung zur primären, mit Eisendrähten gefüllten Spirale ausgelöst werden, dass mit der Annäherung beider Inductionsrollen zuerst die Zuckung wächst, dann abnimmt, bei einer gewissen Stellung null wird und bei weiterer Annäherung wieder zum Vorschein kommt, um nun von neuem zu wachsen. Auch hier sind die vor und hinter der

Grenze der unwirksamen Stromstärken gelegenen Zuckungen so gegen
einander verschoben, dass sich deutlich die einen als Schliessungs-, die
andern als Oeffnungszuckungen documentiren. Um bei Inductionsschlägen
diese Erscheinungen wahrzunehmen, ist jedoch eine günstige Beschaffenheit des Nerven erforderlich. Wo der asthenische Zustand auch nur mässig ausgebildet ist, da kommt bei der gewöhnlich angewandten Stärke
der Inductionsströme meist nicht einmal der Wendepunkt zum Vorschein,
von dem an mit zunehmender Stromstärke die Zuckung wieder abnimmt,
sondern diese wächst meistens continuirlich bis zu einem Maximum, das
dann bei weiterer Annäherung der Inductionsspiralen constant bleibt.

Aus dieser Abhängigkeit der Zuckung von der Dauer des Stromstosses geht zunächst hervor, dass die letztere bei schwächeren Strömen,
die der zweiten Zuckungsstufe entsprechen, eine relativ beträchtliche sein
muss, wenn die während der Schliessung erzeugte Veränderung denjenigen Grad erreichen soll, welcher die Oeffnungszuckung herbeiführt. Mit
wachsender Stromstärke wird zwar diese Zeit immer kürzer, dennoch
tritt auch hier die Abhängigkeit von der Schliessungsdauer darin zu Tage,
dass die Zuckung durch kurz dauernde Stromstösse sehr schwach ist im
Vergleich mit den durch den länger dauernden constanten Strom herbei-
geführten Oeffnungszuckungen. Umgekehrt verhält es sich mit der Schliessungszuckung. Diese wird durch die Veränderung, welche der Schliessung der Kette folgt, geschwächt. Sie nimmt daher nicht nur ab bei wachsender Dauer des Stromstosses, sondern man beobachtet ausserdem, dass
Ströme, für welche, wenn sie länger dauern, die Schliessungszuckung bereits verschwunden ist, bei kurz dauernder Einwirkung immer noch
schwache Schliessungszuckungen auslösen.

Aus den früheren Ergebnissen über die Schliessungs- und Oeffnungserregung des constanten Stromes erklären sich sehr einfach diese Erscheinungen, sie erweitern aber zugleich unsere Erfahrungen, indem sie
den Einfluss eines ferneren, bisher nicht berücksichtigten Momentes, nämlich der Stromesdauer, darlegen. Bei schwachen Strömen entsteht nach
der Schliessung der Kette langsam die anodische Hemmung: je länger
daher in diesem Fall der Stromstoss währt, um so mehr wird die Erregung gehemmt. Rascher tritt dagegen bei starken Strömen die Hemmung
ein: schon die Erregung durch einen ziemlich kurz dauernden Stoss kann
desshalb hier ausgelöscht werden. Nach der Oeffnung der Kette verschwindet die Hemmung langsam bei schwachen, schneller bei starken
Strömen. (§. 67 u. f.) Wir erfahren nun weiter, dass der Oeffnungs-
effect durch die längere Dauer der Schliessung im gleichen Sinne wie
durch die Vergrösserung der Stromintensität verändert wird.

b. Absteigende Stromstösse.

§. 82. Hat der Stromstoss die absteigende Richtung, so vergrössert
sich bei den Stromstärken der ersten und der zweiten Stufe bis zum

Zuckungsmaximum mit der Dauer des Stromes die Höhe und Dauer der Zuckung. Am beträchtlichsten sind diese Veränderungen bei solchen Stromstärken, die der zweiten Zuckungsstufe entsprechen, wo die durch den längeren Stromstoss ausgelöste Zuckung sichtlich durch Addition einer Schliessungs- und Oeffnungszuckung entstanden ist.

Mit der Verstärkung des Stromes nähert man sich einer Grenze, wo die Zuckungen bei kürzerer und längerer Schliessungsdauer einander gleich werden, indem zuerst die Unterschiede der Höhe und dann auch diejenigen der Dauer verschwinden. Verstärkt man endlich die Intensität des Stromstosses über diese Grenze, so kehrt die Erscheinung sich um, indem der kurz dauernde Stromstoss eine stärkere Zuckung, als der länger dauernde, auslöst. Dieser Punkt wird bei Stromintensitäten erreicht, die der dritten Stufe des Zuckungsgesetzes entsprechen. Wird innerhalb dieser Stufe der Strom noch mehr verstärkt, so nehmen bei kürzerer und längerer Dauer des Stromstosses die Zuckungen ab. Man kann auf diese Weise leicht abermals an einer Grenze ankommen, wo die zwei verglichenen Zuckungen wenig verschieden sind. Es treten dann aber die früheren Unterschiede immer wieder deutlich auf, wenn man den Zeitunterschied der beiden Stromstösse vergrössert, namentlich wenn man die Zeit des kürzer dauernden Stromstosses noch weiter abkürzt.

  • Auch diese Erscheinungen erklären sich aus unsern früheren Erfahrungen und erweitern anderseits dieselben, indem sie den Einfluss der Schliessungsdauer auf die Erregung darthun. Der schwache absteigende Stromstoss weicht darin wesentlich von dem aufsteigenden ab, dass er nicht bei einer sehr kurzen Dauer schon das Maximum seiner Wirkung erreicht, sondern dass die Intensität der Erregung innerhalb der Zeitgrenzen, die hier überhaupt in Betracht fallen, fortwährend zunimmt. Die Vergrösserung der Stromesdauer wirkt auch hier gleich der Stromverstärkung, da mit der letzteren ebenfalls die Höhe und Dauer der Zuckung wächst. Dies entspricht der Thatsache, dass die während der Schliessung sich entwickelnde Hemmung vorzugsweise auf der Seite der Anode stattfindet, und dass dagegen bei schwachen Strömen keine erhebliche Oeffnungshemmung an der Kathode entsteht. Anders verhalten sich starke Ströme. Hier wird die ‧kathodische Oeffnungshemmung beträchtlicher. Die Untersuchung der intrapolaren Erregbarkeit hat uns aber bereits den wichtigen Einfluss der Schliessungsdauer auf die Grösse jener Hemmung kennen gelehrt. Dies bestätigt sich nun auch in den vorliegenden Versuchen. Je stärker der Strom wird, um so kürzer müssen wir den Stromstoss wählen, damit nicht die Wirkung der Oeffnungshemmung in merklichem Grade zur Geltung komme. Die Abhängigkeit der Zuckung von der Stromesdauer kehrt sich daher um: der kurz dauernde Stromstoss erregt den Muskel stärker als der länger dauernde.

Auch der Wendepunkt der absteigenden Stromstösse lässt sich zuweilen mit Inductionsschlägen constatiren. Wieder beobachtet man hier, dass mit der Annäherung der Inductionsspiralen die Zuckung zuerst wächst und dann abnimmt. Natürlich gibt es aber in diesem Fall keine unwirksamen Stromstärken, indem ja auch bei kurz dauernder Einwirkung des constanten Stroms solche nicht zur Beobachtung kommen. Da überdies der Wendepunkt für den absteigenden Stromstoss bei höheren Stromstärken als derjenige für den aufsteigenden gelegen ist, so ist es erklärlich, dass derselbe bei absteigenden Schliessungsinductionsschlägen häufig vermisst wird. Bei der Benützung von Oeffnungsinductionsschlägen fallen diese Erscheinungen fast ganz weg. Hier zeigt sich bei auf- wie absteigender Richtung der Stromstösse ein continuirliches Wachsen mit der Intensität derselben bis zu einem Maximum. Nur bei den stärksten Oeffnungsschlägen beobachtet man zuweilen wieder eine geringe Abnahme der Zuckung. Hierin liegt der Grund, wesshalb wir in dieser Untersuchung im Allgemeinen den Oeffnungsinductionsschlag als Prüfungsreiz bevorzugt haben.

§. 83. Die hier besprochene Abhängigkeit der Zuckung von der Stärke und Dauer der Stromstösse bei wechselnder Richtung derselben lässt sich auf folgende Weise fast an jedem Nervmuskelpräparat sehr einfach constatiren. Man lässt den Stromschliesser zwischen zwei festen Stellungen wechseln, von denen die erste einer kürzeren, die zweite einer längeren Dauer des Stromstosses entspricht. So wird, indem man ·die Stromstärke allmälig wachsen lässt, abwechselnd bei kurzer und bei längerer Zeit des Stromstosses eine Zuckung aufgezeichnet; bei jeder der untersuchten Stromstärken wird ausserdem mit der Stromesrichtung gewechselt. Als Beispiel gebe ich die folgende Beobachtungsreihe, mit welcher die übrigen Versuche, die ich noch angestellt habe, vollständig übereinstimmen. Das Quecksilberschiffchen q (Fig. 2) wechselte in derselben zwischen zwei Stellungen, bei deren einer die Zeit (δ) des Stromstosses $= 0,0065$, bei der anderen $= 0,0329''$ war. Die Beobachtungen mit der kürzeren Zeitdauer sind durch k, diejenigen mit der längeren durch l bezeichnet. Die Spannweite der unpolarisirbaren Elektroden betrug 16 Mm.

Nr.	E	δ	H	L

1. Schwacher Strom (1te Stufe).

Nr.	E	δ	H	L
1	Abst.	l	5	41,5
2	,,	k	3	31
3	Aufst.	l	4	45
4		k	5,5	51

Nr.	E	δ	H	L

2. Strom mittlerer Stärke (Anfang der 2ten Stufe).

5	Abst.	l	5,5	49
6	„	k	3	35
7	Aufst.	l	3	30
8		k	5	46

3. Stärkerer Strom (Grenze der 3ten Stufe).

9	Aufst.	l	1,5	25	Spät beginnend (Oeff-
10	„	k	0	0	nungszuckung).
11	Abst.	l	4	45	
12		k	5,5	54	

4. Starker Strom (3te Stufe).

13	Abst.	l	2,5	30	
14	„	k	4	40	
15	Aufst.	l	3	34	Spät beginnend (Oeff-
16		k	2,5	32	nungszuckung).

2. Verlauf der Erregung bei kurz dauernden Stromstössen.

§. 84. Die Erregung durch kurz dauernde elektrische Stromstösse könnte in ähnlicher Weise wie die Erregung durch den constanten Strom 1) hinsichtlich der im Nerven zur Seite der positiven und negativen Elektrode hervorgerufenen extrapolaren Vorgänge und 2) hinsichtlich der intrapolaren Erscheinungen untersucht werden. In beiden Fällen würde hierbei neben der Intensität auch die Dauer des Stromstosses in Frage kommen, und es könnte ausserdem die Geschwindigkeit seines Anstei- gens und Fallens in Betracht gezogen werden. Ich habe jedoch auf eine Zergliederung aller dieser einzelnen Momente verzichtet und mich auf die Beantwortung der einen Frage beschränkt: wie verläuft die Erregung durch einen kurz dauernden Stromstoss extrapolar, in dem zwischen der erregten Stelle und dem Muskel gelegenen Theil des Nerven? Als Strom- stoss wurde auch hier ein kurz dauernder constanter Strom benützt, des- sen Leitung zum Nerven mittelst des eine Nebenschliessung bildenden Stromschliessers während einer gegebenen kurzen Zeit geöffnet und wie- der geschlossen wurde.

a. Schwache Stromstösse.

§. 85. Bei Stromstössen, deren Intensität der ersten Zuckungsstufe

(Schliessungszuckung in beiden Richtungen, keine Oeffnungszuckung) entspricht, erhält man, wenn die Schliessungsdauer sehr kurz genommen
wird, bei der Prüfung mit Minimalreizen während der Zuckung und nach
derselben in der Regel erhöhte Erregbarkeit. Doch kommen an Nerven
von hoher Leistungsfähigkeit zuweilen auch hier unmittelbar nach dem
Ablauf der Zuckung jene flüchtigen Spuren einer Hemmung zum Vorschein, wie wir sie im Gefolge schwacher Schliessungs- und Oeff-
nungserregungen mitunter beobachtet haben.

Verlängert man etwas die Stromesdauer, so hinterlässt zunächst der
aufsteigende Stromstoss einen Zustand herabgesetzter Erregbarkeit; dann,
bei noch weiterer Zunahme, ist dieser auch unter dem absteigenden
zu finden. Jetzt hat man also eine Grenze erreicht, wo nach der Zuckung durch beide Stromstösse während einer kurzen Zeit die Prüfungszuckung vermindert ist und dann erst Zunahme der Erregbarkeit eintritt.
Jene Abnahme ist aber für die aufsteigende Richtung immer bedeutender und länger dauernd als für die absteigende. Schon bei mässigen Graden der Asthenie kommt sie im letztern Fall gar nicht zur Beobachtung.
Ausserdem ist sie für beide Stromesrichtungen nur durch Minimalreize
nachweisbar. Stärkere Reize ergeben in allen Fällen von Anfang an Zunahme der Zuckung.

b. Stromstösse von mittlerer Stärke.

§. 86. Bei Stromstärken, welche in beiden Richtungen Schliessungs-
und Oeffnungszuckung auslösen, fehlen die vorhin erwähnten schwachen
Hemmungserscheinungen nach der Zuckung entweder gänzlich, oder sie
sind doch beträchtlich vermindert, so dass sie nur in seltenen Fällen
durch Minimalreize, die der Schwelle nahestehen, nachgewiesen werden
können. Am häufigsten sind sie ebenfalls unter dem aufsteigenden Stromstoss zu finden; doch fehlen auch unter dem absteigenden jene schnell
vergänglichen Spuren derselben nicht, wenn man Nerven im Zustand
höchster Leistungsfähigkeit untersucht; sie verschwinden dann aber immer nach wenigen Prüfungszuckungen. Das regelmässige Bild, welches
der Stromstoss mittlerer Stärke gewährt, besteht somit, selbst wenn die
Schliessungsdauer relativ gross ist, in einem Abklingen der Erregung in
der Form gesteigerter Erregbarkeit.

c. Starke Stromstösse.

§. 87. Ist die Dauer des Stromstosses sehr kurz, so ist wieder gewöhnlich während und nach der Zuckung die Erregbarkeit gesteigert.
Bei etwas längerer Schliessungsdauer tritt dagegen eine nicht unbeträchtliche Hemmung auf, welche selbst solche Prüfungszuckungen, die nicht
genau der Reizschwelle entsprechen, vermindert. Bald verschwindet diese

Hemmung, und es hinterbleibt nun auch hier gesteigerte Erregbarkeit; durch stärkere Reize ist die letztere von Anfang an nachweisbar. Unter dem aufsteigenden Stromstoss ist die Hemmung intensiver und dauernder als unter dem absteigenden. Somit unterscheidet sich die Wirkung des starken Stromstosses von derjenigen des schwachen nur durch die Intensität der bei längerer Schliessungsdauer auftretenden Hemmungserscheinungen.

§. 88. Die Richtung der Prüfungsströme scheint in keinem der hier unterschiedenen Fälle eine entscheidende Wirkung auszuüben; wenigstens ist dieselbe verschwindend gegenüber dem Einfluss sonstiger Momente. Dagegen macht der Zustand der Nervenfaser auch jetzt sich deutlich in der früheren Weise bemerkbar. Insbesondere bei der Anwendung schwacher Stromstösse findet man regelmässig, dass die Hemmungserscheinungen durch die in Folge wiederholter Reizung überhandnehmende Asthenie schwinden. Sie treten dann oft wieder ein, wenn man entweder die Dauer des Stromstosses vergrössert oder die Zwischenzeit der beiden Zuckungen vermindert. Sichtlich hängt hier die Abnahme der Hemmungen mit jener Zunahme der Reizbarkeit zusammen, welche allen Beobachtern auf diesem Gebiete als Folge theils der Reizungen, theils der Trennung des Nerven vom lebenden Organismus geläufig ist. Die Zunahme der Reizbarkeit bedingt es, dass bei einer Stromstärke, die anfänglich bloss Schliessungszuckungen auslöste, allmälig auch die Oeffnungszuckungen des constanten Stromes sich einstellen. Nun ist aber, wie wir bemerkt haben, bei Stromstärken, die der zweiten Zuckungsstufe entsprechen, von Anfang an die Hemmung am schwächsten. Das Auftreten der Oeffnungszuckungen ist also hier, wie auch unsere früheren Ergebnisse über den Zusammenhang derselben mit den Vorgängen nach der Oeffnung der Kette ergeben, nichts anderes als ein Symptom der Hemmungsabnahme.

§. 89. Aus verschiedenen Versuchsreihen über die Wirkung elektrischer Stromstösse werde ich vorzugsweise solche Beispiele auswählen, die sich auf die Bedingungen des Eintritts der Hemmung nach Ablauf der Zuckung beziehen. Unter K ist in den folgenden Tabellen die Zuckung durch den Stromstoss, unter RK die Prüfungszuckung nach erfolgtem Stromstoss verstanden. Z bedeutet die Entfernung der untersten constanten Elektrode von der ihr nächsten Reizelektrode. In allen hier aufgeführten Versuchen wurde nur ein Reizelektrodenpaar mit der constanten Spannweite von 2 Millim. benützt. δ ist wie früher die Zeit des Stromstosses.

Versuch I.

Schwacher Stromstoss. Intensität der ersten Zuckungsstufe entsprechend.
Spannweite 5 Mm. Z = 5 Mm. Reiz: Oeffnungsinductionsschlag.

Nr.	E	K	R	RK	
1	K aufst. R abst.	3,5	3,5	4	$T = 0{,}174,\ t = 0{,}076,$ $\delta = 0{,}036.$ Schwacher Reiz (S = 35).
2	K abst. R aufst.	3,5	3,5	4	
3	K aufst. R abst.	3,5	3	0	Minimalreiz (S = 38).
4	K abst. R aufst.	3,4	0	2,5	„
5	K aufst. R abst.	3	3,5	3,7	Reiz etwas verstärkt (S = 36).
6		3	2,5	0	$T = 0{,}119, t = 0{,}011,$ S = 36.
7	K abst. R aufst.	2,5	2	0	
8	K abst. R aufst.	2	2	3	$\delta = 0{,}013.$ Minimalreiz.
9	C aufst. R abst.	2	2	3	

Versuch II.

Schwacher absteigender Stromstoss (erste Zuckungsstufe). Spannweite
der Elektr. 10 Mm. Reiz : absteigender Oeffnungsinductionsschlag. Z=7.
$T = 0{,}118.$ δ abwechselnd = 0,032 (l) und 0,0098 (k).

Nr.	δ	K	R	RK	
1	l	2,8	2,5	3,5	Mässig starker Reiz.
2	k	„	2,5	3,5	„
3	l	2,5	2	0	Minimalreiz
4	k	„	2	0	„
5	l	2,5	2	0	Reiz wenig verstärkt.
6	k	2	2	3	„
7	l	4	2	0	Minimalreiz.
8	k	2	2	0	„
9	l	3	1,5	2,5	Reiz verstärkt.
10	k	2	1,5	3	

Versuch III.

Schwacher Strom (obere Grenze der ersten Zuckungsstufe: absteigende Schliessungs - und Oeffnungs -,, aufst. Schliessungszuckung). Spannweite 10 Mm. $Z = 5$. $T = 0{,}185$.

Nr.	E	K	R	RK
1	K abst. R aufst.	6	2	4 $\delta = 029$. Minimalreiz.
2	K aufst. R abst.	5,5	1,5	0
3	K abst. R aufst.	6	1	4
4	K aufst. R abst.	4	1	0 $\delta = 0{,}0098$.
5	K abst. R aufst.	5	1	3 „
6	K aufst. R abst.	3,5	2,5	3,5 $\delta = 0{,}0065$.
7	K abst. R aufst.	4	2,5	3,5
8	K aufst. R abst.	4,5	0	0 Reiz unter die Schwelle geschwächt.
9	K abst. R aufst.	5	0	3
10	K aufst. R abst.	7,2	3	2,5 $\delta = 0{,}023$. Gewöhnliche Minimalerregung.
11	K abst. R aufst.	6	3	4,5
12	K aufst. R abst.	1,5	3	0 Strom verstärkt (3te Stufe).
13	K abst. R aufst.	5,5	3	4
14	„	5,5	0	3

Versuch IV.

Starker Stromstoss. Spannweite 10 Mm. $Z = 5$. $T = 0{,}159$. $t = 0{,}033$. Reiz: Oeffnungsinductionsschlag.

Nr.	E	K	R	RK
1	K abst. R abst.	7	3	3,5 $\delta = 0{,}039$, schwacher Reiz.
2	K aufst. R abst.	2	3	0
3	K abst. R abst.	6	3	3,5
4	„	6	3	2,5 Minimalreiz.
5	K aufst. R aufst.	1,5	2,5	2,8 Starker Reiz.
6	K abst. R abst.	5	2,5	3,5 „
7	K abst. R aufst.	4,5	2,5	3,5 Schwacher Reiz.
8	K aufst. R aufst.	2	2,5	0
9	K abst. R aufst.	3,5	2,5	1,5 Minimalreiz.
10	K aufst. R aufst.	2,5	2,5	0

§. 90. Nach diesen und andern Versuchen lässt sich der Verlauf der

extrapolaren Erregung durch elektrische Stromstösse nach seinen Hauptzügen in folgender Weise zusammenfassen Bei sehr kurzer Dauer des
Stromstosses sind nur an Nerven von hoher Leistungsfähigkeit rasch vorübergehende Hemmungserscheinungen anzutreffen, welche vollständig den
flüchtigen Hemmungen gleichen, die wir unter der Kathode des constanten Stromes nachgewiesen haben. Wie jene geben sie sich in der
Regel nur in der Verringerung der Zuckungshöhe oder in der vergrösserten Zeit der Latenz kund, während die übrigen Elemente der Zuckung dann oft in entgegengesetztem Sinne verändert sind. Sie sind bei
schwachen, starken und mittelstarken Stromstössen zu finden, bleiben
aber immer eine verhältnissmässig seltene Erscheinung. Im Uebrigen
klingt die Erregung der kürzesten Stromstösse lediglich ab in der Form
gesteigerter Erregbarkeit.

Bei längerer Dauer des Stromstosses treten beharrlichere Hemmungen auf, welche auch an minder leistungsfähigen Nerven durch minimale,
der Reizschwelle möglichst genäherte Reize nachgewiesen werden können. Diese Hemmungen sind bei schwachen und starken Stromstössen
mehr ausgebildet als bei solchen von mittlerer Stärke, welche einer Stromintensität mit Schliessungs - und Oeffnungszuckung des dauernden Stromes in beiden Richtungen entsprechen. Bei den letzteren verschwinden
sie in den meisten Fällen gänzlich oder sind nur nahe der untern und
obern Grenze jener Zuckungsstufe anzutreffen. Die dauernden Hemmungen sind in allen Fällen, bei schwachen und starken Stromstössen, unter dem aufsteigenden Strom intensiver als unter dem absteigenden ausgebildet. Nach Ablauf der Hemmung bleibt bei allen Stromstärken eine
kurze Zeit lang gesteigerte Erregbarkeit zurück. Für den stärkeren Prüfungsreiz endlich klingt von Anfang die Erregung immer nur in der Form
gesteigerter Erregbarkeit ab.

Diese Ergebnisse reihen sich unmittelbar an unsere Versuche über
den Verlauf der Oeffnungserregung an und finden in denselben leicht
ihre Erklärung. Dort schon haben wir gefunden, dass sowohl die anodische Schliessungs - wie die kathodische Oeffnungshemmung einer gewissen Zeit zu ihrer Ausbildung bedürfen. Begreiflich daher, dass bei
den kürzesten Stromstössen die Erregung meist ungehemmt nachklingt.
Schwache Ströme hinterliessen ferner eine relativ beträchtlichere Hemmung an der Anode, während diejenige an der Kathode verschwindend war, bei Strömen der mittleren Zuckungsstufe dagegen ver-
gieng die anodische Hemmung schnell, und die kathodische hatte noch
nicht in erheblicherem Grade sich eingestellt. Auch hiermit stimmen unmittelbar unsere Versuchsergebnisse. Anders verhält es sich mit starken
Strömen. Bei diesen haben wir nach der Oeffnung eine mächtige kathodische Hemmung gefunden, während die anodische relativ kleiner
blieb. Als Nachwirkung des kurz dauernden Stromstosses sehen wir aber
immer noch die anodische Hemmung relativ mehr entwickelt. Hier

scheint also auf den ersten Blick ein Widerspruch vorzuliegen. Dennoch hebt sich derselbe bei näherer Besichtigung unserer früheren Resultate. Wir fanden nämlich, dass die kathodische Oeffnungshemmung unter allen Umständen eine längere Schliessungsdauer nöthig hat, wenn sie sich kräftig entwickeln soll , als die anodische Schliessungshemmung, und in Uebereinstimmung damit zeigte es sich in §. 82, dass die Zuckung durch den absteigenden Stromstoss bei wachsender Stärke desselben viel weniger abnimmt, als diejenige durch den aufsteigenden. Bei der Reizung mit Stromstössen liegt uns also offenbar der Fall vor, dass, wenn die Dauer des Stromstosses nicht allzu kurz ist, zwar die Zeit zureicht, damit die anodische Hemmung in ihrem Einfluss auf die Zuckung und auf den Verlauf der Erregung sich geltend macht, während dagegen die kathodische Hemmung entweder ganz hinwegfällt oder doch jedenfalls selbst bei den stärksten Stromstössen sehr viel schwächer bleibt.

Immer mehr Licht fällt schliesslich durch den Fortschritt unserer Untersuchung auf die mehrfach erwähnten schnell vorübergehenden Hemmungen , durch welche der Nerv im Zustand höchster Leistungsfähigkeit gegen Reize reagirt. Je weniger sich dieselben auf bestimmte, der elektrischen Reizung allein eigenthümliche Vorgänge zurückführen lassen, um so klarer stellen sie allmälig als Erscheinungen sich dar, in welchen sich Widerstände verrathen, die der Nerv jeder Reizung, nicht bloss der elektrischen, entgegensetzt. Diese Widerstände werden freilich auch bei minder lebenskräftigen Nerven nicht fehlen ; dafür zeugen schon die charakteristischen Unterschiede der Zuckungen, welche wir bei Reizung sthenischer und asthenischer Präparate erhalten. Aber nur bei vollkommener Integrität der inneren Kräfte erreichen sie jenen Grad , vermöge dessen sie direct in der Verzögerung des Erregungsvorganges oder in der Verminderung der Zuckungsstärke sich verrathen. Es wird die Aufgabe der unten aufzunehmenden Untersuchung über die Wirkung nicht-elektrischer Reize sein, diese Vermuthung, die sich uns jetzt schon Schritt für Schritt zu grösserer Wahrscheinlichkeit erhoben hat, näher zu prüfen.

3. Ueber den Einfluss der Stärke, Richtung und Dauer der Stromstösse auf die Fortpflanzung der Erregung.

§. 91. Wegen des nahen Zusammenhangs, in welchem dieser Gegenstand zu den bisher erörterten Fragen steht, sei es mir gestattet aus einer noch nicht vollendeten Untersuchung über die Fortpflanzung der Nervenerregung einige hieher bezügliche Resultate mitzutheilen.

Aus unsern früheren Beobachtungen geht bereits hervor, dass die latente Reizung eine sehr veränderliche Grösse ist, welche, abgesehen von sonstigen den Verlauf der Erregung complicirenden Bedingungen, im Allgemeinen sich vermindert, wenn die Höhe und Dauer der Zuckung zunimmt. Da nun bei Variirung des Reizes jene Veränderungen der

Zuckung für eine höhere und tiefere Nervenstelle am lebenden Nerven nicht gleichmässig erfolgen, so gilt das nämliche auch für die latente Reizung. Bei Anwendung möglichst instantaner Reize, z. B. der Oeffnungsinductionsschläge, verkürzt sich daher, wie schon H e l m h o l t z und B a x t *) bemerkt haben, für den höheren Punkt die latente Reizung mehr als für den tieferen, so dass die scheinbaren Werthe der Fortpflanzungsgeschwindigkeit mit wachsender Intensität der Stromstösse abnehmen. Dies geht in der That so weit, dass, wenn man die Unterschiede des Zuckungsverlaufs unbeachtet lässt, an einem Frosch- oder Kaninchennerven von 40—50 Mm. Länge sehr leicht negative Werthe der scheinbaren Fortpflanzungsgeschwindigkeit erhalten werden können, indem die latente Reizung für den oberen Nervenpunkt kleiner als für den unteren wird. Sind die Zuckungscurven congruent oder nur in ihrem absteigenden Theile verschieden, so erhält man dagegen, wenn Maximalzuckungen gewählt werden, ziemlich constante Werthe, welche sich, wie es scheint, bei sehr verschiedenen Thieren, z. B. bei Frosch und Kaninchen, nur wenig unterscheiden. Mit schwächeren Reizen ist es ausserordentlich schwierig, congruente Zuckungen von beiden Stellen aus zu gewinnen; wo es aber gelingt, da ergibt sich regelmässig eine langsamere Fortpflanzung als bei stärkeren Erregungen.

Ganz anders verhält es sich, wenn man Stromstösse von etwas grösserer Dauer benützt. Ich wählte zu diesem Zwecke Inductionsschläge, welche durch die Oeffnung einer Nebenschliessung zur primären, mit Eisendrähten gefüllten Spirale ausgelöst wurden. Hier nimmt, wenn man mit den schwächsten Strömen anfängt, zunächst ebenfalls die latente Reizung mit der Annäherung der beiden Inductionsrollen ab; von einer gewissen Grenze an nimmt sie dann aber wieder zu, entsprechend der oben schon erwähnten Wiederabnahme der Zuckungsstärke. Doch ist zu bemerken, dass einer minimalen Aenderung der Zuckung schon ziemlich bedeutende Aenderungen der latenten Reizung entsprechen können. Diese letzteren sind bei absteigender Richtung des Inductionsschlages nur unerheblich; sie werden dagegen sehr bedeutend, wenn man demselben die aufsteigende Richtung gibt.

Sobald nun in diesen Fällen die latente Reizung ihren Minimalwerth überschritten hat, so wächst sie mit weiter wachsender Stromstärke für zwei Nervenstrecken, die sich in verschiedener Entfernung vom Muskel befinden, nicht gleichmässig, sondern für die höhere Strecke nimmt sie schneller zu als für die tiefere. Diese Unterschiede ergeben sich auch dann, wenn die beiden Zuckungen einen congruenten Verlauf nehmen. Sie sind, diesen letzteren Fall vorausgesetzt, immer noch so gross, dass der Werth der Fortpflanzungsgeschwindigkeit bei der

---

*) Monatsbericht der Berliner Akademie, 29. April 1867.

Benützung von aufsteigenden Stromstössen, die durch Oeffnen einer Nebenschliessung zur primären Spirale hervorgebracht werden, fast auf $^1/_3$ derjenigen Grösse herabsinken kann, die man bei absteigenden Stromstössen oder bei Oeffnungsinductionsschlägen beobachtet. Ich setze z. B. die Mittelwerthe aus drei am nämlichen Nerven ausgeführten Versuchsreihen hierher. Die Länge der untersuchten Strecke betrug 50 Mm., es wurden nur solche Beobachtungen benützt, in denen die Reizung der oberen und unteren Stelle congruente Zuckungen auslöste. Unter H ist die Zuckungshöhe, unter F der unter dem Mikroskop ausgemessene Raumwerth für die Fortpflanzungsgeschwindigkeit in Mikrometertheilstrichen aufgeführt. 1 Mikrometertheil entspricht 0,000038".

Inductionsschlag durch Oeffnen einer Nebenschliessung zur I. Spirale.				Oeffnungsinductionsschlag.	
absteigend		aufsteigend		absteigend	
H	F	H	F	H	F
4	50	4,5	115	4,8	60
4	40	4,2	130	4,8	45
4,5	55	3,6	220	4,8	35
5	40	4,5	130	4	60
Mittel	46,2		145		50
Zeit :	0,001761"		0,005528"		0,001906"
Fortpflanzungsgeschwindigkeit	28,3		9,0		26,2 Meter in der Sec

§. 92. Die Deutung dieser Thatsachen ergibt sich unschwer aus unsern früheren Beobachtungen. Unter der positiven Elektrode ergiesst sich eine Hemmungswelle gegen den Muskel, deren Intensität von der Zeit abhängt, während deren der Strom geschlossen blieb. Bei Stromstössen von sehr kurzer Dauer erreicht daher dieselbe keine merkliche Grösse; dagegen ist sie schon bei länger dauernden Inductionsstössen zureichend, um die Fortpflanzung der Erregung zu hemmen. Jene Hemmung muss aber natürlich da bedeutender sein, wo sie eine längere Strecke hindurch stattfindet: daher hat die latente Reizung für die von der oberen Nervenstrecke ausgelöste Zuckung mehr abgenommen. Trotzdem wird wahrscheinlich die Verzögerung für die verschiedenen Theile des Nerven in sehr verschiedenem Maasse Platz gegriffen haben, sie wird für die der Anode nähere Strecke grösser sein als für die tiefer unten gelegene.

Diese Beobachtungen berechtigen somit zu dem Schlusse, dass die Erregung nicht bloss anschwellen, sondern dass sie auch abschwellen kann auf ihrem Wege gegen den Muskel. Ob das eine oder andere eintritt, ist abhängig von dem Verhältniss der erregenden und hemmenden Kräfte in den Theilen des Nerven, welche die Erregung durcheilt. Bei der Erregung durch einen absteigenden Oeffnungsinductionsschlag oder durch einen momentanen mechanischen Stoss haben wir uns den Mechanismus der Vorgänge nach dem Ergebniss unserer Versuche vorläufig folgendermassen zu denken. Die Erregung schwillt an jedem Punkt, der in Erregung geräth, allmälig zu einem Maximum an, um dann wieder zu sinken; eine hinzutretende neue Erregung summirt sich zu derselben, so dass mit wachsender Zahl der reizenden Stösse die Erregung zunimmt. Nun dauert, wie wir gefunden haben, jede Erregung eine die seitherigen Vorstellungen über die Mechanik der Nerven weit übertreffende Zeit hindurch. Gesetzt also, an einem Punkte a des Nerven wirke ein Reiz ein, so beginnt mit dem ersten Ansteigen der Erregung in a eine zunächst schwache Erregungswelle sich auszubreiten. Diese wird auf einen zweiten Punkt b als schwacher Reiz wirken. Kaum hat aber hierdurch in b der Erregungsvorgang begonnen, so wird in Folge der mittlerweile stärker angewachsenen Erregung in a ein stärkerer Wellenstoss ankommen, der einen neuen Erregungsvorgang hervorbringt. Denken wir uns plötzlich den Zufluss neuer Reizstösse unterbrochen, so würde in b ein ebensolcher Erregungsvorgang abklingen, als wenn diesen Punkt ein äusserer Reiz direct getroffen hätte. Nun treten aber fortan neue Reizstösse hinzu, die nach den Gesetzen der Summation der Reize die zuvor vorhandene Erregung verstärken müssen. So begreift sich denn leicht, dass mit der Länge, welche die Erregung durcheilt, nicht nur die Höhe, sondern namentlich auch die Dauer der Zuckung fortan zunimmt. Das Anschwellen der Erregungswelle bei instantaner Reizung erweist sich somit als die Folge zweier Thatsachen: erstens der bedeutenden Dauer, welche der Verlauf der Erregung in Anspruch nimmt, und gegen welche sogar die Geschwindigkeit der Fortpflanzung verschwindet, und zweitens des Umstandes, dass in jeder Nervenstrecke die von einer andern zugeleitete Erregung denselben Vorgang erzeugt, welchen ein direct auf diese Nervenstrecke angebrachter Reiz von geeigneter Stärke hervorbringen würde.

§. 93. Der entgegengesetzte Erfolg kann natürlich dann eintreten, wenn zwischen dem gereizten Punkte a und dem reizaufnehmenden Punkte b des Nerven Widerstandskräfte wirksam werden, welche die Erregung auf ihrem Wege schwächen oder schwächere Reizstösse ganz abblenden, wie dies bei der anodischen Schliessungshemmung oder auch bei der kathodischen Oeffnungshemmung der Fall ist. Da nun diese widerstehenden Einflüsse in geringerem Maasse wohl bei allen Stromstössen zur Wirkung kommen, anderseits aber auch da, wo schon hemmende Wirkungen existiren, immer noch das Anschwellen der Erregung von Punkt zu Punkt nebenhergehen wird, so muss die Fortpflanzungsgeschwindigkeit der Nervenerregung als eine Grösse betrachtet werden, welche abhängt theils von der Geschwindigkeit, mit der ein jeder Punkt des Nerven durch eine ihn treffende Reizungswelle erregt wird, theils von dem Widerstand, welchen die Erregung auf ihrem Wege findet. Während die oben mitgetheilten Erfahrungen über die Abhängigkeit von der Dauer und Richtung der Stromstösse auf die Bedeutung der Widerstände hinweisen, lernen wir dagegen in den Veränderungen, welche die Fortpflanzungsgeschwindigkeit je nach den inneren Zuständen der Nervenfaser darbietet, Eigenthümlichkeiten kennen, die zunächst auf die verschiedene Geschwindigkeit bezogen werden müssen, mit der jeder von einem Reiz getroffene Punkt des Nerven in Bewegung geräth. Der verlangsamende Einfluss der Kälte auf die Fortpflanzung ist bekannt. Aehnliche Veränderungen findet man nun im Zustande der Asthenie, von welcher Ursache dieselbe auch herrühren möge. Als Beispiel stelle ich zwei Versuchsreihen neben einander, welche am selben Nerven, die eine im normalen, sthenischen Zustand, die andere nach eingetretener Asthenie in Folge wiederholter Reizungen gewonnen wurden. Die Temperatur war constant 15—17° C. Die Versuche wurden nach der in §. 99 zu beschreibenden Methode am lebenden Thier ausgeführt. Die untersuchte Strecke war 40 Mm. lang, Reiz der absteigende Oeffnungsinductionsschlag. Wieder wurden bloss Beobachtungen mit congruenten Zuckungen ausgewählt:

a. Sthenischer Zustand.   b. Asthenischer Zustand.

H	L	F	H	L	F
4	57,5	45	4	75	70
4	61	50	4	75	80
4	61,5	40	4	75	55
4	67,2	60	4	75	100
4	66,5	50	4	76	90
4	66,7	40	4	76	120
4	67	60	4	79	100
	Mittel	50,6			87,8
	Zeit:	0,001028″			0,003345″
	Fortpflanzungsgeschwindigkeit:	20,1			11,9 Meter in der Sec.

13 *

II. Von der Erregung durch mechanische Stösse.

1. Untersuchungsmethode.

§. 94. Zur Untersuchung der durch mechanische Reize hervorgebrachten Erregungsvorgänge habe ich eine Methode benützt, welche dem
Verfahren zur Nachweisung der extrapolaren Erregbarkeitsschwankungen
bei elektrischer Reizung nachgebildet war (Fig. 3 S. 22). Die Kette K
(Fig. 18) war zu diesem Zweck mit einem kleinen Elektromagneten E
in Verbindung gesetzt, durch welchen, wenn die Kette geschlossen war,
der Anker eines elektromagnetischen Fallhammers H getragen wurde.
Der Fallhammer, der in der Fig. des Raumes wegen verkürzt gezeichnet ist,
hatte, um auch bei verhältnissmässig beträchtlicheren Fallhöhen annähernd
in verticalem Fall auf den Nerven zu treffen, einen hölzernen Stiel von
63 Cm. Länge, der am einen Ende an einer wagrechten, zwischen Spitzen
drehbaren Axe befestigt war, am andern den Anker aus weichem Eisen

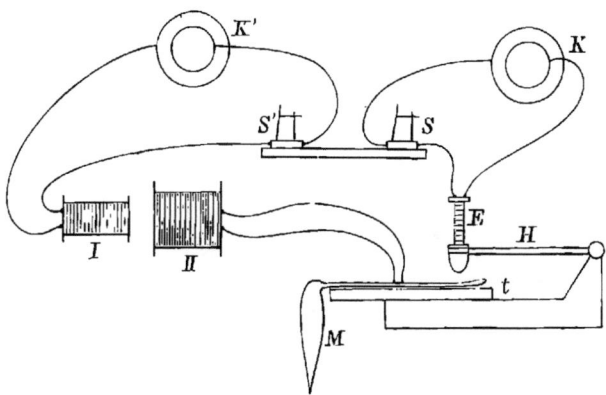

Fig. 18.

und den eigentlichen, aus einem Messingklotz angefertigten Hammer trug.
Das an dem Elektromagneten ziehende und bei Unterbrechung des Stromes fallende Gewicht war 89,5 Grm. Auf dem Tischchen t ist auf isolirender Unterlage der Nerv ausgebreitet, an welchen in angemessener
Entfernung von der mechanisch zu erregenden Stelle die von der secundären Spirale II kommenden Reizelektroden angelegt werden. Nachdem
in einem ersten Zeitmoment durch das schwingende Pendel der Stromunterbrecher S geöffnet und dadurch der Fall des Hammers bewirkt ist,
wird in einem zweiten Zeitmomente, wie früher, durch Oeffnen des Un-

terbrechers S' ein Oeffnnngsinductionsschlag ausgelöst. Um die Vergleichszuckung bei nicht mechanisch erregtem Nerven zu erhalten, wird zuerst
ein Schwingungsversuch ausgeführt, während der Fallhammer mit der
Hand festgehalten ist. Die Zeit zwischen der mechanischen Reizzuckung
und der Zuckung durch den Inductionsschlag kann durch Verschiebung
der Unterbrecher S und S' gegen einander wieder beliebig variirt werden. Die Stärke der mechanischen Erregung habe ich dadurch veränderlich gemacht, dass der durch ein besonders Stativ gehaltene Elektro-
magnet E in verschiedener Höhe über dem Nerven befestigt werden
konnte. Selbstverständlich ist in diesem Fall die zwischen der Oeffnung
der beiden Stromunterbrecher S und S' gelegene Zeit T etwas grösser
als die Zeit zwischen der mechanischen Erregung und dem Prüfungsreiz ;
um die letztere zu erhalten, müsste die Fallzeit des Hammers von der
Zeit T abgezogen werden. Wir unterlassen dies, weil es genügt bei den
zuckungerregenden Stromstärken die zwischen dem Ende der mechanisch
erregten Zuckung und dem Anfang der Prüfungszuckung gelegene Zeit
t zu kennen. Bei den schwachen, nicht zuckungerregenden Reizen aber
ist, wegen der geringen hierbei anzuwendenden Fallhöhe, die Fallzeit so
klein, dass sie gegen die ganze Zeit T nicht in Betracht kommt. Der
durch den Kupferdraht des Elektromagneten geleitete Kettenstrom war
übrigens in allen Versuchen so abgestuft, dass der Hammer eben noch
sicher durch den Elektromagneten gehoben wurde und daher keine merkliche Verzögerung des Falls durch den zurückbleibenden Magnetismus des
Eisens eintreten konnte.

Länger dauernde Versuchsreihen mit mechanischen Reizen können
wegen der baldigen Zerstörung der gereizten Stelle durch die wiederholten Stösse des Hammers natürlich nicht angestellt werden; ebenso ist es
begreiflich, dass wir uns hier bei weitem nicht mit der Sicherheit wie
bei der elektrischen Erregung auf eine Constanz der Reizwirkung in mehreren auf einander folgenden Versuchen verlassen können. Dieser Uebelstand macht sich besonders bei starken Einwirkungen geltend, welche
sehr rasch den Nerven an der erregten Stelle zerstören. Immerhin
lassen die Beobachtungen den Verlauf der mechanischen Erregung hinreichend deutlich erkennen.

**2. Von der Einwirkung schwacher mechanischer Reize, welche keine Zuckung
erregen.**

§. 95. Wie wir den elektrischen Strom unter die Reizschwelle ab-
stufen können, so können wir auch dem mechanischen Reiz eine so geringe Intensität geben, dass die Erschütterung des Nerven noch nicht zureicht, eine Muskelzuckung auszulösen. An der in Fig. 18 dargestellten
Vorrichtung wird dies leicht dadurch erreicht, dass man den Hammer in
einer sehr geringen Höhe, von 1—2 Mm., fixirt. Doch lässt sich schon

hier der mechanische Reiz nicht so beherrschen, dass unter allen Umständen die Zuckung ausbleibt, sondern man findet unter einer grössern Zahl
von Beobachtungen immer solche, bei denen der schwache Stoss Zuckung hervorbrachte, neben andern, in denen diese nicht eintrat. Wir sind
daher genöthigt, unsere Schlüsse über die Vorgänge im Nerven bei
schwachen Reizen auf Beobachtungen zu gründen, welche verschiedenen
Versuchsreihen entnommen sind.

Die auf diese Weise ausgewählten Versuche lehren nun, dass der
mechanische Reiz, auch wo er keine Zuckung erregt, dennoch einen
Vorgang im Nerven erzeugt, welcher sich in der ganzen Länge desselben als gesteigerte Erregbarkeit kundgibt. Letztere scheint rasch nach
der Einwirkung des Reizes zu ihrem Maximum anzuschwellen und dann
ebenso schnell wieder zu sinken. Ein Beispiel hierfür geben die beiden
in Fig. 19 zusammengestellten Beobachtungen. Die Zeit a b zwischen
dem Fall des Hammers und der Einwirkung des Prüfungsreizes betrug
in A 0,116, in B 0,174″. Dort sehen wir die nach Einwirkung des mechanischen Stosses gezeichnete Zuckung R M sich stark, hier nur noch

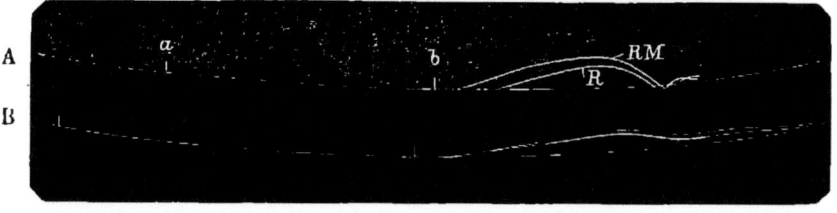

Fig. 19.

sehr wenig über R erheben. Im ersten Fall ist neben der Zunahme der
Höhe und Dauer der Zuckung die Zeit der latenten Reizung sehr vermindert; im zweiten zeigt die letztere keine Veränderung mehr, neben
einer geringen Zunahme der Zuckungshöhe ist nur noch das Endstadium
der Zuckung mässig verlängert.

Augenscheinlich gleicht der sich hier darbietende Verlauf vollständig
demjenigen, welchen wir bei schwachen, nicht zuckungerregenden Stromstärken unter der negativen Elektrode des constanten Stromes nachgewiesen haben (Fig. 11, S. 78). Wir sind demnach zu dem Schlusse be-
rechtigt, dass die Erregung durch mechanische Reize ebenso
wie die elektrische Erregung schon bei einer Reizstärke
beginnt, auf welche der Muskel noch nicht durch Zuckung
antwortet.

3.   Verlauf der Erregung bei zuckungerregenden Reizstärken.

§. 96. Bei der Untersuchung des Verlaufs der Erregung während der

Zuckung sind wir, wegen der Inconstanz der mechanischen Reizwirkung, durchaus auf das Verfahren der Addition der Zuckungen angewiesen. Auch hierbei aber begegnet es gewöhnlich, dass die durch den mechanischen Stoss ausgelösten Zuckungen bei constant erhaltener Fallhöhe einander nicht vollkommen gleich an Höhe und Dauer sind. Am ehesten ist dies noch bei möglichst schwachen Reizen der Fall. Einer solchen Versuchsreihe ist die Fig. 20 entnommen. Die Fallhöhe betrug 3 Mm., die Entfernung der geprüften von der mechanisch gereizten Stelle 10 Mm., als Prüfungsreiz diente ein absteigender Oeffnungsinductionsschlag bei einer Spannweite der Reizelektroden von 2 Mm. Zuerst wurde die Zuckung R, dann die combinirte Zuckung R M und dann die mechanische Reizzuckung M gezeichnet. Die letztere schliesst sich so vollständig an den Anfang des Verlaufs der Zuckung R M an, dass hier sichtlich die

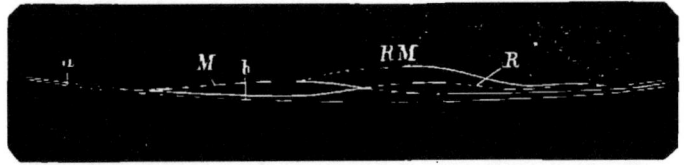

Fig. 20.

Erregbarkeit für den mechanischen Reiz unverändert geblieben ist. Vergleicht man verschiedene auf diese Weise gewonnene Additionszuckungen, so zeigt sich wieder, dass die Zuckung R M dann am weitesten über M ansteigt, wenn sie von dem höchsten Punkt dieser Curve abgeht. Die Beobachtung lehrt also mit äusserster Wahrscheinlichkeit, dass bei der mechanischen wie bei der elektrischen Erregung das Maximum der Erregbarkeit mit dem Maximum der Zuckung zusammenfällt.

Nach Ablauf der Zuckung bleibt längere Zeit gesteigerte Erregbarkeit zurück. Diese Steigerung ist in der Regel am grössten, wenn die Prüfungszuckung unmittelbar nach dem Ende der mechanischen Reizzuckung beginnt, und sie nimmt ab mit wachsendem Zeitzwischenraum. Die Fig. 21 (f. S.) zeigt einen Theil einer Versuchsreihe, in welcher das Abklingen der mechanischen Erregung verfolgt wurde. Die Fallhöhe betrug in derselben 10 Mm, die Entfernung der geprüften Stelle 10' und die Spannweite der Reizelektroden 2 Mm. Die drei Beobachtungen wurden unmittelbar nach einander in der hier gegebenen Reihenfolge angestellt, mit der grössten Zwischenzeit beginnend. Letztere, die Zeit t zwischen dem Ende der Zuckung M und dem Anfang von R, ist in A = 0,055, in B = 0,026'' und in C = 0. Obgleich in Folge der Verletzung der gereizten Stelle die Stärke der Zuckung M allmälig abnimmt, so ist doch deutlich das Anwachsen der Zuckung RM mit der Verkleinerung der Zeitdistanz t zu verfolgen.

Nicht in allen Fällen klingt die mechanische Erregung in der in

Fig. 21 dargestellten Form ab. Zuweilen beobachtet man unmittelbar
nach dem Ablauf der Schliessungszuckung Hemmungserscheinungen durch-

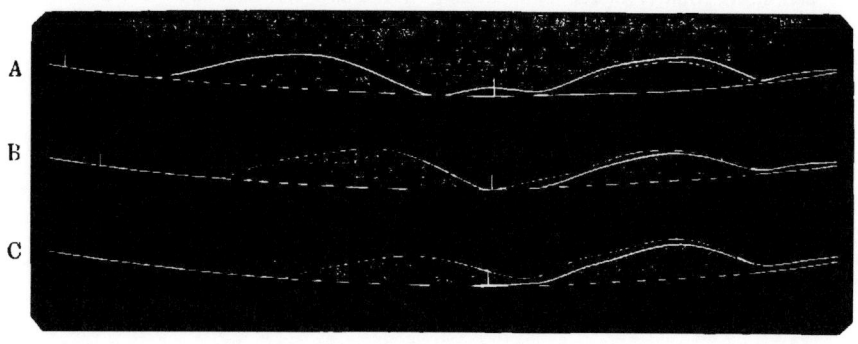

Fig. 21.

aus ähnlicher Art, wie sie uns unter der Kathode des constanten Stromes (vergl. Fig. 12 S. 87 und Fig. 13 S. 93) oder auch nach der Einwirkung eines kurz dauernden Stromstosses (§. 86) begegnet sind. Die
Fig. 22 stellt zwei solche Beobachtungen dar, welche verschiedenen Versuchsreihen entnommen wurden. In A betrug die Fallhöhe 10, in B
6 Mm. Die durch den absteigenden Oeffnungsinductionsschlag (bei 2 Mm.

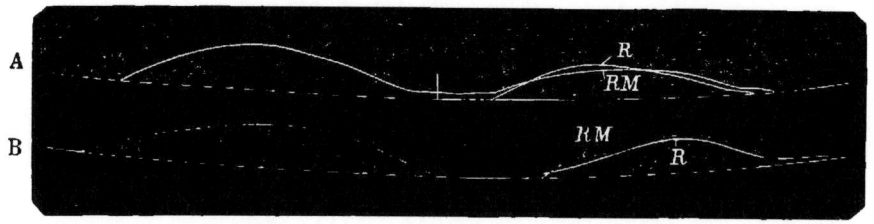

Fig. 22.

Elektrodenspannweite) geprüfte Stelle war in A 7, in B 10 Mm. von
dem mechanisch erregten Punkte entfernt. In A sehen wir die Zuckung
RM früher als R aufsteigen, dann aber sogleich unter die letztere Zuckung sinken. In B ist die latente Reizung von RM vergrössert, dieses
erhebt sich dann aber schnell über R.
    Wie diese Beobachtungen schon in ihrer äussern Erscheinungsweise
ganz den in Fig. 12 und 13 dargestellten entsprechen, so gleichen sie
denselben auch in Bezug auf die Umstände und die Dauer ihres Auf-
tretens. Sie sind nur bei vollkommen sthenischem Zustande der Nervenfaser anzutreffen und vergehen schnell in Folge der Ermüdung durch wiederholte Reize. Gewöhnlich schon nach zwei bis drei mechanischen Er-

regungen sind sie für immer verschwunden. Ebenso ist ihr Auftreten auf die Zeit kurz nach dem Ablauf der mechanischen Reizzuckung beschränkt. Später findet man mässige Zunahme der Zuckung. Doch ist auch hier diese Zunahme durchweg geringer als bei solchen Nerven, bei denen die Erregung rein als gesteigerte Erregbarkeit abklingt.

§. 97. Zur Ergänzung der mitgetheilten graphischen Beispiele theile ich noch die folgenden zwei Versuchsreihen über den Verlauf der mechanischen Erregung mit. Aus den oben angegebenen Ursachen kann jede solche Reihe nur über verhältnissmässig wenige Beobachtungen sich erstrecken und ist ausserdem die Stärke der mechanischen Reizzuckung ziemlich veränderlich.

Versuch I.

Fallhöhe 10 Mm. Spannweite der Reizelektroden 2 Mm Reiz: absteigender Oeffnungsinductionsschlag. D = 9. T = 0,174. t zwischen 0 und
0,022″ wechselnd.

Nr.	M		R		R M	
	H	L	H	L	H	L
1	6	43	4	36	3,2	37
2	3,5	43	4	37	4,5	37
3	6	47	4	37	5	37
4	4	53	4	39	4,8	39
5	6,5	52	1	29	5,5	39
6	4,8	60	4,5	45	6,5	46

In der ersten Beobachtung ist die unmittelbar nach dem Ablauf von M gezeichnete Zuckung RM im Vergleich mit R an Höhe und Dauer vermindert, in allen andern Versuchen zeigt sich Zunahme der Erregbarkeit, welche bis zum Ende der Reihe in sichtlichem Wachsthum begriffen ist.

Versuch II.

Fallhöhe 10 Mm. Spannweite der Reizelektr. 2 Mm. Reiz   abst. Oeffnungsinductionsschlag. D = 12.

Nr.	T	t	M		R			R M		
			H	L	H	L	LR	H	L	LR
1	0,138	—	5	52	4	32	—	11*)	—	—
2	0,196	0,055	5	49	4	32	8	4,6	33,5	7

Nr.	T	t	M		R			R M		
			H	L	H	L	LR	H	L	LR
3	0,165	0,022	5,5	41	4	33	8,5	5	38,5	3
4	0,151	0	4,5	38	4,5	35	8	6	37	5
5	0,25	0,111	4,5	32	4,5	34	8,5	5,5	35	7,8

*) Addition der Zuckungen.

In dieser Versuchsreihe klingt von Anfang an die Erregung als gesteigerte Erregbarkeit ab. Bei ziemlich constant bleibender Zuckung M
lässt sich deutlich das allmälige Sinken der Zuckung RM mit der Vergrösserung der Zeit t verfolgen.

§. 98. Der Verlauf der mechanischen Erregung gleicht, wie aus
diesen Ergebnissen erhellt, vollständig dem gewöhnlichen Verlauf der
Erregung unter der negativen Elektrode des constanten Stroms oder
auch dem Verlauf der Erregung durch einen sehr kurze Zeit dauernden
Stromstoss, z. B. durch einen Oeffnungsinductionsschlag. Wir werden
daher nicht irren, wenn wir das hier sich uns darbietende Bild als die
allgemeinste Form des Verlaufs der Nervenerregung auffassen, die bei
jeder Art der Reizung zum Ausdruck kommt, sofern nicht besondere
Einflüsse stattfinden, durch welche Abweichungen verursacht werden,
wie dies bei gewissen Formen der elektrischen Erregung der Fall ist.
Dieses Resultat ist insbesondere desshalb von Wichtigkeit, weil jene
rasch vergänglichen Hemmungserscheinungen, wie sie uns früher bei
den verschiedensten Arten der elektrischen Erregung und jetzt wieder
bei der mechanischen begegnet sind, nunmehr unzweideutig als Aeusser-
ungen eines inneren Widerstandes sich herausstellen, welchen der Nerv
überhaupt jeder Reizung entgegensetzt. Die Hemmungswellen, die regelmässig bei der Schliessung der constanten Kette von der Anode, bei ihrer Unterbrechung von dieser oder von der Kathode ausgehen, sind nun zwar als
besondere, der elektrischen Erregung eigenthümliche Erscheinungen aufzufassen. Doch werden wir jetzt schon vermuthen dürfen, dass alle Hemmungserscheinungen insofern zusammenhängen, als sie auf die nämlichen
inneren Widerstandskräfte der Nervenfaser werden zurückzuführen sein.
Den hier angedeuteten Zusammenhang wollen wir im sechsten Capitel
weiter verfolgen und in seiner Bedeutung für die Theorie der Nervenmechanik darzustellen versuchen. Ehe wir aber an diese Aufgabe schreiten, sollen noch einige der wichtigeren inneren und äusseren Einflüsse
auf den Verlauf der Erregung, welche geeignet sind auf die Natur derselben weiteres Licht zu werfen, näher besprochen werden.

Fünftes Capitel.

Von dem Einfluss verschiedener physiologischer und physikalischer Bedingungen auf den Verlauf der Erregung.

I. Einfluss physiologischer Zustände.

1. Methode zur Untersuchung der Reizungzerscheinungen an den Nerven lebender Thiere.

§. 99. Da das allmälige Absterben des in der gewöhnlichen Weise hergestellten Nervmuskelpräparats in manchen Untersuchungen störend einwirkt, und da es ausserdem wünschenswerth schien, für einzelne der in den vorangegangenen Capiteln erörterten Beobachtungen das Verhalten warmblütiger Thiere zu vergleichen, so habe ich in dieser doppelten Absicht eine Methode einzuschlagen versucht, bei welcher statt des Nervmuskelpräparats der mit dem lebenden Thier in Zusammenhang gebliebene Nerv und Muskel zur Untersuchung benützt wurden.

Das erste Erforderniss hierbei ist die unverrückbare Befestigung der Thiere in solcher Lage, dass der Nerv den Elektroden einer constanten Kette oder des Inductionsapparats leicht zugänglich ist. Zu diesem Zweck waren an dem Kaninchenbrett zwei eiserne Winkelstücke angebracht, die durch einen Schlitz, gegen welchen eine starke Schraube drückte, in wagrechter Richtung gegen einander verschoben und in jeder Entfernung fixirt werden konnten. An den senkrecht gegen das Brett gestellten Theilen jener Winkelstücke konnten sodann aus Messing gefertigte Halter, die in derselben Weise in verticaler Richtung zu verschieben waren, in wechselnder Höhe über dem Brett festgestellt werden. Diese Halter waren genau nach den Trochanteren der Oberschenkel eines erwachsenen

Kanincheus ausgehölt, so dass sie in der richtigen Lage fixirt die Oberextremitäten eines solchen Thieres unverrückbar befestigten. Weiter unten war rechts eine durch eine Schraube in verticaler Richtung verstellbare Klemmzange angebracht, durch welche die Tibia des in der Bauchlage festgebundenen Thieres gefasst und befestigt werden konnte. Mit dem Fuss wurde der Myographionhebel durch eine weitere Klemmzange verbunden. Auf diese Weise war die rechte Unterextremität mauerfest fixirt. Das ganze Brett mit dem Thiere wurde ausserdem in horizontaler Lage befestigt. Als Elektroden dienten Drähte, die an ihren Enden mit in Kochsalzlösung getränkter Baumwolle umwickelt waren. Je ein Paar solcher Elektroden, denen etwa 5 Mm. Spannweite gegeben wurde, war an einem ebensolchen Stativ befestigt, wie sie für die du Bois'schen unpolarisirbaren Elektroden gebraucht werden. Um den Nervus ischiadicus des Kaninchens durch die Haut hindurch zu reizen, wurde die letztere, nachdem die Haare entfernt waren, zuerst an der betreffenden Stelle mit Kochsalzlösung durchfeuchtet und dann ein Elektrodenpaar aufgesetzt. So konnte jede beliebige Strecke des Nerven vom Sitzbeinausschnitt bis in die Kniekehle gereizt werden, ohne dass, wenigstens bei der Wahl mässiger Stromstärken, erhebliche Stromesschleifen an entfernteren Stellen zu fürchten waren. Die auf diese Weise erregten Zuckungen des Wadenmuskels werden auf den Fuss übertragen; die beobachtete Zuckungshöhe ist daher nicht bloss durch den Myographionhebel verdoppelt, sondern sie wird ausserdem in diesem Fall durch den Fuss, der einen Hebel von etwas veränderlicher Länge darstellt, vergrössert. Die Zuckungen sind also stärker vergrössert als bei der gewöhnlichen Methode, ein Umstand, der bei den Messungen über Fortpflanzungsgeschwindigkeit wegen der rascheren Erhebung der Zuckungscurven von der Abscissenlinie vom Vortheil ist. Da die feste Einspannung der Trochanteren und der Tibia für die Thiere sehr schmerzhaft ist, so habe ich dieselben in der Regel vor der Fixirung stark mit Morphium narkotisirt.

Eine ähnliche, aber etwas modificirte Methode habe ich bei Fröschen angewandt. Dem Thier wurde zuerst durch eine Voroperation die Arteria iliaca der rechten Seite unmittelbar unter der Theilungsstelle der Aorta unterbunden. Auf der linken Seite wurden die Nervenwurzeln zu den Unterextremitäten unter ihrem Austritt aus dem Wirbelkanal auf eine Fadenschlinge gefasst, emporgezogen und oben unterbunden oder durchschnitten. Auf der ganzen Hinterfläche des Oberschenkels dieser Seite wurde die Haut mit der Scheere gespalten und zurückgeschlagen. Sodann wurde der Oberschenkel der rechten Seite exarticulirt und durch das Becken ein stählerner Spiess gestossen, der an einem ähnlichen Froschbrett, wie ich es früher zu meinen Versuchen über die Elasticitätsverhältnisse der Muskeln benützt hatte*), festgeschraubt wurde. An dem-

---

*) Muskelbewegung, S. 37.

selben Brett war wieder eine Klemmzange angebracht, mit der die Tibia gefasst und unverrückbar fixirt werden konnte. Das Froschbrett wurde in verticaler Stellung auf dem Tisch des Stativs, das zu den übrigen Versuchen diente, festgeschraubt. Die Achillessehne wurde mit einem scharfen Hacken durchstochen und an letztern der Myographionhebel angehängt. In diesem Fall wurden demnach wieder direct die Verkürzungen des Wadenmuskels, bloss durch den Myographionhebel vergrössert, aufgezeichnet. Dabei werden aber voraussichtlich dadurch, dass der Muskel mit dem Unterschenkel und Fuss in Verbindung bleibt, sich der Zusammenziehung Widerstände entgegensetzen, welche bewirken, dass dieselbe nicht den Umfang erreicht, welchen sie bei vollkommener Lösung des Muskels aus seinen Verbindungen erreichen würde. Dies ist jedoch für unsere Zwecke nicht weiter von Bedeutung, da es auf eine Messung der absoluten Zuckungshöhe des Muskels hier überhaupt nicht ankommt.

Zu den Messungen über Fortpflanzungsgeschwindigkeit sowie zu andern Versuchen, bei denen kurz dauernde Stromstösse zur Anwendung kamen, benützte ich Platindrahtelekroden, welche an du Bois'schen Stativen befestigt waren; denselben war von vornherein eine unveränderliche Spannweite von 3—5 Mm. gegeben. Für die Versuche mit dem constanten Strom dienten die gewöhnlichen unpolarisirbaren Elektroden mit denselben Stativen. In allen Versuchen, in welchen unbedeutende Stromesschleifen nicht ins Gewicht fielen, wie z. B. in den Versuchen über die Grösse der latenten Reizung oder über Fortpflanzungsgeschwindigkeit, wurde das oberste Elektrodenpaar unmittelbar an den emporgezogenen Nerven, das tiefere aber auf jene Muskelrinne des Oberschenkels aufgesetzt, in deren Tiefe der Hüftnerv verläuft.

Um die Versuche über die extrapolaren Vorgänge nach der Schliessung des constanten Stromes am lebenden Frosch anstellen zu können, wurde dieses Verfahren insofern modificirt, als die oberste Nervenstrecke, welcher der constante Strom zugeleitet werden sollte, sammt der benachbarten Hüftpulsader durch ein untergeschobenes Guttaperchaplättchen von der Umgebung isolirt war. Die reizenden Elektrodenpaare wurden, wie in den andern Versuchen, weiter unten auf den Verlauf des Nerven aufgesetzt, ohne dass dieser aus seiner natürlichen Lage gebracht war. Die gewöhnlichen Controlversuche sicherten gegen den Uebergang von Stromesschleifen in die geprüfte Strecke. Bei diesem Verfahren kann man zwar zweifelhaft sein, ob für die oberste, durch die isolirende Unterlage getrennte Stelle, wenn sie auch mit dem Blutgefäss in Berührung ist, die normalen Lebensbedingungen erhalten bleiben, jedenfalls ist dies aber für die ganze übrige Länge des Nerven der Fall, in welcher die extrapolaren Vorgänge näher untersucht werden.

2. Untersuchung der extrapolaren Erregbarkeitsschwankungen am lebenden Thier unter verschiedenen physiologischen Bedingungen.

§. 100. Um ein Urtheil zu gewinnen über den Einfluss, welchen verschiedene physiologische Zustände auf die Art und den Verlauf der Erregungsvorgänge ausüben, scheint sich die Untersuchung der extrapolaren Erregbarkeitsschwankungen vorzugsweise zu empfehlen, da wir hier, wie sich früher schon zeigte, in der relativen Ausbildung der Hemmungs- und Erregungswelle einen sehr empfindlichen Maassstab für die wechselnden Zustände der Nervenfaser besitzen.

Werden nun diese Versuche nach der oben angegebenen Methode am lebenden Frosch ausgeführt, so ergeben sich im wesentlichen durchaus dieselben Resultate, die wir an dem isolirten Nerven erhalten haben. Auf diese Weise habe ich alle wichtigeren Thatsachen, die in den Abtheilungen I und II des ersten Capitels mitgetheilt sind, leicht auch am lebenden Thier constatiren können. Wie es schien, waren hierbei einzelne Erscheinungen sogar viel leichter und dauernder als an dem isolirten Nerven zu beobachten: so namentlich die reine Hemmungswelle unter der positiven Elektrode des schwachen Stroms (§. 13) und die rasch vergänglichen Hemmungen unter der Kathode (§. 33 und 35). Ausserdem gewährt die Untersuchung den grossen Vortheil, dass, wenn der Nerv leistungsfähig ist, die Versuche fast beliebig sich ausdehnen lassen, ohne dass Veränderungen, welche vom Absterben herrühren, störend sich einmengen.

Ich habe, um dies an einigen Beispielen zu zeigen, unter die in Cap. 1 mitgetheilten Versuche einige Reihen aufgenommen, welche in der oben beschriebenen Weise am lebenden Nerven angestellt worden sind. Hierher gehört der Versuch I S. 50 über den Verlauf der Erregung bei schwachem, nicht zuckungerregendem absteigendem Strom und der Versuch I S. 96 über das Abklingen der Erregung bei starkem absteigendem Strome. Man bemerkt sogleich, wie beide Reihen vor andern Versuchen durch die grosse Constanz der Prüfungszuckung R sich auszeichnen; ebenso bietet in der zweiten die Schliessungszuckung C nur geringe Veränderungen dar. So sehen wir denn auch in dem Versuch auf S. 50 augenscheinlich die Zuckungsgrenze während der ungewöhnlich lange dauernden Versuchsreihe unverändert verharren, so dass sich hier auf das schönste der ganze Verlauf der Erregbarkeitsschwankung verfolgen lässt, was sonst gerade bei den schwachen Strömen wegen der fortwährenden Verschiebung der Zuckungsgrenze Schwierigkeiten darbietet. In dem Versuch auf S. 96 sieht man die in der Verlängerung der latenten Reizung sich kundgebende Hemmung, die am isolirten Nerven gewöhnlich nach wenigen Reizungsversuchen verschwunden ist, noch längere Zeit nach Beginn der Versuchsreihe (Nr. 6 u. f.) deutlich hervortreten, dann erst verschwindet sie in Folge der durch die öftere Reizung bewirkten Zunahme der Erregbarkeit.

Obgleich aus dieser letzten und andern ihr gleichenden Beobachtungen sowie aus Versuchen über die Einwirkung schwacher aufsteigender Ströme hervorgeht, dass am lebenden Nerven sich in der Regel die Hemmungserscheinungen intensiver und dauernder darstellen, so wäre es dennoch irrthümlich, wenn man etwa die Erscheinungen der Asthenie als nur am isolirten Nerven vorkommende Symptome des Absterbens anprechen wollte. Vielmehr habe ich bei der Untersuchung lebender Thiere dieselben Unterschiede der Zustände nachzuweisen vermocht, dergestalt, dass unter geeigneten Verhältnissen der Nerv des eben an dem Apparat fixirten lebenden Thieres auf die erste ihn treffende Reizung schon mit den charakteristischen Zeichen des asthenischen Zustandes antwortete.

Unter den physiologischen Bedingungen, von welchen die wechselnden Zustände der lebenden Nervenfaser abhängig sind, erweist sich als eine erste die Beschaffenheit der Ernährung. Bei Thieren, welche, ohne Nahrung in langer Gefangenschaft gehalten, dem Hungertode entgegengehen, bieten sich, wenn man sie unter gewöhnlichen Bedingungen untersucht, ausnahmslos die in §. 20 geschilderten Symptome der hochgradigen Asthenie dar. Es gibt aber allerdings ein Mittel, auch hier den tetanischen Zuckungsverlauf verschwinden zu machen und merklichere Grade anodischer Hemmung hervorzubringen: dieses Mittel besteht in der Steigerung der Temperatur. Setzt man ein Thier, welches, bei 12— 15° C. aufbewahrt und bei derselben Temperatur untersucht, hochgradige Asthenie darbietet, einer kurze Zeit dauernden Wärmezufuhr von einigen Graden aus, so verkürzen sich die Zuckungen und unter der positiven Elektrode sinkt die Erregbarkeit für den Minimalreiz. Aber diese Veränderungen scheinen dann immer von einer raschen Beschleunigung des Absterbens gefolgt zu sein. Meist nach wenigen Zuckungsversuchen erliegen solche sehr asthenische Thiere der nur mässig erhöhten Temperatur, während sie ohne Wärmezufuhr untersucht noch zu längeren Versuchsreihen herhalten können. Es scheint demnach, dass die künstliche Steigerung der innern Kräfte, wie wir sie durch die Wärmezufuhr bewirken, einen um so rascheren Verbrauch derselben herbeiführt.

Umgekehrt ist es mir an frisch eingefangenen kräftig ernährten Thieren, welche im Anfang des Winters unmittelbar aus der Kälte zur Untersuchung benützt wurden, aufgefallen, dass an ihnen jene Erscheinungen des verlängerten Zuckungsverlaufs und der verminderten Hemmung, wie sie sonst in Folge der Kälte entstehen, entweder ganz fehlten oder doch bei weitem nicht in dem gewöhnlichen Grade entwickelt waren. Aus allem dem scheint zu folgen, dass die Einflüsse der Temperatur und der Ernährung bis zu einem gewissen Grade sich compensiren können. Wie der in Folge mangelhafter Ernährung asthenische Nerv durch eine ungewöhnliche Temperatur, obgleich allerdings nur auf kurze Zeit, seine inneren Kräfte zu einer energischeren Reaction zusammenfassen kann, so scheint hingegen für den in Folge reichlicher Ernährung sthenischen Nerven ein tieferes Sinken der Temperatur erforderlich zu sein, wenn der Widerstand der inneren Kräfte vermindert werden soll.

Vom Standpunkt der Zweckmässigkeit angesehen, ist diese Wechselbeziehung für den Organismus des Kaltblüters von hoher Bedeutung. Die Kälte, welche die Quellen seiner Ernährung versiechen lässt, führt zugleich sein Nervensystem in einen Zustand über, in welchem die Kräfte desselben geschont werden; und hierzu stimmt die allen Physiologen geläufige Erfahrung, dass der gefangene Frosch im Winter ohne wesentliche Beeinträchtigung Monate lang aufbewahrt werden kann, während er im Hochsommer oft in wenigen Tagen unbrauchbar wird. Auch wird es erklärlich, dass die höchsten Grade der Asthenie gegen Ende des Winters, in unsern Gegenden in den Monaten Februar und März, zur Beobachtung kommen, wo Kälte und Ernährungsmangel zusammen ihre Einflüsse geltend machen. Die Beziehung dieser Veränderungen auf die Begattung scheint mir zweifelhaft, denn ihren höchsten Grad erreicht die Asthenie schon vor der Begattungszeit. Der durch die letztere bedingte Kräfteverbrauch scheint im Frühjahr rasch wieder ersetzt zu werden, da bereits Anfang April die frisch eingefangenen Thiere nahezu die Leistungsfähigkeit erreicht haben, die sie vor dem Winterschlaf besassen. Dagegen scheint in anderer Hinsicht eine Beziehung des während des Winterschlafs entstandenen und gegen Ende desselben allmälig sehr gesteigerten Zustandes zu dem Begattungsact nicht unwahrscheinlich. In tagelanger Umarmung hält bekanntlich das Froschmännchen das Weibchen umschlossen. Dieser Tetanus der Copulation deutet nach allen unsern Erfahrungen nicht auf grosse Intensität der innern Kräfte des Nervensystems, wohl aber auf eine enorm gesteigerte Erregbarkeit, wie sie als das Resultat der mit dem Ende des Winters zu ihrem höchsten Grade erwachsenen Asthenie sich darstellt.

II. Einfluss der Temperatur.

(Thermische Modification des Nerven.)

§. 101. Schon Helmholtz hat in seinen zeitmessenden Versuchen gefunden, dass die Temperatur, welcher der Nerv ausgesetzt wird, einen bemerkenswerthen Einfluss auf den Verlauf der Muskelzusammenziehung ausübt. Wurde der Nerv auf Eis gelagert, so nahm die horizontale Ausdehnung der Zuckungscurven zu, ohne dass sich, bei der Anwendung von Maximalreizen, ihre verticale Höhe veränderte; die Fortpflanzungs-

geschwindigkeit erschien sehr verlangsamt *). Später haben dann Harless, Schelske und Afanasieff gefunden, dass, wenn man Minimalreize anwendet, bei einer Temperatursteigerung bis zú ungefähr 36—
40⁰ C. die Zuckungshöhe fortwährend wächst, über dieser Temperatur-
grenze aber wieder abnimmt, bis endlich, etwa bei 65⁰, die Erregbarkeit
erlischt. Umgekehrt wurde bei Erniedrigung der Temperatur allmälige
Abnahme der Zuckung, zuweilen, bei mässiger Abkühlung, auch eine vorübergehende Steigerung derselben beobachtet **). Von diesem letzten,
noch nicht ganz sichergestellten Punkt abgesehen, geht also aus den vorliegenden Beobachtungen hervor, dass Erniedrigung der Temperatur die
Zuckungsdauer vergrössert, die Erregbarkeit aber allmälig herabsetzt,
während Steigerung der Temperatur die Zuckungsdauer verkürzt und
die Erregbarkeit steigert bis zu einer Maximalgrenze, von der an
ein rasches Sinken derselben eintritt. Diese Beobachtungen beziehen
sich jedoch nur auf das Verhalten der Zuckung bei kurz dauernden
Reizen. Es bleibt uns daher die Aufgabe, dem Plane dieser Untersuchung gemäss, die Veränderungen, welche in dem ganzen Verlauf der Erregung durch die Schwankungen der Temperatur hervorgebracht werden,
näher zu verfolgen. Ich habe mich hierbei auf den Verlauf der extrapolaren Schliessungserregung beschränkt, von der am ehesten zu hoffen
ist, dass er einen Einblick in den Mechanismus der thermischen Veränderungen gewähre.

Die Versuche wurden theils nach der früheren Methode am isolirten
Nervmuskelpräparat, theils nach dem in §. 99 beschriebenen Verfahren
an den Nerven lebender Thiere angestellt. Letzteres bietet auch hier
den Vortheil der längeren Resistenz des Nerven, was im vorliegenden
Falle um so wichtiger ist, als starke Temperaturschwankungen, namentlich wenn solche in wechselnder Richtung sich wiederholen, ausserordentlich das Absterben des Nerven beschleunigen. Man kann daher die
Veränderungen, welche Zu- und Abnahme der Temperatur hervorbringen,
an lebenden Thieren oft sehr schön mehrmals nach einander demonstriren, während man sich am isolirten Nerven in der Regel begnügen muss,
die Wirkung einer einmaligen Wärmeschwankung (einer Zu- und Wiederabnahme der Temperatur) zu verfolgen. Anderseits haben die letzteren Versuche den Vortheil, dass sich bei ihnen genauer die Temperatur feststellen lässt, welcher der Nerv ausgesetzt wird, während dies am
lebenden Thier, wo ein Theil des Nerven von ziemlich schlecht die Wärme

---

*) Müller's Archiv 1852, S. 216.
**) Harless, Zeitschr. f. rat. Medicin, 3te R. Bd. 8, S. 122. Schelske,
über die Veränderungen der Erregbarkeit der Nerven durch die Wärme,
Heidelberg 1860, S. 14. Afanasieff, du Bois' und Reichert's Archiv 1865, S. 691.

leitenden Gewebsmassen bedeckt bleibt, nicht wohl angeht; voraussichtlich werden hier sogar die verschiedenen Theile des Nerven nicht mit
gleicher Schnelligkeit erwärmt und wieder abgekühlt werden. Aus demselben Grunde lässt sich der Einfluss sehr rascher und starker Temperaturschwankungen überhaupt nur am isolirten Nerven erforschen. Denn
die Muskeln des Oberschenkels können an ihrer Oberfläche bis zur Ge-
rinnung des Eiweisses erwärmt werden, während ihre tieferen Theile
sowie der von ihnen bedeckte Nerv noch reizbar bleiben. Unsere beiden
Methoden ergänzen sich somit einigermassen, und ich werde desshalb
auch Beispiele beider benützen.

Zur Steigerung der Temperatur schlug ich folgendes Verfahren ein. Ein
grosser Glaskolben, in welchem fortwährend Wasser kochend erhalten wurde,
communicirte durch die eine der beiden Glasröhren, die seinen Kautschuk-
propf durchbohrten, mit einem mit Luft gefüllten Spirometer, durch die
andere konnte er jeden Augenblick mit dem feuchten Raum, in welchem
sich das Nervmuskelpräparat oder der lebende Frosch befand, in Verbindung gesetzt werden. Diese zweite Glasröhre spaltete sich nämlich
in einen ersten Zweig, der in den Versuchsraum, und in einen zweiten
Zweig, der in ein als Vorlage benütztes Gefäss führte; jeder dieser Zweige
konnte durch einen Hahn verschlossen oder geöffnet werden. In dem
Kochkolben endeten die beiden Glasröhren nach dem umgekehrten Princip der Spritzflasche; die mit dem Luftraum des Spirometers verbundene
Röhre mündete nämlich auf dem Boden des Kolbens, die mit dem Versuchsraum zu verbindende am Hals desselben über dem Wasser. Sollte
nun der Versuchsraum erwärmt werden, so wurde die Oberfläche des
Spirometers belastet, der in die Vorlage führende Hahn geschlossen und
der in den Versuchsraum führende Hahn geöffnet. Die aus dem Spirometer strömende Luft erhitzte sich, indem sie durch das heisse Wasser
geleitet wurde, und riss warme Dämpfe in den Versuchsraum hinüber.
Durch einige kleine Oeffnungen am Boden und an der Decke verliess
den letzteren die heisse Luft wieder. Das Steigen der Temperatur wurde
an dem in dem Glaskasten befestigten Thermometer (§. 8) beobachtet.
Die Geschwindigkeit der Temperatursteigerung konnte durch schnelleres
oder langsameres Durchtreiben der Luft leicht regulirt werden. Auf diese
Weise war es möglich einerseits eine sehr langsame und stetige Erwärmung des Versuchsraumes herbeizuführen, anderseits konnte aber auch,
wenn man wollte, in wenigen Minuten die Temperatur von 14 bis auf
50°C. gesteigert werden. Unter langsamen Temperaturschwankungen werde
ich im Folgenden solche begreifen, bei denen mindestens 10 — 15 Minuten zwischen den am Thermometer abgelesenen Grenztemperaturen gelegen sind; wo diese Zeit kürzer ist, werde ich die Temperaturschwankung als eine rasche bezeichnen. Eine genauere Zeitbestimmung ist mir
wegen der sonstigen Anforderungen, welche diese Versuche an die Auf-
merksamkeit des Beobachters stellen, nicht möglich gewesen. Um die

Temperatur allmälig wieder auf den Ausgangspunkt sinken zu lassen, genügte es die Zufuhr der erhitzten Luft und des Wasserdampfes zu unterbrechen. Sollte ein schnelleres und tieferes Sinken hervorgebracht werden, so wurde der Glaskasten, unter dem sich das Versuchsthier befand, hinweggehoben und letzteres theils mit Eisstücken umgeben, theils auf Eis gelagert, indem ihm ein Eisbeutel unter Bauch und Oberschenkel geschoben wurde. Der erwärmte Frosch ist gegen die Kälte sehr empfindlich, was sich in starken Reflexbewegungen verräth, die bei der Berührung mit Eis entstehen.

Bei der obigen Methode der Temperatursteigerung waltet e i n Umstand ob, der möglicher Weise nebenbei von Einfluss sein könnte. Um nämlich das Austrocknen , namentlich des isolirten Nerven, zu verhüten, sind wir genöthigt die warme Luft immer zugleich mit Wasserdampf zu sättigen. Man könnte daher zweifelhaft sein , ob nicht der stark vermehrte Wassergehalt des Versuchsraumes, der wahrscheinlich auch den Wassergehalt des Nerven vermehrt , auf die beobachteten Veränderungen von Einfluss sei. Obgleich nun dieser Einwand schon bei den Versuchen am lebenden Thier, wo der Nerv wenigstens im grössten Theil seines Verlaufs in Muskelmassen eingebettet bleibt , kaum in Betracht kommen wird, so habe ich doch geglaubt zur Beseitigung desselben noch eine andere Methode einschlagen zu sollen , bei welcher der Einfluss des veränderten Wassergehalts der Atmosphäre in umgekehrter Richtung sich geltend machte. Ich führte nämlich die Versuche so aus, dass ich in den in der gewöhnlichen Weise hergerichteten Versuchsraum einen erhitzten Stahl brachte, durch dessen strahlende Wärme die Temperatur erhöht, aber freilich auch zugleich die anfänglich noch mit Wasserdampf gesättigte Luft allmälig ausgetrocknet wurde. Trotz dieses letzteren Umstandes, der natürlich wegen der zuletzt sich einstellenden Vertrocknung des Nerven die Versuchsdauer abkürzt, ist es doch auf diese Weise leicht zu constatiren, dass die hervorgerufenen Veränderungen genau dieselben sind , die man bei der Anwendung der feuchten Wärme beobachtet.

A.   Einfluss langsamer Temperaturschwankungen.

a.   Veränderungen des Verlaufs der Zuckung.

§. 102. Am augenfälligsten lassen sich die Wirkungen der steigenden Temperatur verfolgen, wenn man das Abklingen der Erregung nach Ablauf der Schliessungszuckung eines ab - oder aufsteigenden Stromes von mässiger Stärke untersucht. Hier sieht man schon nach einer Steigerung von wenigen Graden sowohl die Schliessungszuckung C als die Prüfungszuckung R an Dauer abnehmen , so dass der Zeitzwischenraum zwischen beiden sich fortwährend vergrössert. Am stärksten zeigt sich diese Veränderung am ursprünglich asthenischen Nerven. Einige Beobachtungen einer solchen Versuchsreihe sind in Fig. 23 vom Wadenmuskel eines lebenden Thieres aufgezeichnet worden. Die Zeit T zwischen Schliessung des aufsteigenden constanten Stromes und der Einwirkung des absteigend gerichteten Oeffnungsinductionsschlages betrug 0,143″, die Spannweite der constanten Elektroden 8, der Reizelektroden 5 Mm., die negative Reizelektrode war von der Anode 15 Mm. entfernt. Als constante Kette diente der volle Strom eines Daniell'schen Elementes, dessen Wirkung der 2ten Zuckungsstufe entsprach. Die Curven A wurden bei der Anfangstemperatur von 16° C. gezeichnet. Nun begann eine

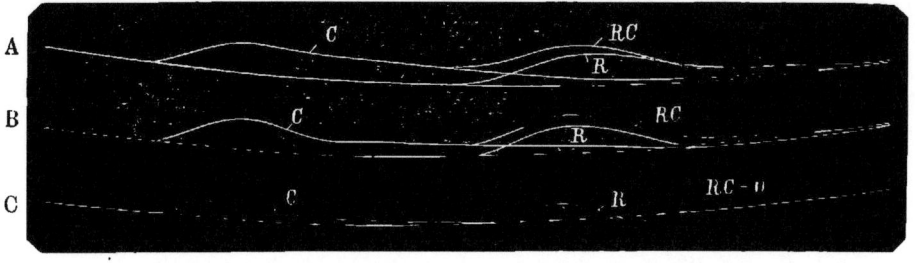

Fig. 23.

allmälige Temperatursteigerung, in Folge deren die Dauer der Zuckungen C, R und RC continuirlich abnahm. So wurden, als eben die Aussentemperatur 50° C. erreicht hatte, die Curven B gezeichnet. Jetzt wurde die Temperatur während einiger Zeit constant erhalten: schon nach wenigen Minuten hatte sich, wie die in C gezeichneten Curven ergeben, der Zuckungsverlauf im selben Sinne noch weit bedeutender verändert. Da der Versuch am lebenden Thiere angestellt worden ist, so können natürlich, wie schon bemerkt, die angegebenen Temperaturen nicht denjenigen des Nerven entsprechen, sondern die letzteren werden nur langsam der Aussenwärme gefolgt sein.

Lässt man den Versuchsraum allmälig wieder abkühlen, so stellen sich die Veränderungen in der umgekehrten Richtung ein, indem der Verlauf aller Zuckungen ebenso sich verlängert, wie er sich vorhin verkürzt hatte.

b. Veränderungen des Verlaufes der Erregung.

§. 103. Der Einfluss der Temperaturschwankung auf die Erregbarkeit nach Ablauf der Schliessungszuckung ist wesentlich von der Richtung des constanten Stromes abhängig. Unter dem aufsteigenden Strome steigert sich die Intensität und Geschwindigkeit der Hemmungs-

welle mit wachsender Temperatur. Hat man also vor dem Beginn der
Wärmezufuhr gesteigerte Erregbarkeit beobachtet, entweder weil sich der
Nerv im asthenischen Zustande befand, oder weil die geprüfte Strecke
weit von der Anode entfernt war, so nimmt im Verlauf der Temperaturzunahme die Zuckung RC allmälig ab, sinkt dann unter R und wird
schliesslich = 0. Lässt man die Temperatur dann wieder abnehmen, so
kommt, falls nicht der Nerv unterdessen abgestorben ist, RC wieder zum
Vorschein und kann schliesslich sogar abermals sich über R erheben. Auf
diese Weise sehen wir in Fig. 23 C, dass RC = 0 geworden, während
es in A und B beträchtlich grösser als R war.

In vielen dieser Versuche, wie z.B. in dem eben angeführten, kann es
zweifelhaft sein, ob die eingetretene Hemmung nicht etwa bloss in dem
Umstande ihren Grund habe, dass die Zwischenzeit zwischen dem Ende
von C und dem Anfang von R durch die Verkürzung der Schliessungszuckung viel grösser geworden ist. Dieser Zweifel wird aber durch
andere Beobachtungen beseitigt, in denen der Verlauf von C sich sehr
wenig verändert hat und trotzdem eine bedeutende Veränderung der Erregbarkeit auftritt. Ein Beispiel dieser Art stellt die Fig. 24 dar, welche
einer an einem mässig asthenischen Nerven angestellten Versuchsreihe
entnommen ist. Als Object diente in diesem Fall das isolirte Nervmuskelpräparat. Die Spannweite der constanten Elektroden war 10, der
Reizelektroden 5 Mm., Reiz der aufsteigende Oeffnungsinductionsschlag
mit einer Distanz D von 5 Mm. Der Strom entsprach dem Anfang der

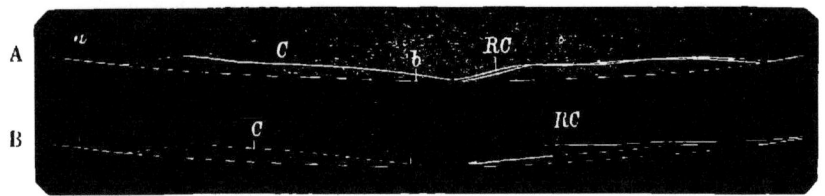

Fig. 24.

2ten Zuckungsstufe, die Zeit T betrug 0,154". Bei der Anfangstemperatur von 15° C. wurden die Curven A gezeichnet: hier ist die latente
Reizung von RC beträchtlich verkürzt, der Verlauf der Zuckung deutet
auf eine anfangs sehr gesteigerte, später kaum veränderte Erregbarkeit. Nachdem nun die Temperatur langsam auf 25° C. gesteigert war,
wurden die Curven B gezeichnet: die Zuckung C hat sich hier erst wenig
verkürzt, aber RC ist beträchtlich unter R gesunken.

Nicht immer verlaufen die Erscheinungen regelmässig in der hier
geschilderten Weise. Zuweilen beobachtet man scheinbare Sprünge in
der Erregbarkeit des Nerven unter der Anode, indem zuerst bei langsa-

mer Temperatursteigerung die Hemmung steigt, dann aber, während die
Temperatur weiter zunimmt, plötzlich wieder die Erregung zum Uebergewicht kommt Die Veränderung der Reizstärke wirft einigermassen
Licht auf dieses eigenthümliche Verhalten. In der Regel findet man
nämlich, dass jetzt eine geringe Abnahme in der Stärke des Prüfungsreizes eine scheinbare Umkehr der Erregbarkeit veranlasst, indem statt
der eben beobachteten Steigerung wieder die Verminderung der Zuckung sich einstellt. Wir können uns hiernach jene Schwankung wohl so
deuten, dass die Temperaturzunahme neben der Hemmung auch die Erregung, insbesondere die Erregung durch den Prüfungsreiz, verstärkt, so
dass nun plötzlich derselbe Erfolg eintreten kann, welchen wir erhalten
würden, wenn wir die Reizstärke durch Annäherung der Inductionsrollen
vergrösserten. Gleichwohl bleibt es, eben wegen der doppelten Wirkung
der Temperaturzunahme, auch möglich, dass die von der Schliessung des
Stromes herrührende Erregungswelle zuweilen über die Hemmung siegt.
Jedenfalls aber ist in solchen Fällen immer noch die Intensität und Ausbreitung der Hemmung ungewöhnlich vergrössert : denn für schwache
Reize pflegt die letztere während der Temperatursteigerung selbst dann
nachweisbar zu sein, wenn wir die Stärke des constanten Stromes und
die Entfernung der geprüften Strecke von der Anode so wählen, dass
bei der gewöhnlichen Versuchstemperatur unter keinen Umständen eine
Abnahme der Erregbarkeit gefunden wird.

Auf den Verlauf der Erregung unter dem absteigenden Strom
übt die Temperaturerhöhung einen zweifachen Einfluss aus. Einerseits
nämlich nimmt die Höhe der Zuckung RC zu, anderseits aber zeigen
sich jetzt sehr häufig jene vorübergehenden Hemmungserscheinungen, wie
wir sie unmittelbar nach dem Ablauf der Schliessungszuckung am Nerven von hoher Leistungsfähigkeit kennen lernten. Lässt man eine längere
Zeit zwischen den beiden Zuckungen verfliessen, so kommt bloss die
Erregbarkeitszunahme zum Vorschein; nur kurz nach dem Ende der
Schliessungszuckung sind beide Veränderungen zu beobachten, indem sowohl die latente Reizung, wie die Zuckungshöhe sich vergrössern, während meist die Zuckungsdauer abnimmt, so dass die ganze Aeusserung
der Energie des Muskels auf einen kürzeren Zeitraum zusammengedrängt
erscheint. Da die Steigerung der Erregbarkeit sich ausserdem in der
zunehmenden Stärke der Schliessungszuckung verräth, so stellt sich die
thermische Veränderung gewöhnlich in der durch Fig. 25 dargestellten
Form dar. Vor eingetretener Temperatursteigerung bewirkt der schwache,
der ersten Zuckungsstufe entsprechende Strom eine schwache Schliessungszuckung, die Zuckung RC erhebt sich wenig und hauptsächlich im
absteigenden Theil über R (A). Nach der Erwärmung auf 45 — 50° C.
vergrössert sich die Schliessungszuckung, und der Verlauf von RC hat
sich im Vergleich mit R beträchtlich verändert (B). Auch hier ist übrigens die Veränderung von RC nicht nothwendig an die gleichzeitige

Verändernng der Schliessungszuckung gebunden. Selbst bei Stromstärken, die noch gar keine Zuckung erregen, oder an Nerven, bei denen

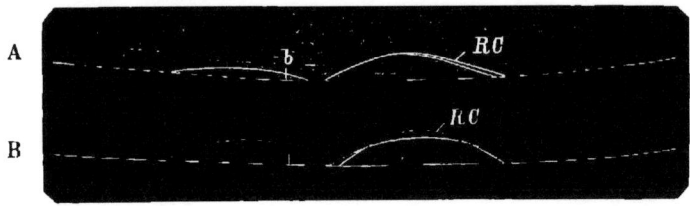

Fig. 25.

die Schliessungszuckung in Folge allmäligen Absterbens vermindert wurde,
treten die Unterschiede von R und RC in derselben Weise hervor.

Die Nachwirkung der Erregung gestaltet sich also nach diesen Beobachtungen ähnlich wie in Fig. 13 A (S. 93). Aber während dort die
Hemmung nur im Anfang der Versuchsreihe auftrat, kommt sie bei der
thermischen Modification erst im Verlauf derselben, unter der Einwirkung
der allmäligen Temperatursteigerung, zum Vorschein. Wiederholt man
bei Versuchen am lebenden Thier die Wärmeschwankung, so kann man
die Zu - und Abnahme der Zuckungshöhe mehrmals hervorbringen. Dagegen bleiben die Hemmungserscheinungen auch in diesem Falle bald
aus, obgleich sie nicht so vergänglich sind wie unter den gewöhnlichen
Bedingungen.

B. Einfluss schneller Temperaturschwankungen.

§. 104. Viel bedeutender als bisher gestaltet sich der Einfluss der
Temperaturzunahme, wenn dieselbe mit grösserer Geschwindigkeit vor
sich geht. Die Veränderungen im Zuckungsverlauf, welche in diesem
Falle sich einstellen, deuten auf eine stark und dauernd gesteigerte Erregbarkeit hin. Zuerst werden nämlich die Zuckungen tetanisch verlängert, und schliesslich gehen sie in einen energischen und dauernden Tetanus über. Diese Veränderungen zeigen sich ebensowohl bei der Erregung durch Schliessung oder Oeffnung des constanten Stromes als bei momentaner Reizung durch einen Oeffnungsinductionsschlag. Trotzdem unterscheidet sich hierbei der Verlauf der Zusammenziehung wesentlich von
jenen tetanisch verlängerten Zuckungen, wie sie die Kälte hervorbringt,
oder wie sie bei hochgradiger Asthenie zu finden sind. Während nämlich für den letzteren Fall das langsame Ansteigen der Contraction so
charakteristisch ist, gleicht der Tetanus in Folge rascher Temperaturzunahme durch die Energie seines Eintritts vollständig dem Tetanus durch
Summation schnell auf einander folgender Reize, wie wir ihn z. B. bei

schwingender Feder des Magnetelektromotors hervorbringen. Er zeugt
also augenscheinlich für einen unversehrten Bestand der inneren Kräfte
des Nerven, wobei aber die Kräfte der Erregung so sehr überwiegen, dass die
kleinste Gleichgewichtsstörung eine dauernde Molecularerschütterung hervorbringt. Dem entspricht denn auch die Thatsache, dass jene enorm gesteigerte
Reizbarkeit nur als die Vorläuferin einer direct durch die rasche Temperaturzunahme bewirkten Erregung erscheint. Denn oft stellt sich in diesen
Versuchen, wenn die Geschwindigkeit oder der Grad der Wärmezufuhr
eine gewisse Grenze überschreitet, ohne weitere Reize ein ebensolcher
Tetanus oder eine Folge einzelner Zuckungen ein.

Neben diesem Einfluss auf die Grösse der Reizbarkeit und den Verlauf der Erregung tritt aber noch eine weitere Wirkung der raschen
Temperaturzunahme in die Erscheinung, welche der oben, bei langsame-
ren Temperaturschwankungen beobachteten, Wirkung auf die hemmenden
Kräfte der Nervensubstanz entspricht. Es kommt nämlich vor, dass, nachdem soeben jener Zustand sich eingestellt hat, in welchem jeder Inductionsschlag Tetanus hervorbringt, die Schliessung des constanten Stromes
von mässiger Stärke plötzlich die Wirkung versagt: der Muskel bleibt
in Ruhe, und wird auch durch einen während des Geschlossenseins der
Kette auf die extrapolare Nervenstrecke einwirkenden Inductionsschlag
nicht erregt. Oeffnet man jetzt den Strom, so bricht ein starker Oeffnungstetanus aus, welcher sich durch den Strom der entgegengesetzten
Richtung verstärkt. Hier tritt also an dem durch die rasche Temperatursteigerung veränderten Nerven derselbe Erfolg ein, den wir auch bei
der gewöhnlichen Versuchstemperatur, namentlich an Nerven von hoher
Leistungsfähigkeit, hervorbringen konnten, nämlich die momentane Modification bei der ersten Schliessung der Kette. Aber während dort zur
Herbeiführung dieses Erfolges enorme Stromeskräfte erforderlich waren,
bei denen die Grenzen des gewöhnlichen Zuckungsgesetzes überschritten
wurden, bietet sich uns hier dasselbe Schauspiel bei sehr mässigen Stromstärken, welche unter gewöhnlichen Verhältnissen erst der zweiten Stufe
des Zuckungsgesetztes entsprechen würden. Es scheint ferner, dass die
momentane Modification in hoher Temperatur vorzugsweise leicht bei absteigendem Strom eintritt, da man zuweilen, auch wenn die Temperatursteigerung langsamer erfolgt ist, plötzlich findet, dass das Zuckungsgesetz
der dritten Stufe in umgekehrtem Sinne sich eingestellt hat, indem der
aufsteigende Strom nur Schliessungs-, der absteigende nur Oeffnungszuckung bewirkt.

Die Fig. 26 gibt einen Theil einer solchen Versuchsreihe wieder. Die Zeit
a b betrug 0,132'', die Spannweite der const. Elektroden war 10, der Reizelektroden 5, D = 5 Mm., Reiz ein schwacher aufsteigender Oeffnungsinductionsschlag. Der Strom einer Kette aus 6 Elementen Dan. wurde
durch die Aufnahme wechselnder Rheochordlängen als Nebenschliessung
variirt. Als der Versuchsraum, in welchem sich das Nervmuskelpräparat

befand, rasch von 17⁰ auf 25 — 30⁰ C. erwärmt worden war, zeichnete
der Muskel bei schwachem Strom (Rheoch. 40) tetanische Zuckungen
R und C, und letztere wurden bei ab- und aufsteigender Richtung durch
Hinzutritt des Oeffnungsinductionsschlages gesteigert, so dass sich RC über
R und C erhob. Sodann wurde der Strom verstärkt (Rheoch. 1250):
sogleich bei der ersten Schliessung des absteigenden Stromes blieb die

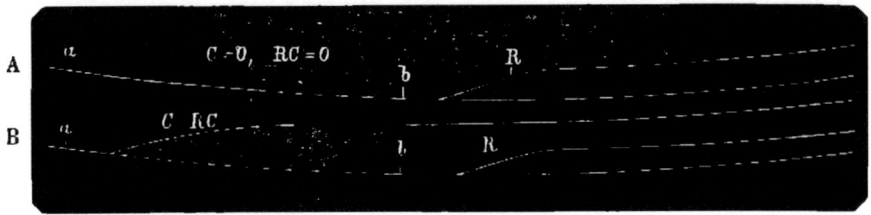

Fig. 26.

Zuckung aus, RC war $= 0$, R, wie vorhin, tetanisch (Fig. 26 A). Nachdem die Kette geöffnet und der Oeffnungstetanus abgelaufen war, wurde
der aufsteigende Strom geschlossen: alsbald brach hier ein so energischer
Schliessungstetanus aus, dass der nachfolgende Inductionsschlag keine
weiteren Veränderungen desselben hervorbringen konnte; C und R C fallen daher zusammen, R ist wieder tetanisch (B.) Als jetzt zu den schwachen Strömen zurückgekehrt wurde, ergab sich bei aufsteigendem Strom
abermals tetanisch verlängerte Contraction und vergrösserte Zuckung
R C, bei absteigendem aber, offenbar in Folge der eingetretenen Modification, eine nur mässig verlängerte Zuckung, nach Ablauf derselben anfänglich noch vergrösserte Reizbarkeit, dann, nach mehrmaliger Schliessung, ebenfalls Zuckungsabnahme.

§. 105. Bei den Beobachtungen über thermische Modification ist es,
namentlich wenn sie am isolirten Nerven angestellt werden, wegen der
immerhin bald eintretenden Zerstörung des Nerven selten möglich, eine
grössere Zahl von Thatsachen in e i n e r Versuchsreihe zur Darstellung
zu bringen. Ich werde daher eine kleine Zahl von Versuchen so auswählen, dass jede der wichtigeren Erscheinungen wenigstens an e i n e m
Beispiel erläutert wird. Demgemäss zeigt der Versuch I 1) die Veränderungen, welche bei langsamer Temperatursteigerung im Verlauf der
Muskelzusammenziehung eintreten, und 2) das hierbei stattfindende Wachsthum der hemmenden Kräfte unter der positiven Elektrode des constanten Stromes. Um darzuthun, dass die Veränderungen des Zuckungsverlaufs nicht etwa bloss dann stattfinden, wenn nach zuvoriger Kälteein-
wirkung die Temperatur steigt, habe ich einen Fall gewählt, in welchem
das Versuchsthier mehrere Tage bei 10—12⁰ R. aufbewahrt worden war,
wo aber aus andern Gründen Asthenie bestand. Der Versuch II gibt

Rechenschaft über die Veränderungen des Verlaufs der Erregung unter
der negativen Elektrode, ebenfalls bei langsamen Veränderungen der
Temperatur. Der Versuch III enthält ein Beispiel über den Erfolg schneller Temperatursteigerungen. In Versuch IV hat zuerst eine schnelle,
dann eine langsame Temperaturschwankung auf den Nerven eingewirkt,
um die Verschiedenheit des in beiden Fällen stattfindenden Erfölges zu
zeigen.

V e r s u c h I.

Lebendes Thier. Asthenischer Zustand. Spannweite der const. Elektr. 8,
der Reizelektr. 5 Mm   Schwacher aufsteigender Strom. Reiz: abst. Oeffnungsinductionsschlag.   D = 15. T = 0,140. Anfangstemperatur 16° C.

Nr.	C		R		R C		
	H	L	H	L	H	L	
1	4,5	92	5	55	6,4	55	Temp. gesteigert : 30°.
2	4,5	88	4,5	45	0	—	37,5°.
3	4,5	83	4,5	45	6,5	45	„ 50°.
4	4	30	4,5	32	6	36	„ 50°.
5	3	26	3	20	0	—	Reiz geschwächt.
6	2	32	3	24	2	24	Allmälige Abkühlung: 35°.
7	0	—	2,5	33	0	—	Rasche Abkühlung des Versuchs-
							raums, wobei die Temperatur des
							Thieres allmälig bis zur Anfangs-
8	0	—	3	31	2	33	temp.-herabgeht.
9	0	—	2	34	2,5	50	

Im Anfang der Versuchsreihe nimmt die Zuckungsdauer schnell ab,
während die Zuckungshöhe kaum sich verändert (1—4), dann sinkt auch
die letztere. Lage der geprüften Strecke und Richtung der Prüfungsströme (D = 15 abst.) sind für die Nachweisung einer Hemmung, namentlich am asthenischen Nerven, möglichst ungünstig gewählt. Trotzdem
sehen wir eine solche sogleich nach der Temperatursteigerung sich einstellen (2), sie schwindet dann, indem die Erregung wieder zum Uebergewicht kommt (3, 4), die Verminderung der Reizstärke zeigt aber jetzt
deutlich ihr Vorhandensein an (5 u. f.)

Versuch II.

Lebendes Thier. Spannweite der const. Elektr. 7, der Reizelektr. 10 Mm.
Schwacher abst. Strom Reiz: abst. Oeffnungsinductionsschlag. T=0,132.
D = 20. t = 0,08. Anfangstemperatur 19° C.

Nr.	C		R			RC			
	H	L	H	L	LR	H	L	LR	
1	1,5	22	3	25	—	3,5	27	—	
2	2	23,5	3,5	26,5	—	4	26,5	—	Temp. langsam auf 24° gesteigert.
3	1	17	3,5	25	—	3,5	25	—	Temp. langsam auf 20,5° gesunken.
4	0	—	3	27	—	4	27	—	Wieder gesteigert: 31,5°.
5	2,5	22	3	26	—	3	26	—	Strom verstärkt. 35°.
6	3	—	3	—	—	3,5	—	—	Temp. auf 47,5° gestiegen.

Zeitdistanz verkürzt. T = 0,0805, t = 0.

Nr.	C		R			RC			
7	3	24	3	2~	6	4,6	24,5	7,5	47,5°.
8	1	19	2,5	24	—	3	25	—	Temp. sinkt: 43,5°.
9	0	—	2,5	—	—	3,5	—	—	Temp. steigt: 46°.
10	0	—	2,5	24	—	2,5	24	—	Temp. sinkt 30'.
11	0	—	2	24	—	3	25	—	Temp. steigt: 32°.
12	0	—	2	24	—	3,2	27	—	43°.
13	0	—	2,5	25	—	3,5	27	—	46°.

Bis zuletzt stellt sich bei wachsender Temperatur Zunahme, bei sinkender Abnahme der Erregbarkeit ein. Wird die Zeit T so gewählt, dass die Prüfungszuckung sehr bald nach dem Ende der Zuckung sich erhebt, so gibt sich in der Vergrösserung der latenten Reizung eine vorübergehende Hemmung kund (7).

Versuch III.

Nervmuskelpräparat. Spannweite der const. Elektr. 10, der Reizelektr.
5 Mm. Reiz: aufst. Oeffnungsinductionsschlag. D = 5. Kette 6 Elemente Dan. T = 0,155.

Nr.	E	C		R		RC		
		H	L	H	L	H	L	
1	Caufst.	2	23	5,5	47	5,5	47	Mässiger Strom (Rheoch. 20): 2te Zuckungsstufe.
2		7	Tet.	5,5	Tet.	—	—	Rasche Erwärmung auf 31°.
3		5,5	—	5	—	7	—	Tetanisch verlängerte Zuckungen.

Nr.	E	C		R		RC		
		H	L	H	L	H	L	
4	C abst.	0	—	4,5	Tet.	0	—	Strom verstärkt (Rheoch. 1250).
5	C aufst.	7	Tet.	3,5	Tet.	—	—	„
6		3	Tet.	2,5	Tet.	3,5 Tet.		Strom geschwächt (Rheoch. 5).
7	C abst.	2,5	47	2,5	Tet. LR. 10	2,5 Tet. LR. 8		
8	C aufst.	0	—	2,5	Tet.	0		Temp. auf 24° herabgesetzt.
9	C abst.	5,5	Tet.	2,5	Tet.	—		

Rasche Abkühlung auf 17°: die Erregbarkeit ist völlig vernichtet.

Versuch IV.

Nervmuskelpräparat. Spannweite der const. Elektr. 10, der Reizelektr. 5 Mm. Reiz: aufst. Oeffnungsinductionsschlag. D = 7. Kette: 6 Elem. Dan. T = 0,154. Anfangstemp. 17,5° C.

Nr.	E	C		R			RC			
		H	L	H	L	LR	H	L	LR	
1	C aufst.	2	30	3	23	6	5	23	6	Mässig starker Strom (Rheoch. 40 als Nebenschliessung): 2te Zuckungsstufe, t ungefähr = 0,05.
2	C abst.	2	38	3	33	6	3,5	33	6	

Rasche Erwärmung auf 35°.

3	C aufst.	4	Tet.	3	35	—	—	—	—	
4	C abst.	3	42	3	44	6,5	3	44	5,5	
5		2,5	43	3	48	6,5	3	48	5	Strom verstärkt (Rheoch. 1280).
6	C aufst.	3	Tet.	3	—	—	—	—	—	
7	C abst.	2,5	43	3	48	6,5	3	48	5,5	

Die Temp. ist allmälig auf 24° gesunken. Langsame Steigerung auf 27,5°.

| 8 | C aufst. | 2,5 | 50 | 3 | 49 | 9 | 3 | 48 | 7 | |

Nr.	E	C		R			R C			
		H	L	H	L	LR	H	L	LR	
9	C aufst.	0	—	3	46	9	1,5	41	11	Temp. auf 31° gestiegen.
10	„	3,5	57	2,5	38	—	0	—	—	32,5°.
11	C abst.	0	—	2,5	38	—	0	—	—	Die Prüfung ergibt aufsteigend nur Schliessungs, absteigend nur Oeffnungszuckung (Umkehrung der 3ten Stufe).
12	C aufst.	3	56	2	36	—	0	—	—	

Strom auf Rheoch. 40 geschwächt.

Nr.	E	C		R			R C			
13	C aufst.	2,5	43	2,5	37	—	1,5	52		
14	C abst.	1	40	2	40	—	2	45		

Die Temperatur ist allmälig auf 34° gestiegen. Die Zuckungen nehmen jetzt rasch an Höhe ab. Zunächst verschwinden die Zuckungen durch den constanten Strom, R und RC werden einander gleich, dann hört auch die Erregbarkeit für Inductionsströme auf.

§. 106. Angesichts unserer früheren Erfahrungen scheint es nicht schwer, den Wirkungen, welche die Temperaturänderung auf die Zustände des Nerven ausübt, wenigstens im Allgemeinen ein Verständniss abzugewinnen. Wir können es schon jetzt als eines der wesentlichsten Ergebnisse dieser Untersuchung aussprechen, dass sie den Vorgang der Erregung, auf welche Art derselbe immer zu Stande kommen möge, als das Resultat eines Gegeneinanderwirkens bewegender und widerstehender Kräfte hinstellt, und dass sie die verschiedenen Zustände der Nervenfaser auf das wechselseitige Verhältniss dieser Kräfte zurückführt. Wir sind nun schon mehrfach durch unsere Beobachtungen darauf hingewiesen worden, dass das Symptomenbild der Asthenie nicht aus einer blossen Abnahme der innern Widerstandskräfte des Nerven abgeleitet werden kann, sondern dass dabei gleichzeitig an den bewegenden Kräften Veränderungen vor sich gehen. Schon bei mässigen Graden des asthenischen Zustandes wird neben der Hemmungswelle immer auch die Erregungswelle verlangsamt, und bei höheren Graden desselben sinkt ganz augenscheinlich zugleich die Intensität der Erregung. Beide Kräfte, widerstehende und bewegende, verändern sich also hier im gleichen Sinne.

Eine solche gleichsinnige Veränderung der zwei den Molecularmechanismus des Nerven beherrschenden Kräfteformen liegt uns nun offenbar auch bei den Einwirkungen der Temperatur vor. Ja, die Veränderungen,

welche die Zu- und Abnahme der Temperatur hervorbringen, gleichen so
ausserordentlich dem was wir den sthenischen und asthenischen Zustand
der Nervenfaser genannt haben, dass man auf den ersten Blick geneigt
ist, die Wirkungen der Temperaturveränderungen als Sthenie und Asthenie
durch Wärme und Kälte zu bezeichnen. Aber dies würde, wie wir schon
in §. 100 vorläufig angedeutet haben, nicht zutreffend sein, weil wir im
übrigen unter Sthenie und Asthenie immer solche Zustände des Nerven
verstanden haben, bei welchen die innern Widerstandskräfte desselben
zugleich an Grösse vermehrt oder vermindert sind, während weder vorauszusetzen ist noch auch durch die Beobachtung erhärtet wird, dass die
Grösse der innern Kräfte, oder, wie man es gewöhnlich ausdrückt, die
Leistungsfähigkeit in Folge von Temperaturschwankungen irgend eine
Veränderung erfahre. Vielmehr zeigt gerade die Einwirkung der Temperaturzunahme auf den asthenischen Nerven, dass die Wärmezufuhr nur
den Verbrauch der innern Kräfte steigert, ebendesshalb aber um so
schneller die Leistungsfähigkeit aufzehrt.

Der Grund, wesshalb die Erscheinungen der Sthenie und Asthenie
den Wirkungen der thermischen Modification so täuschend ähnlich sehen,
liegt einzig und allein darin, dass die letztere ebensolche Veränderungen
in der Geschwindigkeit des Kräfteverbrauchs herbeiführt, wie solche stets
auch mit einem grösseren oder geringeren Kräftevorrath verbunden sind.
Wo der Vorrath hemmender und bewegender Kräfte gross ist, im sthenischen Zustand, da gelangen auch beiderlei Kräfte bei der Einwirkung
einer äussern, sie aus ihrer Latenz befreienden Ursache schnell zu ihrer
Aeusserung. Wo jener Kräftevorrath gering ist, im asthenischen Zustande, da sammeln hemmende und bewegende Kräfte sich langsamer.
Die Wärme dagegen verändert nichts an dem Kräftevorrath, auf die Geschwindigkeit aber, mit welcher die vorräthigen Kräfte wirksam werden,
ist sie von mächtigem Einfluss. In der Kälte sind die inneren Kräfte des
Nerven von trägerer Beweglichkeit; daher spart der Nerv an seinem
Kräftevorrath. Unter der Einwirkung einer höheren Temperatur werden
jene schneller lebendig, daher freilich auch rascher aufgebraucht. Am
schönsten zeigen sich diese Veränderungen an den Erregbarkeitsschwankungen unter der Kathode des constanten Stroms unmittelbar nach Ablauf der Schliessungszuckung; denn hier kommen Hemmung und Erregung neben einander zum Ausdruck. Wie eine stark gespannte Feder wi-
dersteht der erwärmte Nerv den auf ihn einwirkenden Kräften, um
ausgelöst desto energischer zu reagiren, während der erkältete zwar
dem Reiz ohne grossen Widerstand nachgibt, dann aber auch nur eine
geringe und langsam verlaufende elastische Reaction ausübt.

Sechstes Capitel.

Von dem Wesen der Nervenerregung.

— ———

I. Zusammenfassung der Versuchsergebnisse.

1. Die Schliessungserregung.

A. Extrapolare Erscheinungen.

§. 107. Bei den schwächsten, noch keine Zuckung erregenden Stromstärken, breitet zur Seite der positiven Elektrode eine langsam und mit abnehmender Geschwindigkeit vorwärts schreitende Hemmungswelle sich aus, deren allmäliges Anwachsen wir an dem Sinken der Erregbarkeit einer nicht allzu fern von der Anode gelegenen Nervenstrecke deutlich verfolgen können (Fig. 4 S. 26). Zur Seite der negativen Elektrode pflanzt sich gleichzeitig eine Erregungswelle fort, welche sich mit grosser Geschwindigkeit und ungeschwächter Stärke bis zum Muskel ergiesst, und deren Verlauf wir in jedem Theil der extrapolaren Strecke an dem Ansteigen und Wiedersinken der Erregbarkeit wahrnehmen (Fig. 11 S. 78).

Sobald die Widerstandskraft des Nerven, entweder in Folge ursprünglicher physiologischer Zustände, oder der Erschöpfung durch Reize, geschwächt ist, bricht die Erregungswelle auch über die positive Elektrode aus. Sie kommt ursprünglich nur in der dem Muskel benachbarten Strecke zum Vorschein, dann geht sie in der Nachbarschaft der Anode der Hemmungswelle voran (Fig. 5 S. 36): die letztere sinkt immer mehr an Intensität und Geschwindigkeit, bis zuletzt, in den höchsten Graden der Asthenie, die Reizung nur noch in gesteigerter Erregbarkeit nachklingt (§. 15 – 20). Mittlerweile haben sich die Erscheinungen

unter der negativen Elektrode weniger augenfällig verändert. Wohl aber
verräth sich auch hier die verminderte Widerstandskraft darin, dass die
Grenze, wo eine Veränderung der Erregbarkeit nachweisbar wird, immer
näher an die Zuckungsgrenze heranrückt und endlich ganz mit derselben
zusammenfällt (Vers. II S. 80).

§. 108. Bei zuckungerregenden Stromstärken trennen wir in der
Untersuchung die Zeit der latenten Reizung, die Dauer der Zuckung und
den Zeitraum nach derselben.

Die Zeit der latenten Reizung scheidet sich nach dem Erfolg
der Erregbarkeitsprüfung wieder in zwei Zeiträume: in das Stadium der
Unerregbarkeit und in das Stadium der wachsenden Erregbarkeit. Jenes
hat unter der positiven Elektrode eine durchschnittliche Dauer von $\frac{1}{200}$
Sec., unter der negativen ist es erheblich kleiner, so dass es nicht mehr
mit Sicherheit bestimmt werden kann, weil selbst bei gleichzeitiger Einwirkung des Inductionsschlages und der Schliessung wenigstens gegen
Ende der Prüfungszuckung bereits die wachsende Erregbarkeit wirksam
wird (S. 67 und 104). Unter dem aufsteigenden Strom zeigt sich die
Dauer der Unerregbarkeit abhängig von der Stromstärke, indem sie zuerst mit zunehmender Stromstärke sinkt und dann mit dem weiteren
Wachsthum derselben wieder steigt (S. 68 Vers. III und IV). Unter
dem auf- wie absteigenden Strom endlich wird jene Dauer durch den
Zustand des Nerven bestimmt; denn in Folge der Asthenie wächst sie
bedeutend (S. 67 Vers. II, S. 104 Vers. I).

Während des Stadiums der wachsenden Erregbarkeit nimmt diese unter der Anode wie unter der Kathode zu, unter der letzteren mehr, so
dass die Zuckung R C die Summe der Zuckungen R und C um mehr als
das Doppelte übertreffen kann. Die Zunahme der Erregbarkeit sinkt zu
beiden Seiten des Stromes mit wachsender Stromstärke (S. 70 Vers. III,
S. 102 Tabelle und S. 104 Vers. II). Doch ändert sich dies mit dem innern Zustande des Nerven: bei beginnender Asthenie vergrössert der stärkere Strom das
Wachsen der Erregbarkeit, bis endlich bei den höchsten Graden jenes Zustandes die wechselnde Stromstärke ohne jeden Einfluss bleibt (S. 105 Vers. III).

§. 109. Während der Dauer der Zuckung steigt bei mässigen
Stromstärken auf der Seite der Anode und Kathode die Erregbarkeit bis
zu einem Maximum, das mit dem Maximum der Zuckung zusammenfällt; dann sinkt sie wieder, ist aber am Ende der Zuckung immer noch
beträchtlich gesteigert (Fig. 10, S. 74). Bei aufsteigendem Strom wird
schon innerhalb der zweiten Zuckungsstufe bald eine Grenze erreicht,
wo nahe der Anode bereits während der Zuckung die Erregbarkeit sinkt,
während näher dem Muskel noch das frühere Verhalten zu treffen ist
(Fig. 9 S. 72). Die nämliche Hemmung tritt auch unter dem absteigen-
genden Strome ein, nur bedarf es hier weit mächtigerer Stromstärken zu
ihrer Hervorrufung (Fig. 14 S. 107). Dieser Verlauf deutet auf eine
Analogie in dem Verhalten des Nerven gegen starke auf- und absteigende

Ströme hin, die sich in der That durch die weitere Untersuchung bestätigt. Letztere ergibt nämlich, dass auch bei absteigendem Strom endlich die Schliessungszuckung hinwegbleibt und dagegen die Oeffnungszuckung wieder erscheint: nur muss man, um dieses Resultat zu erhalten, ungleich stärkere Ströme anwenden, als sie zur Unterdrückung der aufsteigenden Schliessungszuckung erforderlich sind (§. 32).

§. 110. Nach vollendeter Zuckung klingt bei mässigen Stromstärken unter dem auf - wie absteigenden Strom die Erregung meistens als gesteigerte Erregbarkeit ab. Sehr bald wird aber unter der positiven Elektrode die Hemmungswelle bemerkbar, so dass schon die bei der Zwischenzeit null ausgelöste Prüfungszuckung meist in diesem Sinne verändert ist (S. 58 Fig. 8). Auch unter dem absteigenden Strom treten im sthenischen Zustand des Nerven zuweilen Hemmungserscheinungen auf, die aber durch ihre in doppelter Beziehung rasche Vergänglichkeit sich unterscheiden: einmal nämlich, insofern sie nur kurz nach Ablauf der Schliessungszuckung beobachtet werden, und sodann weil die geringste Herabsetzung der innern Widerstandskräfte sie beseitigt (S. 87 Fig. 12). Bei stärkeren Strömen ist nahe der positiven Elektrode sogleich die Prüfungszuckung auf null herabgedrückt, während nahe dem Muskel immer noch gesteigerte Erregbarkeit nachklingt. Ueberschreitet man aber die Grenze zur 3ten Zuckungsstufe, so bleibt, wie bei den schwächsten Strömen, nur noch eine anodische Hemmungswelle bestehen, die jedoch mit grösserer Intensität und Geschwindigkeit als dort gegen den Muskel sich ausbreitet (S. 52 Fig. 7). Unter der negativen Elektrode treten mit der Erhöhung der Stromstärke zunächst jene vorübergehenden Hemmungen nach der Schliessungszuckung öfter und deutlicher hervor (S. 93 Fig. 13); bei den stärksten Strömen endlich ergiesst sich auch hier eine Hemmungswelle, die derjenigen unter der Anode in hohem Grad ähnlich sieht (S. 98, 99 Vers. I, II).

In allen diesen Fällen sinken die Hemmungserscheinungen mit zunehmender Asthenie. Mehr und mehr klingt dann die Erregung als gesteigerte Erregbarkeit ab, was sich meistens zugleich in der Verstärkung der Schliessungszuckung oder in ihrem Wiederauftreten, wo sie durch den starken Strom weggeblieben war, ausspricht. Erfolgt dagegen unter der Einwirkung der öfteren Stromschliessungen eine bleibende elektrische Modification, so wird nun plötzlich die Hemmungswelle bei der Schliessung gewaltig verstärkt, ihre Geschwindigkeit steigt, und endlich ist mit dem Moment der Schliessung in der ganzen extrapolaren Strecke die Erregbarkeit gleichzeitig herabgesetzt (S. 59, 95).

§. 111. Im Allgemeinen können die extrapolaren Hemmungserscheinungen nur durch schwache Reize nachgewiesen werden. Die Prüfung mit stärkeren Reizen ergibt, dass bei mässigen zuckungerregenden Stromintensitäten in der ganzen Länge des Nerven während und nach der Zuckung gesteigerte Erregbarkeit besteht, dass aber in den gehemm-

ten Strecken zugleich Widerstände vorhanden sind, an welchen schwächere Reize erlöschen (§. 43—45). Nur bei den schwächsten und stärksten aufsteigenden Strömen, wo keine Schliessungszuckung erfolgt, ist
die Fortpflanzung der Erregung zum Muskel wirklich gehemmt. Prüft man
dagegen bei jenen mässigen Stromstärken, bei welchen in der Regel die
Schliessungszuckung für beide Stromesrichtungen gleich ist, die Erregbarkeit zur Seite der Anode und Kathode mit Hülfe stärkerer Reize, so ergibt sich, dass der Vorgang der Erregung in beiden Nervenbezirken die
gleiche Intensität hat und den gleichen Verlauf nimmt. (S. 117, Fig. 15.)

§. 112. Bei allen hier erörterten extrapolaren Erscheinungen kommt
der Richtung des prüfenden Inductionsstosses ein bestimmter Einfluss zu.
Für die grosse Mehrzahl der Fälle lässt sich derselbe dahin zusammenfassen, dass unter dem aufsteigenden Strom der gleichgerichtete Prüfungsstrom die Nachweisung der Hemmung, unter dem absteigenden Strom der
gleichgerichtete Prüfungsstrom die Nachweisung der Erregung begünstigt.
(S. 31 Vers. II, S. 40 Vers. III, S. 54 Vers. III, S. 81 Vers. III, S. 89
Vers. I, S. 97 Vers. II.) Die hierdurch bedingten Unterschiede, an und
für sich geringfügig, verwischen sich bei überhandnehmender Asthenie:
ja unter dem schwachen aufsteigenden Strom gehen sie in die gegenthei-
lige Abhängigkeit über, indem nun auch hier, ebenso wie unter dem absteigenden Strom, der gleich gerichtete Inductionsstoss vorzugsweise die
gesteigerte Erregbarkeit anzeigt. (S. 45, Vers. I u. 46, Vers. II.)

B. Intrapolare Erscheinungen.

§. 113. Die Erscheinungen der intrapolaren Totalerregung
lassen sich auf die folgenden zwei Hauptmomente zurückführen:

1) auf das Richtungsverhältniss des prüfenden zum constanten Strom, und

2) auf die durch die anodische Hemmungswelle bewirkte Herabsetzung der Erregung bei aufsteigender Richtung der
Ströme.

Bei den schwächsten, nicht zuckungerregenden Strömen ist allein
das erste dieser Momente nachweisbar, gleich gerichtete Ströme verstärken sich, entgegengesetzte hemmen sich in ihrer Wirkung (§. 50). Dagegen kommt schon bei den schwächsten zuckungerregenden Strömen
auch der herabsetzende Einfluss der aufsteigenden Stromesrichtung zur
Geltung. Dies spricht sich deutlich in der Reihenfolge aus, in welcher
die Combinationen der Stromesrichtung in Bezug auf den Grad der erregenden Wirkung sich an einander schliessen; sie ist folgende (S. 128):

1	2	3	4.
C aufst. R abst.	C abst. R aufst.	C aufst. R. aufst.	C abst. R. abst.

Bei 1 ist die Erregung vermindert, bei 4 vergrössert, 2 und 3 halten die Mitte , indem hier meistens die im Anfang gesteigerte Erregbarkeit später erst sinkt. Mit wachsender Stromstärke nimmt die Totalerregung der intrapolaren Strecke ab , so dass schliesslich bei jeder Combination der Richtungen der Minimalreiz ausgelöscht wird. Aehnlich ist die Reihenfolge , in welcher bei wachsendem Strom die Zuckungen verschwinden (S. 130) :

1	2	3	4.
C aufst. R abst.	C aufst. R aufst.	C abst. R aufst.	C abst. R abst.

Nur 2 und 3 sind gegen einander vertauscht, eine Veränderung, die sich leicht aus dem Umstande erklärt, dass bei schwächeren Strömen der Gegensatz der Richtungen, bei stärkeren die hemmende Wirkung des aufsteigenden constanten Stromes entscheidender ist.

Auch bei der intrapolaren Totalerregung erweist sich die Reizstärke von wesentlichem Einflusse auf das Ergebniss der Untersuchung. Bei mässigen Stromstärken wirkt der stärkere Reiz bei jeder Combination der Stromesrichtung im Sinne der Zunahme der Erregung: nur bei den stärksten Strömen verschwindet diese zuckungerhöhende Wirkung wieder (§. 55).

§. 114. Verfolgen wir den Verlauf der Einzelvorgänge in der intrapolaren Strecke, aus denen sich die intrapolare Totalerregung zusammensetzt, so zeigen sich bei schwächeren Strömen Hemmung und Erregung ähnlich wie in den extrapolaren Nervenstrecken vertheilt: die Hemmung wächst an der Anode, die Erregung an der Kathode an. Doch zeigt die Prüfung mit Minimalreizen , dass schon bei mässig starken , der ersten Zuckungsstufe entsprechenden Strömen die Hemmung über die ganze intrapolare Strecke sich ausdehnen kann; stärkere Reize weisen bis zu erheblich höheren Stromstärken auch hier gesteigerte Erregbarkeit nach. (§. 58.)

§. 115. Wenn schon die obigen Ergebnisse die Vermuthung nahe legen , dass in der intrapolaren Strecke im Allgemeinen die Hemmung grösser sei als in den extrapolaren Theilen des Nerven , so wird diese Voraussetzung zur Gewissheit erhoben durch die Vergleichung der in- und extrapolaren Erregbarkeit (§. 61—64). Diese ergibt, dass auf der intrapolaren Seite der Anode die Erregbarkeit mehr herabgesetzt ist als in gleicher Entfernung extrapolar, und dass an der Kathode die Erregbarkeit für den Minimalreiz intrapolar herabgesetzt, extrapolar aber erhöht ist. Bei stärkeren Reizen und mässigen Stromstärken zeigt sich zu beiden Seiten der Anode und Kathode gleiche Zunahme der Erregbarkeit. (S. 156 Fig. 17.) Während demnach die Hemmung beträchtlich sinkt beim Uebergang in die extrapolaren Theile des Nerven, bleibt die Erregung von gleicher Grösse.

C. Graphische Darstellung der Vorgänge bei der Schliessung des
Stromes.

a. Darstellung der Erregbarkeit für Minimalreize.

§. 116. Suchen wir zunächst für das Wachsen und Sinken der Erregbarkeit in der ganzen Länge des Nerven nach dem unmittelbaren Resultat der Versuchsergebnisse mit Minimalreizen einen Ausdruck zu gewinnen, so stellt die Fig. 27 die allgemeinste Form der Erscheinungen
in zwei durch eine kurze Zwischenzeit getrennten Momenten für einen
Strom von mässiger Intensität (a, a') und für einen stärkeren Strom
(b, b') dar. Die Abscissenlinie x x' entspricht der Länge des Nerven,
an den Punkten ─┼─ und ─ liegen die Elektroden an. Die ausgezogenen
Curven a, b versinnlichen das Verhalten in dem früheren, die unterbro-
chenen a', b' in dem späteren Zeitmoment. Die Zunahme der Erregbarkeit ist durch die über der Abscissenlinie, die Abnahme durch die
unter der Abscissenlinie gelegenen Theile der Curven dargestellt.
Die Curven a und a' entsprechen einer Stromstärke, bei welcher

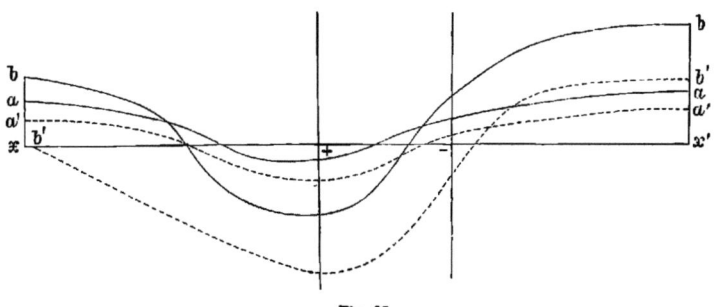

Fig. 27.

Gleichheit der ab- und aufsteigenden Schliessungszuckung besteht.
Kurz nach der Schliessung der Kette ist, wie die Curve a zeigt, die
Erregung schon zu bedeutender Höhe angewachsen, während die
Hemmung erst wenig in- und extrapolar sich verbreitet. Die erste ist in
der ganzen von der Hemmungswelle noch nicht berührten Länge
des Nerven von nahezu gleicher Grösse, die Hemmung dagegen sinkt
langsam nach beiden Seiten: wir drücken dies dadurch aus, dass
wir den positiven Armen der Wellenlinie eine grössere horizontale Ausdehnung geben. In einem späteren Moment, wie er durch a' versinnlicht wird, hat die Hemmung an Höhe und Ausdehnung zugenommen,
und zwar rascher in intrapolarer als in extrapolarer Richtung; die Erregung ist nahezu gleichmässig in der ganzen von ihr eingenommenen
Strecke gesunken. Von einer möglichst einfachen Betrachtungsweise

ausgehend, können wir das **Erregungsquantum**, welches in dem durch a dargestellten Moment während einer sehr kurzen Zeit auf beiden Seiten den Querschnitt des Nerven durchfliesst, den Höhen a x, a x′ proportional annehmen. Das in dem zweiten Moment bewegte Erregungsquantum entspricht dann den Höhen a′ x, a′ x′. Hat dasselbe Verhältniss auch in jedem andern vorausgegangenen und nachfolgenden Augenblick während des Verlaufs der Erregung bestanden, so werden die auf beiden Seiten den Nerven durchfliessenden Erregungsquanta im Ganzen einander gleich sein. Dies ist, wie wir gefunden haben, bei jenen mittleren Stromstärken, bei welchen die beiden Schliessungszuckungen congruent sind, in der That so.

Wählen wir eine höhere Stromstärke, so verbreitet sich in- und extrapolar die Hemmung rascher als vorhin, zugleich wächst aber die Erregung höher an. Das Wachsen und Sinken der Erregbarkeit wird daher jetzt für den nämlichen Zeitmoment, der vorhin durch a dargestellt war, etwa durch die Curve b und in einem folgenden, dem a′ entsprechenden, Moment durch die Curve b′ versinnlicht. Während der Zeit von b bis b′ ist hier schneller und energischer als vorhin die Hemmung angewachsen, und die Erregung ist rasch gesunken. Bei dieser höheren Stromstärke sind nun schon die Höhen b x und b x′ einander nicht mehr gleich, sondern auf der linken Seite ist die Erregung merklich vermindert; im zweiten Moment ist b′ x bereits auf null gesunken, während b′ x′ immer noch eine erhebliche Grösse besitzt. Hier ist also das zwischen den Zeiten b und b′ den Nerven durchfliessende Erregungsquantum rechts grösser als links. Die Stromstärke, deren Wirkung durch die Curven b und b′ dargestellt wird, entspricht demnach ungefähr der oberen Grenze der zweiten Zuckungsstufe, wo die absteigende Schliessungszuckung sich immer noch nahe dem Zuckungsmaximum hält, die aufsteigende aber bereits sehr abgenommen hat.

Die weitere Verfolgung der Vorgänge bei noch höheren Stromstärken lässt sich jetzt ohne Schwierigkeit übersehen; wir haben sie nicht in die graphische Darstellung der Figur aufgenommen, um nicht den Ueberblick derselben zu stören. Zunächst würden nämlich Curven c und c′ zu ziehen sein, bei welchen der unter der Abscisse gelegene Theil noch weiter an Höhe und Breite zugenommen hätte, und wo links schon für den Moment c die Curve nicht mehr über die Abscisse emporsteigen würde. Auch auf der rechten Seite würde aber die Curve c zu einer geringeren Höhe als b kommen und c′ würde vielleicht sogar nicht mehr die Abscisse erreichen. Eine solche Darstellung entspräche einer Stromstärke der dritten Zuckungsstufe, wo die aufsteigende Schliessungszuckung null geworden und die absteigende bedeutend vermindert ist. Wollten wir schliesslich die Wirkung der allerstärksten Ströme versinnlichen, so würden nur noch unter der Abscissenlinie gelegene Curven übrig bleiben, welche aber rechts mehr als links sich derselben nähern.

Auch in Bezug auf die schwächeren Ströme fordert die Fig. 27 eine
Ergänzung. Hier lässt sich aber kein durchweg gültiger Verlauf der Curve
aufstellen. Für viele Fälle würde dieselbe den Curven a, a' gleichen nur
mit relativ geringerer Ordinatenhöhe, namentlich des sich links über die
Abscisse erhebenden Curvenarms; in anderen Fällen würde der letztere
ganz hinwegfallen wegen der im Vergleich zur Grösse der Erregung stark
hemmenden Wirkung der schwächsten Ströme.

**b. Gesonderte Darstellung der Erregungs- und Hemmungs-
curve.**

§. 117. Die bisher gelieferte graphische Versinnlichung der Erregbarkeit für Minimalreize muss theils durch die Erfahrungen, welche sich bei
der Prüfung mit stärkeren Reizen ergeben, theils durch die Beobachtungen
über Hemmungssymptome an von der Erregungswelle ergriffenen Nervenstrecken vervollständigt werden. Versuchen wir es demgemäss die
Grösse der Erregung und der Hemmung gesondert darzustellen, so gewinnen wir für einen Moment kurze Zeit nach der Schliessung des constanten Stromes die in Fig. 28 gegebenen Curven. Die horizontale Abscissenlinie bedeutet wieder die Länge des Nerven, an welchen bei +
und — die Elektroden angelegt sind. Die positiven Ordinaten (über
der Abscissenlinie) entsprechen der auf jedem Punkt des Nerven vorhandenen Grösse der Erregung, die negativen Ordinaten (unter der Abscissenlinie) der gleichzeitig vorhandenen Grösse der Hemmung.

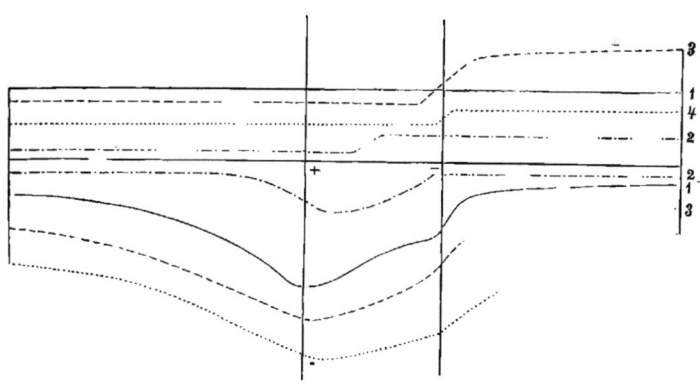

Fig. 28.

Wir gehen wieder aus von einer mittleren Stromstärke, bei welcher
die ab- und aufsteigende Schliessungszuckung einander gleich sind. Hier

wird durch die Linien 1 die Grösse der Erregung und Hemmung ausgedrückt: die Erregungscurve 1 ist eine der Abscisse parallele Gerade,
welche sogar über die intrapolare Strecke ohne Knickung hinwegläuft.
Die Hemmungscurve 1 hat ihr Maximum in der Gegend der Anode von
da sinkt sie rascher in extrapolarer, langsamer in intrapolarer Richtung;
bei der Kathode die intrapolare Strecke verlassend, wendet sie sich mit
einer schnellen Biegung gegen die Abscissenlinie.

Gehen wir zu einem schwächeren, noch unter der Zuckungsgrenze
gelegenen Strom über, so gestaltet sich hier der Verlauf etwa in der
durch die Curven 2 versinnlichten Weise. Die Hemmungscurve schliesst
sich rechts dicht an die Abscissenaxe, links gewinnt sie eine relativ bedeutende Ordinatenhöhe, so dass die Erregungscurve gegen die Anode
hin eine Knickung erfährt. Die manchfachen Abweichungen von diesem
Verhalten führen leicht zu übersehende Aenderungen herbei. In vielen
Fällen verläuft offenbar schon bei den schwachen Strömen die Erregungscurve nahehin der Abscissenaxe parallel, während der Hemmungscurve
eine geringere Ordinatenhöhe zukommt. Dagegen würde der in den Versuchen
zuweilen vorkommende Fall, wo die Erregung auf der Seite der Anode
sich als die stärkere erweist, weil derselbe durch die ursprünglich verschiedene Erregbarkeit der verschiedenen Punkte des Nerven mitbedingt
ist, in die Darstellung nicht aufzunehmen sein, indem diese sich nur auf
die Veränderungen durch den Strom bezieht, und daher der Einfachheit
wegen von der Voraussetzung einer ursprünglich gleichen Erregbarkeit in
der ganzen Länge des Nerven ausgehen muss.

Die Curven 3 stellen das Verhalten bei einer höheren, etwa der
Grenze zur 3ten Stufe des Zuckungsgesetzes entsprechenden Stromstärke
dar. Die Hemmungscurve ist auf beiden Seiten erhöht, die Erregungscurve, rechts ebenfalls noch vergrössert, hat links durch den Einfluss der
starken anodischen Hemmung bereits wieder abgenommen. Die Wirkung
einer noch weiter gesteigerten Stromstärke wird endlich durch 4 versinnlicht; hier sind unter entsprechendem Anwachsen der Hemmungscurve,
auf beiden Seiten, doch links mehr als rechts, die Ordinaten der Erregung
gesunken.

c. Darstellung des zeitlichen Verlaufs der Erregung für
einen einzelnen Punkt der Nervenfaser.

§. 118. Wie wir bisher die Vorgänge in der ganzen Länge der
Nervenfaser zu versinnlichen suchten, wobei wir unsere Betrachtung nothwendig auf einzelne Zeitmomente beschränken mussten so kann auf der
andern Seite gefragt werden, wie für einen einzelnen Punkt der
Nervenlänge der ganze zeitliche Verlauf der Erregung
sich gestaltet. Hier wählen wir also die Zeit als Abscissenaxe,
auf der die Grösse der Erregung und Hemmung als positive und negative

Ordinaten verzeichnet werden. Auf diese Weise sucht die Fig. 29 für
zwei Punkte, von denen angenommen wird, sie befänden sich nahe bei
den Elektroden und in gleicher Entfernung von denselben, das Verhältniss der Erregung und Hemmung für die erste Zeit nach der Schliessung
des Stromes darzustellen. Es entsprechen also von den Punkten $+$ und
$-$ aus gleiche Abscissenwerthe nach links und rechts gleichen Zeit-
werthen: die Curven links stellen dann das Anwachsen der Erregung
und Hemmung für einen zur Seite der Anode, die Curven rechts für
einen zur Seite der Kathode gelegenen Punkt dar.

Beide Curven besitzen zwei ausgezeichnete Stellen, von deren Lage
wir ausgehen müssen, nämlich 1) die Stelle, wo kurz nach der Schliessung des Stromes die Erregbarkeit zu wachsen beginnt, und 2) diejenige,
wo die Erregbarkeit entweder bis zur Abscissenaxe gesunken ist und
dieselbe schneidet (anodische Hemmung) oder sich derselben zuwendet,
um ihr assymptotisch zu verlaufen (dauernde Erregbarkeitszunahme zur
Seite der Kathode). Nun lehren unsere Beobachtungen, dass die Erregbarkeit jeweils eine Funktion der einander entgegenwirkenden erregenden und hemmenden Kräfte ist, welche durch jede Reizung an jeder
Stelle des Nerven ausgelöst werden. Die in einem gegebenen Augenblick bestehende Erregbarkeit wird also von dem für den entsprechenden Abscissenwerth vorhandenen Verhältniss der positiven und negativen
Ordinate abhängen. Bei einem bestimmten Verhältniss beginnt die Erregbarkeit zu wachsen, bei einem andern hat sie ihr Maximum erreicht,
und bei einem ferneren ist sie wieder zu ihrer früheren Grösse zurückgekehrt, um dann, wenn die Aenderung noch weiter im gleichen Sinn
geschieht, unter die Abscisse herabzugehen. Wenn wir wieder von den
unabhängig von der Stromeseinwirkung bestehenden Differenzen der Erregbarkeit absehen, so können wir voraussetzen, dass jenes Verhältniss für
die ganze Länge des Nerven ein constantes ist. Ferner nehmen wir an,
die Minimalerregbarkeit beginne von dem Moment an zu wachsen, wo
die erregenden und hemmenden Kräfte, nachdem die letzteren zuvor über-
wogen hatten, eben einander gleich geworden sind, und sie sei in dem
Moment wieder auf ihre frühere Grösse zurückgekehrt, wo beide, nachdem eine Zeit lang die erregenden Kräfte im Uebergewicht waren, abermals einander gleich werden. Ausserdem machen wir die, allerdings
willkürliche, Voraussetzung, die erregenden Kräfte wüchsen in der ersten
Zeit nach der Schliessung des Stromes, welche wir zunächst allein in
Betracht ziehen, proportional der Zeit an.

Unmittelbar nach der Schliessung steigt dann auf beiden Seiten weit
stärker die Hemmung als die Erregung, dem Stadium der Unerregbarkeit entsprechend. Rechts ist bei α schon der Gleichgewichtspunkt erreicht, links überwiegt für den gleichen Abscissenwerth α' noch die negative Ordinate. Hier beginnt erst bei a das Wachsthum der Erregung,
das rechts indessen schon weit vorgeschritten ist. Dagegen befindet

sich der zweite Abscissenwerth mit Gleichheit der Ordinaten links schon
bei b, während rechts dieser Punkt offenbar weit über den in der Figur

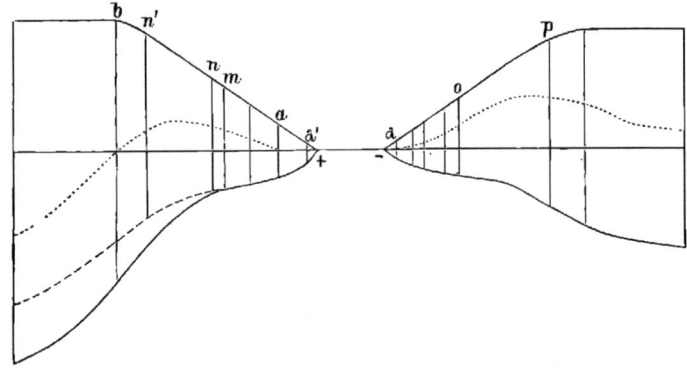

Fig. 29.

dargestellten Theil der Erregungscurve hinausliegt.

Somit sind die Curven, welche den zeitlichen Verlauf der Vorgänge
für je einen Punkt zu beiden Seiten des Stromes darstellen, während der
Zeit der wachsenden Erregung im wesentlichen von übereinstimmender
Gestalt. Auf beiden Seiten wächst, ein geradliniges Ansteigen der Erregungscurve vorausgesetzt, die Hemmungscurve zuerst mit sehr beschleunigter, dann mit abnehmender und schliesslich mit abermals beschleunigter Geschwindigkeit. Aber auf der Seite der Anode ist der erste Zeitraum des beschleunigten Ansteigens von längerer Dauer, und tritt die
zweite Beschleunigung früher ein.

Die Annahme, dass der durch die positiven Ordinaten der Curve
dargestellte Antrieb zur Erregung eine gewisse Zeit brauche, um bis zu
derjenigen Intensität anzuwachsen, welche der Stärke des geschlossenen
Stromes entspricht, stimmt nicht nur zu den Erscheinungen des Verlaufs
der Erregbarkeit, sondern sie ist überdies durch die Thatsache gefordert,
dass die Vorgänge im Nerven äusserst langsam sich vollziehen. Ist nun
aber die Veränderung bis zu dem Punkt gelangt, wo der Strom zu seiner vollen Wirkung angewachsen ist, so haben wir zunächst keine Ursache vorauszusetzen, dass in der nächsten Zeit der Antrieb zur Erregung sich weiter verändern werde. Die positive Curve wird also jetzt
als eine zur Abscissenaxe parallele Gerade beiderseits weiter verlaufen;
in einem späteren Stadium möchte dann allerdings in Folge der Veränderungen des Nerven ein Wiedersinken derselben zu vermuthen sein.
Hat die Erregungscurve ihr Maximum erreicht, so wächst aber die Hemmungscurve immer noch weiter, so dass schliesslich selbst auf der rechten

Seite von einem Punkt an, der allerdings weit über die Zeichnung hinausliegt, die negativen Ordinaten überwiegen werden. Dies entspricht
der Thatsache, dass die länger dauernde Schliessung unter der Anode
wie unter der Kathode eine Modification hervorruft, welche mit Abnahme
der Erregbarkeit verbunden ist.

Der ganze Verlauf der Erregbarkeit während der Erregung gibt sich
in den beiden punktirten Curven zu erkennen, welche aus der algebraischen Summirung der Erregungs- und Hemmungscurve hervorgehen. Wir
übersehen hier mit einem Blick die wesentlichen Unterschiede des Verlaufs: links das längere Stadium der Unerregbarkeit, das geringere Anwachsen der Erregbarkeit, das frühere Sinken auf und zuletzt unter die Abscissenlinie, was die eintretende Abnahme der Erregbarkeit anzeigt.
Rechts dagegen verläuft die Curve zuletzt längere Zeit nahehin gerad-
linig über der Abscisse, der dauernden Zunahme der Erregbarkeit entsprechend, bis sie später auch hier die Abscissenaxe kreuzen wird (Ein- ·
tritt der Modification). Die über der Abscissenaxe gelegenen Theile der
resultirenden Curve entsprechen zugleich im Allgemeinen dem Verlauf
der Zuckung in seinen charakteristischen Unterschieden für den auf- und
absteigenden Strom.

Es lässt sich leicht ermessen, welche Veränderungen diese Darstellung bei verschiedener Stärke des constanten Stromes erfahren muss. Die
Fig. 29 wird einer Stromstärke entsprechen, wo auf- und absteigend
eine Zuckung entsteht, wo aber die Unterschiede im Verlauf der Zuckung und demgemäss auch im Verlauf der Erregung am deutlichsten sich
ausprägen. Dies würde ungefähr bei einer Stromstärke der zweiten Zuckungsstufe jenseits des Zuckungsmaximums der Fall sein. Beim Zuckungsmaximum selber würde beiderseits, namentlich aber rechts, die Hemmungscurve sich verhältnissmässig näher an die Abscissenlinie anschlies-
sen: der Uebergang in tetanisirende Wirkung würde so auch in der graphischen Darstellung sich ergeben. Bei noch schwächeren Strömen werden voraussichtlich zwar die negativen Ordinaten noch weiter abgenommen haben, zugleich aber das Ansteigen der Erregung doch auch relativ
mehr gesunken sein. Die jetzt entstehenden Curven gleichen also wieder
der in unserer Figur gegebenen Darstellung, was ganz der Thatsache
entspricht, dass es für jede Stromesrichtung dies- und jenseits des Maximums Zuckungen von gleicher Stärke gibt.

Dennoch wäre damit ein weiterer Unterschied nicht ausgedrückt,
welcher in den Beobachtungen sehr bedeutsam zur Geltung kommt. Wir
fanden nämlich, dass diesseits des Zuckungsmaximums eine Reihe von
Stromstärken liegt, bei welchen zugleich die Schliessungszuckungen des
ab- und aufsteigenden Stromes einander congruent sind, und bei welchen
sich der ganze Verlauf der Erregung als ein übereinstimmender darstellt,
wenn wir nicht mit Minimalreizen, sondern mit Maximalreizen die Erregbarkeit prüfen. Ein solches Gebiet von Stromstärken finden wir nun

jenseits des Zuckungsmaximums nicht mehr, sondern wenn wir hier die
ab- und aufsteigenden Schliessungszuckungen congruent machen wollen,
so müssen wir weit stärkere ab- als aufsteigende Ströme wählen.

Hiermit kommen wir auf einen Punkt, der in den bisherigen graphischen Darstellungen keinen Ausdruck gefunden hat. Es würde nämlich
offenbar falsch sein, wenn man aus jenem Verhalten folgern wollte, dass
für die Stromstärken mit congruentem Zuckungsverlauf die Gestalt der
anodischen und kathodischen Hemmungscurve absolut die nämliche sei.
Dies würde nur für einen sehr nahe dem Muskel gelegenen Punkt, nicht
aber für einen solchen in der Nähe der Elektroden zutreffen, wie uns
die Prüfung mit Minimalreizen belehrt. Wir können sonach nur schliessen, dass bei den erwähnten Stromstärken sich zwar die anodische Hemmungscurve weiter von der Abscissenaxe entfernt, dass aber ihre absolute
Ordinatenhöhe, wenigstens während des Verlaufs der Zuckung und unmittelbar nach derselben, zu gering sei, um einen merklichen Unterschied
der anodischen von der kathodischen Erregung zu verursachen. Darin
liegt aber ausgesprochen, dass die in Fig. 29 gegebene Construction nicht
vollständig zutrifft, weil die beiden punktirten Curven im Allgemeinen
nur den Verlauf der Minimalerregbarkeit ausdrücken, der nicht in allen
Punkten mit dem Verlauf der Maximalerregbarkeit und mit dem hiermit
übereinstimmenden Verlauf der Zuckung zusammenfällt.

Hiernach müssen wir, um uns die Art zu versinnlichen, wie die hemmenden und erregenden Kräfte zusammenwirken, offenbar die bisherigen
Voraussetzungen über die Wirkungsweise der ersteren verlassen. Wir
dürfen nicht mehr annehmen, dass der Verlauf der wirklichen Erregung
und der Zuckung aus einer algebraischen Summirung von Hemmung und
Erregung hervorgeht, sondern wir werden vorauszusetzen haben, dass
erst bei einem bestimmten Verhältniss der erregenden und hemmenden
Kräfte die Hemmung überhaupt zur Wirkung gelangt. Ist dies der Fall,
so kann es dann leicht ein Stadium im Verlauf der Erregung geben,
während dessen auf der Seite der Anode und der Kathode gleiche Erregungsquanta den Nerven durchfliessen, obgleich die Beziehung der hemmenden und erregenden Kräfte eine verschiedene ist. Machen wir z. B.
willkürlich die Annahme, Hemmung und Erregung müssten mindestens
das Verhältniss 1:2 haben, wenn jene bei Maximalreizen zur Wirkung
kommen sollte. Es würde dann auf der linken Seite der Fig. 29 die
Hemmung von + an bis zur Ordinate m wirksam sein, aber allmälig
abnehmen, zwischen m und n würde sie wirkungslos werden, und bei n
würde ihre Wirkung wieder allmälig zunehmend beginnen. Auf der rechten Seite würde die Hemmung zwischen o und p wirkungslos sein, vor o
würde sie, wie vorhin, allmälig abnehmen, nach p wieder zunehmen.
Wir können uns nun leicht die Gestalt der Hemmungscurve links so
modificirt denken, dass die Erregung beiderseits während eines erheblich
längeren Zeitraumes ungehemmt bleiben müsste. Geben wir ihr z. B.

den durch die unterbrochene Linie angedeuteten Verlauf, so würde die
Ordinate n bis nach n' hinausrücken: nun wäre schon beiderseits für
einen ziemlich langen Zeitraum der Verlauf der Zuckung und der Maximalerregbarkeit übereinstimmend: dennoch ist die Höhe der negativen
Ordinaten zwischen m und n' durchschnittlich höher als zwischen o ,und
p, das verschiedene Verhalten gegen Minimalreize andeutend.

Noch eine andere Erscheinung, die wir ebenfalls in der graphischen
Darstellung nicht weiter verfolgen können, hängt sichtlich mit der Thatsache zusammen, dass die hemmenden Kräfte bis zu einer bestimmten
Grösse gewachsen sein müssen, um wirksam zu werden: die rasch vergänglichen Hemmungen nämlich, welche unter der Kathode nach Ablauf
der Zuckung sich einstellen. Es beweist diese Erscheinung, dass an jenen Punkten, wo die Hemmung eben wirksam zu werden beginnt, die
Erregbarkeitscurve nicht continuirlich verläuft, sondern dass sie eine
rasche Knickung erst ab- und dann wieder aufwärts erfährt. Wir begreifen jetzt, dass dies vorzugsweise unter der negativen Elektrode sich einstellen muss, weil hier länger die hemmenden Kräfte sich anhäufen, ehe
sie plötzlich zur Wirkung kommen.

d. Abhängigkeit der erregenden und hemmenden Kräfte
    von der Stromstärke.

§. 119. Als eine letzte Aufgabe bleibt uns endlich die Abhängigkeit
der erregenden und hemmenden Kräfte von der Stromstärke, nicht, wie
es in Fig. 27 geschehen ist, durch verschiedene Momentancurven für die
ganze Länge des Nerven, sondern in continuirlichem Anwachsen für einen
gegebenen Punkt desselben graphisch darzustellen. Wir vergleichen wieder einen an der Anode und einen an der Kathode gelegenen Punkt.
Abscissen sind diesmal die Stromstärken, die in dem untersuchten Zeitmomente vorhandenen erregenden und hemmenden Kräfte aber werden
abermals als positive und negative Ordinaten auf der Abscissenaxe verzeichnet. Als gemeinsamen Zeitmoment wählen wir irgend einen, welcher der Periode der wachsenden Erregung und Hemmung angehört.

Führt man diese Construction aus, so ergeben sich Curven, welche
den in Fig. 29 dargestellten vollkommen gleichen. Für den bei der
Anode gelegenen Punkt überwiegt nämlich, wie wir gefunden haben, bei
den schwächsten Strömen die Hemmung (α'), bei a' überschreiten wir
die Reizschwelle, nun beginnt die Erregung zu wachsen, während die
Hemmung verhältnissmässig langsamer zunimmt, bis zum Zuckungsmaximum, von hier an wächst wieder die Hemmung stärker, und bei b erreichen wir endlich die obere Zuckungsgrenze, von der an, wie
bei den schwächsten Strömen, nur noch eine Hemmungswelle zu finden
ist. Auf der Seite der Kathode treffen wir zwar schon bei den geringsten Stromstärken, die überhaupt eine Veränderung erzeugen , Zunahme

der Erregbarkeit. Da aber, um die letztere hervorzubringen, eine gewisse Stromintensität erforderlich ist, so werden wir immerhin auch hier voraussetzen dürfen, dass bei den unter der Grenze, wo Veränderung entsteht, gelegenen Stromstärken, die hemmenden Kräfte überwiegen', so dass nur bei einer viel geringeren Stromintensität (α) schon die Reizschwelle erreicht wird, während unter dieser die absolute Grösse der Hemmung zu schwach ist, als dass sie selbst durch Minimalreize nachweisbar wäre. Von da an verlaufen dann die Vorgänge mit wachsender Stromstärke in der auf der rechten Seite der Figur dargestellten Weise. Das Zuckungsmaximum fällt, wie es auch die Beobachtungen lehren, nahehin auf die nämlichen Stromstärken, in welchen es links (an der Anode) gefunden wird. Hierauf nimmt die Erregung wieder ab, ist aber immer noch in deutlichem Uebergewicht, nachdem sich auf der linken Seite die Curve schon unter die Abscissenlinie gesenkt hat. Leicht lässt sich den Curven rechts und links eine solche Gestalt geben, dass sie der durch die Beobachtung auferlegten Bedingung genügen, nach welcher ein gewisses Gebiet von Stromstärken existiren muss, bei denen zur Seite der Anode und Kathode die Erregung von gleicher Intensität ist. Diese Bedingung schliesst nämlich in sich, dass die anodische Erregung, nachdem sie eingetreten, anfänglich rascher zunimmt als die kathodische Erregung, welche früher die Schwelle überschritten, oder, da die Verschiedenheit der Erregungscurve von dem Anwachsen der Hemmung abhängt, dass die anodische Hemmung anfangs zwar rascher, dann aber während einer gewissen Zeit wieder langsamer zunimmt. Diese Bedingung ist in der Fig. 29 verwirklicht: in der Nähe der vor m und o gelegenen Ordinaten entsprechen daher in der That einem gleichen Abscissenwerth gleiche Erregungsgrössen. Man übersieht leicht, dass das Gebiet dieser Stromstärken noch einen grösseren Raum einnehmen würde, wenn bei dem ersten Anwachsen der Hemmung nicht der Deutlichkeit wegen die Verschiedenheit stärker gezeichnet wäre, als der Wirklichkeit entspricht.

Um schliesslich der Thatsache gerecht zu werden, dass die Minimalerregbarkeit auch da schon eine verschiedene Grösse der Hemmung auf beiden Seiten nachweist, wo die Zuckung und der Verlauf der Erregbarkeit für Maximalreize übereinstimmen, müssten wir die obige Darstellung wieder durch die Voraussetzung verbessern, dass erst bei einem bestimmten Verhältniss hemmender und erregender Kräfte die ersteren eine Wirkung auf die Fortpflanzung der Erregung äussern. Eine wesentliche Aenderung in der Gestalt der Curven wird dadurch nicht bedingt; nur wird es bei jener Voraussetzung möglich, was in den meisten Fällen der Wahrheit entspricht, dass eine wirkliche Gleichheit der hemmenden Kräfte auf beiden Seiten bei keiner Stromstärke vorhanden ist, und dass dennoch der Umfang der Abscissenwerthe grösser wird, für welchen Gleichheit der Maximalerregbarkeit existirt.

2. Die Oeffnungserregung.

§. 120. Die Erscheinungen, welche bei der Unterbrechung der Kette entstehen, setzen sich zusammen: 1) aus der plötzlich hereinbrechenden Erregung und 2) aus den Hemmungsvorgängen, welche letztere in die zurückbleibende anodische Schliessungshemmung und in die erst entstehende kathodische Oeffnungshemmung zerfallen. Die anodische Schliessungshemmung überwiegt bei schwachen, die kathodische Oeffnungshemmung bei starken Strömen: bei einer gewissen mittleren, der zweiten Stufe des Zuckungsgesetzes entsprechenden Stromstärke sind daher die Hemmungen überhaupt am geringsten. Sie sind überdies bei allen nicht allzu mächtigen Stromstärken nur durch Minimalreize nachweisbar, während für Maximalreize die Erregung sogleich als gesteigerte Erregbarkeit abklingt. Endlich sind die Hemmungen vergänglicher als die Erregung, so dass diese im späteren Verlauf auch Minimalreizen sich verräth. (§. 67 — 70.)

Die Bewegung der Hemmung mit der Stromverstärkung von der Anode gegen die Kathode lässt sich durch die extrapolare wie durch die intrapolare Partialerregung darthun. Die Intensität der Hemmung ist aber in der intrapolaren Strecke grösser als in den extrapolaren Theilen des Nerven (§. 76), was zur Seite der Kathode vorzugsweise dann deutlich wird, wenn ein stärkerer Strom längere Zeit geschlossen war. (S. 175 Vers. II.) Die Erregung dagegen zeigt auch hier, wie die Prüfung mit Maximalreizen ergibt, in- und extrapolar keine nachweisbaren Verschiedenheiten.

Die Totalerregbarkeit der zuvor vom Strom durchflossenen Strecke, ist, wie aus diesen Thatsachen leicht verständlich ist, unmittelbar nach der Oeffnung bei schwachen und starken Strömen mehr herabgesetzt als bei solchen von mittlerer Stärke, und sie ist für alle Stromstärken erhöht, wenn man Maximalreize zur Prüfung benützt. (§. 73.)

§. 121. Hiernach können wir uns die wesentlichsten Verhältnisse der Oeffnungserregung durch die Fig. 30 versinnlichen. Gehen wir wieder von einer mittleren Stromstärke aus, bei der Gleichheit der ab- und aufsteigenden Oeffnungszuckung besteht, so werden Erregung und Hemmung durch die Curven 1 dargestellt: die Erregungscurve ist, wie in Fig. 28, eine der Abscissenaxe parallele Gerade, die Hemmung ist ziemlich gleichmässig in der intrapolaren Strecke vertheilt, sinkt dann aber rasch ausserhalb der Elektroden, so dass sie gegen die Erregung verschwindet. Bei schwächeren Strömen (2) überwiegt die zurückgebliebene anodische Schliessungshemmung, und es erfährt dadurch die Erregungscurve eine Knickung in der Gegend der Anode: die Gestalt der Curven gleicht also der für die Schliessung schwacher Ströme gewonnenen (Fig. 28, 2). Bei starken Strömen dagegen liegt das Maximum der Hemmungscurve an der Kathode, in Folge dessen erfährt jetzt die Erregungscurve dort eine Knickung gegen die Abscissenaxe (3). Der Verlauf der beiden

Curven ist nun ihrem Verlauf bei der Schliessungserregung entgegengesetzt. Im Ganzen lässt sich also die Veränderung dahin zusammenfas-

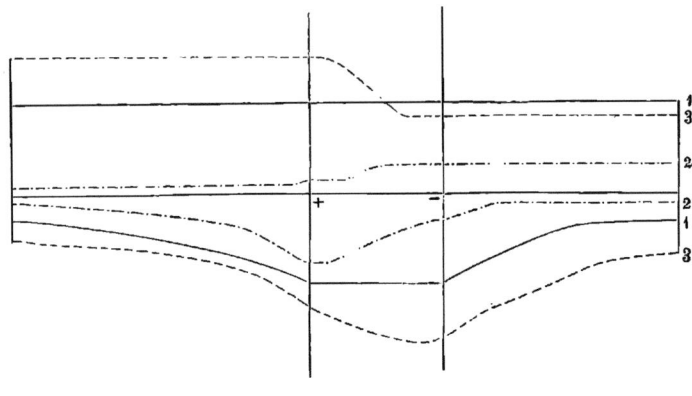

Fig. 30.

sen, dass mit wachsender Stromstärke das Maximum der Hemmungscurve
von der Anode gegen die Kathode hinüberwandert, und dass dem entsprechend die Knickung der Erregungscurve gegen die Abscissenaxe sich
umkehrt. Die Oeffnungszuckung ist von diesen Verhältnissen abhängig.
Sie fehlt bei schwachen aufsteigenden und bei starken absteigenden Strömen, weil dort die anodische, hier die kathodische Hemmung die Fortpflanzung der Erregung zum Muskel hindert (§. 71).

3. Die Erregung durch kurz dauernde Reize.

§. 122. Die Wirkung kurz dauernder Stromstösse setzt sich
im Allgemeinen aus den Wirkungen der Schliessung und Oeffnung zusammen, indem gleichzeitig die Dauer des Stromes einen Einfluss ausübt. In dieser Beziehung gilt die Regel, dass sowohl die Erregung wie
die Hemmung erst bei einer gewissen Zeitgrenze beginnt, dass aber die
Stromesdauer grösser sein muss, um eine bleibende Hemmung, als um
Erregung hervorzubringen. Ebenso entsteht die Oeffnungserregung immer erst, wenn der Stromstoss eine solche Dauer besitzt, dass während
seines Bestehens eine deutliche anodische Schliessungshemmung sich ausbilden kann. Sehr kurze Stromstösse erzeugen daher nur eine Schliessungserregung, und sie sind, abgesehen von den bei jeder Form der Reizung vorkommenden flüchtigen Hemmungserscheinungen, nur von gesteigerter Erregbarkeit begleitet (S. 190). Dabei nimmt mit der Verstärkung
des Stromstosses die Höhe und Länge der Zuckung zu, und die latente
Reizung verkleinert sich (§. 79). Verlängert sich die Dauer eines schwachen

Stromstosses, so wird durch das Wachsthum der anodischen Schliessungshemmung die Zuckungsstärke bei aufsteigendem Strom vermindert, während sie bei absteigendem fortwährend zunimmt: unter der Anode weist jetzt der Minimalreiz gesunkene, unter der Kathode meist noch gesteigerte Erregbarkeit nach. Mit der Verstärkung des Stromes wird aber bald eine Grenze erreicht, wo die anodische Schliessungshemmung die Zuckung durch den aufsteigenden Stromstoss ganz unterdrückt. Bei weiterer Verstärkung tritt dann wieder eine Zuckung auf, welche durch ihren späten Beginn sich als Oeffnungszuckung verräth, und deren Stärke sich dann mit der Intensität und Dauer des Stromstosses vergrössert. (§. 81, 82, 85—87.) Von jetzt an hinterlässt der starke Stromstoss auch eine deutliche kathodische Oeffnungshemmung, welche mit der Dauer des Stromstosses wächst und sich theils in der Abnahme der durch den absteigenden Stromstoss bewirkten Zuckung, theils in der Hemmung kundgibt, welche zur Seite der Kathode zurückbleibt. Doch bleibt selbst bei hohen Stromstärken immer noch die anodische Hemmung überwiegend, ein Umstand, wodurch sich die Nachwirkung des kurz dauernden Stromstosses von der Nachwirkung der gewöhnlichen Oeffnungserregung unterscheidet (S. 191).

Die Abhängigkeit der Intensität der Erregung von Stärke und Dauer der Stromstösse können wir demnach in das folgende Schema zusammenfassen, welches wir als das Zuckungsgesetz für Stromstösse bezeichnen wollen:

Absteigend   Aufsteigend

Schwache Stromstösse:

Zunahme der Erregung mit Stärke und Dauer des Stromstosses.

| Stärkere Stromstösse: |

Zunahme   Abnahme

| Stärkste Stromstösse: |

Abnahme   Wiederzunahme (Oeffnungserregung)

mit Stärke und Dauer des Stromstosses.

Innerhalb jeder Stufe bleiben somit Stärke und Dauer des Stromstosses einander in gewissem Grade aequivalent.

Nimmt man nicht die Stromstärke sondern die Zeitdauer als erste Urveränderliche, so ergibt sich folgendes Schema:

Absteigend	Aufsteigend	
Kürzeste Dauer: Zunahme	Zunahme	} mit wach-.
Mittlere Dauer: Zunahme	Abnahme	sender
Längere Dauer: Abnahme	Zunahme (Oeff-	Strom-
	nungszuckung)	stärke.

§. 123. Die hierin ausgedrückte Gesetzmässigkeit lässt sich leicht mit den früheren graphischen Darstellungen in Einklang bringen. Der Thatsache, dass der Strom einer gewissen Zeit bedarf, um erregend zu wirken, entspricht die der Fig. 29 zu Grunde gelegte Annahme, dass im ersten Moment der Stromeseinwirkung die hemmenden Kräfte über den Antrieb zur Erregung überwiegen. Jene wirkungslosen kurz dauernden Stromstösse correspondiren dem Stadium der Unerregbarkeit in der einzelnen Zuckung. Damit ist nicht gerade gefordert, dass die Zeitgrenze für die Wirkungslosigkeit der Stromstösse und das Stadium der Unerregbarkeit gleich gross sein müssen. Denn durch die Häufung der Erregungsantriebe, wie sie der dauernde Strom mit sich führt, können sehr wohl weitere Bedingungen eingeführt werden, welche auf die Erregbarkeitsprüfung von Einfluss sind. Geben wir nun dem Stromstoss eine etwas grössere Dauer, so reicht das Anwachsen desselben im Nerven in jenen Theil der Curve (Fig. 29), wo die negativen Ordinaten sich wenig verändern. Zunächst wächst daher die erregende Wirkung mit der Dauer des Stromstosses. Aber links wird bald der Wendepunkt erreicht, wo die Hemmungscurve stärker zu wachsen beginnt. Mit der weiteren Verlängerung des aufsteigenden Stromstosses nimmt desshalb die erregende Wirkung wieder ab, während sie beim absteigenden (wie die Curve rechts zeigt) immer noch zunimmt. Geht man zu stärkeren Strömen über, so kommt nun jene Verschiebung gegen die Kathode zum Einfluss, welche die Hemmungscurve im Moment der Oeffnung erfährt. Wir können uns jetzt ein ungefähres Bild der Vorgänge machen, wenn wir uns vorstellen, zuerst habe bei der Schliessung der in 3 Fig. 28 dargestellte Zustand Platz gegriffen, und er habe sich schnell bei der Oeffnung in den Zustand 3 Fig. 30 umgewandelt: diesen letzteren findet dann natürlich die Untersuchung um so deutlicher vor, je länger die Schliessung gewährt hat, denn die kathodische Oeffnungshemmung mit der ihr entsprechenden Knickung der Erregungscurve wird um so grösser, je grösser die anodische Schliessungshemmung gewesen ist, aus der sie hervorgieng.

§. 124. In dem Wachsthum der Erregung mit der Dauer des Stromstosses, in dem langsamen Entstehen der Hemmung, ihrem Zurückbleiben nach der Oeffnung des schwachen, ihrer Wanderung nach der Oeffnung des starken Stromes offenbart sich eine ausnehmende Langsamkeit der Molecularbewegungen, welche den Erregungsvorgang erzeugen. Als eine Folge dieser trägen Beweglichkeit ergibt sich die Thatsache, dass die Vorgänge, welche ein Reizanstoss auslöst, im Allgemeinen längere Zeit andauern. Diejenigen Vorgänge, welche eine von einem ferneren Punkte des Nerven heranrollende Erregung auslöst, dauern an und summiren sich mit den Effecten neuer Reizanstösse. So wird es begreiflich, dass mit der Bewegung in der Nervenfaser die Stärke und Dauer der Erregung zunimmt. (§.79.) In anderen Fällen können ebenso

hemmende Wirkungen cumulirt werden: eine Folge hiervon ist die Verlangsamung der Fortpflanzungsgeschwindigkeit, wie man sie bei aufsteigenden Stromstössen von etwas längerer Dauer beobachtet. (§. 91.)

§. 125. Mechanische Reizstösse gleichen in ihren Wirkungen vollständig elektrischen Stromstössen von so kurzer Dauer, dass
die Einflüsse der anodischen und kathodischen Hemmungen verschwinden. Der Verlauf der Erregbarkeit während und nach der Zuckung, sowie bei Reizstärken, welche keine Zuckung erregen, entspricht daher den
bei der elektrischen Erregung festgestellten·Thatsachen. (Fig. 19 S. 198,
Fig. 20 und 21 S. 199 u. 200.) Nichts desto weniger manifestiren sich auch
hier die innern Widerstandskräfte des Nerven in vorübergehenden Hemmungen kurz nach Ablauf der Zuckung (Fig. 22, S. 200), eine Thatsache,
welche den auch aus andern Ergebnissen zu folgernden Satz, dass jede
Art der Erregung aus der Wechselwirkung erregender und hemmender
Kräfte hervorgeht, weiter bekräftigt.

4. Zustände der Nervensubstanz und Einflüsse der Temperatur.

§. 126. Im asthenischen Zustande ist der innere Kräftevorrath
des Nerven vermindert und die Geschwindigkeit herabgesetzt, mit welcher
sowohl die erregenden wie die hemmenden Kräfte, namentlich aber die
letzteren, auf einen bestimmten Anstoss in Wirksamkeit treten. Es ergeben sich hieraus ohne Schwierigkeit die Veränderungen, welche wir
an den bisherigen graphischen Darstellungen anbringen müssen, um diese
Verschiedenheit auszudrücken. Die für dieselben zwei Zeitmomente a
und a' (Fig. 27) gezeichneten Curven würden nun geringere Unterschiede darbieten als früher: es wäre nämlich nicht nur die Hemmung
weniger fortgeschritten, sondern es hätten auch die Ordinaten der Erregungscurve eine geringere Veränderung ihrer verticalen Höhe erfahren.
Hierdurch würde neben der geringeren Geschwindigkeit der Vorgänge
auch die Thatsache, dass die Erregung länger und stärker nachklingt,
ohne dass die erregenden Kräfte vermehrt zu sein brauchen, einen deut-
lichen Ausdruck finden. In der That weisen uns ja alle Beobachtungen
darauf hin, dass die anscheinend vermehrte Reizbarkeit des asthenischen
Nerven nur in der schwächer und langsamer widerstehenden Hemmung ihren
Grund hat, wodurch während einer längeren Zeit die Erregung sich ansam-
meln kann. Im asthenischen Zustande ist zwar das in einer gegebenen Zeit
den Nerven durchfliessende Erregungsquantum vermindert, abe rdie Zeit der
Erregung ist in der Regel mehr oder weniger vergrössert, daher das ge-
sammte Erregungsquantum, welches ein äusserer Reiz auslöst, vermehrt
sein kann.

§. 127. Bei der thermischen Modification des Nerven·bleibt
zunächst der Kräftevorrath unverändert, aber die Geschwindigkeit, mit
welcher die Kräfte wirksam werden, ist vergrössert: dies verräth sich
in der Verkürzung der Zuckungsdauer, während die Zuckungshöhe un-

verändert bleibt oder zunimmt, in dem Wachsthum der Hemmungen an
der Anode sowohl als der Kathode, und in der trotzdem stärkeren Erregbarkeitszunahme zur Seite der letzteren, endlich in der Leichtigkeit,
mit welcher selbst relativ schwache Ströme ab- oder aufsteigende Modification herbeiführen. (§. 102—106.)

Der graphische Ausdruck dieses Verhaltens würde eine der vorigen
entgegengesetzte Form annehmen. Die absolute Höhe der positiven und
negativen Ordinaten könnte, wenigstens für mässige und langsame Temperatureinwirkungen, die nämliche bleiben, aber zwei auf einander folgenden Zeitmomenten a und a' würden viel grössere Unterschiede der
Ordinaten entsprechen. Dabei würde also zunächst nicht das Erregungsquantum im Ganzen, wohl aber das in einer gegebenen Zeit den Nerven durchfliessende Erregungsquantum vermehrt sein. Erst bei denjenigen Temperatureinwirkungen, welche der Grenze nahe kommen, wo die
Temperatursteigerung soeben zum Reiz wird, wird auch die ganze Quantität der Erregung mehr oder weniger beträchtlich gesteigert werden.

II. Beziehung zu andern Thatsachen der Nerven-physiologie.

1. Veränderungen der Erregbarkeit im Elektrotonus.

§. 128. Der dauernde constante Strom zerlegt nach Pflüger's Untersuchungen *) den Nerven in eine Strecke verminderter und in eine
Strecke vermehrter Erregbarkeit. Die erste Veränderung, die anelektrotonische Herabsetzung der Erregbarkeit, erreicht in der Gegend der Anode,
die zweite, die katelektrotonische Steigerung der Erregbarkeit, in der
Gegend der Kathode ihr Maximum. Beide Veränderungen gehen durch
einen zwischen den Elektroden gelegenen Indifferenzpunkt in einander
über. Mit der Verstärkung des Stromes wachsen sie an Intensität und
Ausbreitung, und der Indifferenzpunkt wandert von der Anode gegen die
Kathode hin.

Die anelektrotonische Veränderung entsteht, wie Pflüger (übereinstimmend mit unsern Beobachtungen über die Fortpflanzung der Hemmungswelle) hervorhebt, ausserordentlich langsam im Vergleich mit der
grossen Geschwindigkeit, mit welcher sich die katelektrotonische einstellt **).

---

*) Untersuchungen über die Physiologie des Elektrotonus. Berlin 1859. Vergl.
mein Lehrbuch der Physiol., 2te Aufl. S. 472 u. f.

**) A. a. O. S. 265.

Alle diese Thatsachen schliessen sich auf das schönste den obigen Ergebnissen an. Wir haben zwar erfahren, dass die Veränderungen nicht alsbald nach der Schliessung des Stromes in der Weise sich feststellen, wie es die Prüfung während des dauernden Durchströmtseins ergibt. Im Allgemeinen aber leiten auch unsere Versuche darauf hin, dass die elektrotonischen Erregbarkeitsänderungen , wie sie von Pflüger beobachtet sind, als derjenige Gleichgewichtszustand sich herstellen müssen, welcher nach Ablauf der die Schliessung begleitenden und ihr unmittelbar folgenden Erregbarkeitsschwankungen eine Zeit lang zurückbleibt.

Das Gesetz der Erregung durch den constanten Strom fasst Pflüger vom Standpunkt seiner Versuche aus in folgenden Satz zusammen : Erregt wird eine gegebene Nervenstrecke durch das Entstehen des Katelektrotonus und durch das Verschwinden des Anelektrotonus, nicht aber durch das Verschwinden des Katelektrotonus und durch das Entstehen des Anelektrotonus *). Auch hiermit stehen unsere Beobachtungen , so weit sie sich auf die Wirkung starker Ströme beziehen, im Einklang. Zweifelhaft dagegen erscheint es , ob dieselbe räumliche Begrenzung des erregenden Vorganges auch bei mässigeren Stromstärken angenommen werden dürfe, bei welchen die an der Anode und Kathode entstehenden Hemmungen nicht die Fortpflanzung der Erregung verhindern. Hier hat uns einerseits die Prüfung mit Minimalreizen eine weitere Verbreitung der Hemmungen, als sie bisher angenommen wurde, und andererseits die Prüfung mit stärkeren Reizen eine Ausdehnung der Erregung auch über die in Hemmung begriffene Strecke ergeben. Damit ist freilich noch nicht erwiesen, dass die Erregung von der ganzen intrapolaren Strecke ausgeht, sondern bei der grossen Geschwindigkeit, mit welcher dieselbe sich fortpflanzt, könnte trotzdem ihr Ursprung streng auf die Nachbarschaft der Kathode beschränkt sein. Dagegen steht aber auch nichts im Wege anzunehmen, dass die erregenden ebenso wie die hemmenden Kräfte bei der Schliessung und bei der Oeffnung des Stromes in der ganzen intrapolaren Strecke gleichzeitig wirksam werden, und dass nur das Maximum der Erregung bei der Schliessung in der Nähe der Kathode, bei der Oeffnung in der Nähe der Anode gelegen ist. In der That werden wir später sehen, dass diese Auffassung, die in vielen der hier mitgetheilten Beobachtungen ihre Stütze findet, als die zweifellos richtige sich herausstellt. (Vergl. §. 133, 139 und 153.)

2. Veränderungen der Fortpflanzungsgeschwindigkeit im Elektrotonus.

§. 129. Mittelst seiner Versuche über die Veränderungen der Fortpflanzungsgeschwindigkeit im Elektrotonus hat Bezold theils Pflü-

---

*) A. a. O. S. 456.

g e r's Anschauungen bestätigt, theils denselben einige erweiternde Resultate hinzugefügt *). Letzterer Art sind namentlich diejenigen Beobachtungen, welche sich auf die Verzögerung der Fortpflanzung in der
Nähe der negativen Elektrode beziehen. B e z o l d fand nämlich, dass
nicht bloss, was mit Pf l ü g e r's Versuchen übereinstimmte, die Fort·
pflanzung an der positiven Elektrode und in der Nähe derselben gehemmt sei, sondern dass eine ähnliche Hemmung auch an der negativen
Elektrode stattfinde.

Diese letzteren Resultate bestätigen sich nicht, wenn man kurze Zeit
nach der Schliessung bei mässiger Stärke des constanten Stromes die
Prüfung ausführt: hier findet sich die latente Reizung nicht in der Nähe
der Kathode vergrössert, sondern im Gegentheil vermindert. B e z o l d
hat aber seine Messungen immer nach längerer Schliessungsdauer und
meist bei nicht unbeträchtlicher Stromstärke ausgeführt. Seine Resultate
sind daher sehr wahrscheinlich durch die eingetretene Modification des
Nerven bedingt, die, wie wir gefunden haben, immer von einer starken
Hemmung begleitet ist. Die weitere Annahme, dass zwischen den Elektroden ein Indifferenzpunkt sei, für welchen die Fortpflanzung ungeändert
bleibe (S. 155), gründet sich nicht auf Versuche, sondern auf theoretische
Betrachtungen, die sich gegenwärtig nicht mehr als zutreffend er-
weisen.

Nach der Unterbrechung des Stromes hat B e z o l d einige Zeit sowohl zur Seite der Anode wie der Kathode verzögerte Erregungsleitung
beobachtet. Dies entspricht unsern Beobachtungen, wonach ausser der
entstehenden kathodischen Oeffnungshemmung noch die anodische Schliessungshemmung zurückbleibt, namentlich nach so langer Schliessungsdauer,
wie sie auch hier angewandt wurde **).

Eine directe Bestätigung der von Pf l ü g e r über den Ort der
Schliessungs- und Oeffnungserregung aufgestellten Theorie suchte B e z o l d
dadurch zu gewinnen, dass er die Zeit des Eintritts der Schliessungs-
und Oeffnungszuckung bei wechselnder Richtung des Stromes bestimmte.
Indem auf diese Weise zuerst absteigende Kettenströme mit Oeffnungsinductionsschlägen verglichen wurden, ergab sich, dass bei der Schliessung sehr schwacher absteigender Ströme der Eintritt der Zuckung verzögert ist, dass diese aber dann bei stärkeren Strömen gleichzeitig mit
der Inductionszuckung erfolgt. Hinsichtlich aufsteigender Kettenströme
fand sich, dass bei schwachen Strömen eine Verzögerung existirt, die zuerst mit wachsender Stromstärke abnimmt, um dann wieder zuzunehmen
und schliesslich unendlich zu werden, indem die Schliessungszuckung
ausbleibt.

---

*) Untersuchungen über die elektrische Erregung der Nerven und Muskeln.
Leipz. 1861.
**) A. a. O. S. 173 u. f.

Hieraus schloss B e z o l d : 1) dass die Erregung durch den constanten Strom nicht im Augenblick der Schliessung, sondern erst nach einer von der Stromstärke abhängigen Vorbereitungszeit erfolge, während deren die Erregbarkeit des Nerven zunehme, so dass dieser fähig werde, auf das Fliessen des constanten Stroms mit dem Molecularvorgang der Erregung zu antworten; 2) dass der galvanische Strom bei seinem Eintreten im Nerven denselben nicht an der positiven sondern an der negativen Elektrode errege *).

Die Thatsachen, auf welche sich diese Folgerungen gründen, sind zweifellos richtig, aber die Folgerungen selbst können wir gegenwärtig nicht mehr anerkennen. Auf die Annahme einer Vorbereitungszeit wird nämlich B e z o l d dadurch geführt, dass bei der Anwendung schwacher, namentlich auch schwacher absteigender Kettenströme die latente Reizung länger dauert als bei Maximalerregungen durch Oeffnungsinductionsschläge. Nun haben wir aber erfahren, dass die latente Reizung überhaupt mit der Stärke der Erregung abnimmt, und wir haben ferner gesehen, dass die Erregung überall bis zu einer gewissen Intensität angewachsen sein muss, wenn Muskelzuckung entstehen soll. In dieser Beziehung steht die Erregung durch den constanten Strom mit derjenigen durch momentane Stromstösse durchaus in Uebereinstimmung, und die Gründe, welche veranlassen mochten, für den ersteren eine solche Vorbereitungszeit vorauszusetzen, fallen hinweg. Ebenso zwingen aber die Thatsachen, aus welchen gefolgert wird, dass die Kathode der Ort der Schliessungs-, die Anode der Ort der Oeffnungserregung sei, nicht mehr zu diesem Schlusse. B e z o l d findet nämlich, dass die Zuckungen durch die Schliessung stärkerer absteigender Kettenströme zu derselben Zeit, wie die von der nämlichen Stelle durch einen Oeffnungsinductionsschlag ausgelösten Zuckungen eintreten, während die Zuckungen durch die Schliessung aufsteigender Kettenströme erst später sich einstellen. Nun haben wir erfahren, dass die von der Anode sich extrapolar ausbreitende Hemmungswelle die Fortpflanzung der Erregung verzögert, wir haben gesehen, wie in Folge dessen sogar durch aufsteigende Stromstösse von nicht zu kurzer Dauer nicht bloss die latente Reizung, sondern sogar die Fortpflanzungsgeschwindigkeit verzögert werden kann. Hiernach bliebe es vollkommen denkbar, dass die Erregung zwar in der ganzen intrapolaren Strecke entstehe, dass aber, wenn der Strom aufsteigend gerichtet ist, eben jene Hemmungswelle das Eintreffen der Erregung am Muskel verzögere.

Ebenso verhält es sich mit den Thatsachen, aus welchen gefolgert wird, dass die Anode der Ort der Oeffnungserregung sei. B e z o l d findet nämlich, dass bei der Oeffnung stärkerer aufsteigender Ströme die Zuckung gleichzeitig mit der Inductionszuckung, bei der Oeffnung absteigender

---

*) A. a. O. Cap. VII, S. 266. u. f.

Ströme aber erst verspätet eintritt. Nun haben wir gesehen, dass nach der Oeffnung stärkerer absteigender Ströme sich von der Kathode aus eine Hemmungswelle ergiesst, welche die Fortpflanzung der Erregung verzögert und, wenn der Strom eine gewisse Intensität erreicht, ganz hindert. Auch hier wird also durch jene Verzögerung nicht die Annahme widerlegt, dass in der ganzen intrapolaren Strecke die Erregung stattgefunden habe. Es geht die Triftigkeit dieses Einwandes übrigens auch daraus hervor, dass hier, ebenso wie bei der Schliessung aufsteigender Ströme, die Unterschiede der Fortpflanzungsgeschwindigkeit zum Theil viel zu gross sind, als dass sie aus dem verschiedenen Ort der Reizung erklärt werden könnten. Bei schwächeren Strömen, wo nach unsern Versuchen die anodische Oeffnungshemmung nicht so bedeutend ist, kommt zweierlei in Betracht: einmal die Verzögerung in Folge der schwächeren Erregung und sodann die durchweg längere Schliessungsdauer, deren sich Bezold bedient hat, und welche die Hemmungen beträchtlich steigert.

Die Thatsache, dass bei der Oeffnung schwacher aufsteigender Ströme der Eintritt der Zuckung mehr verzögert ist als bei höheren Stromstärken, hat Bezold in ähnlicher Weise wie die gleiche Erscheinung bei der Schliessung schwacher absteigender Ströme erklärt, indem er auch hier eine Vorbereitungszeit annahm, während deren der Nerv erst die Fähigkeit erlange, auf die Rückkehr aus dem polarisirten in den normalen Zustand mit Zuckung zu reagiren. Unsere Versuche liefern hiefür ebenfalls eine andere Deutung. Bei schwachen Strömen bleibt die anodische Hemmung länger bestehen. Es wird daher auch begreiflich, dass die hier beobachtete Verzögerung viel bedeutender ist als diejenige, die Bezold bei schwachen absteigenden Kettenströmen gefunden hat, bei denen bloss die langsamere Fortpflanzung in Folge der schwächeren Erregung zur Wirkung kommt. (Vergl. die Versuche S. 269 und 288 a.a.O.) Wieder fällt übrigens in diesen Beobachtungen die Schliessungsdauer sehr ins Gewicht. Bei einem nach stundenlanger Schliessung eines schwachen aufsteigenden Stromes hervorgerufenen Ritter'schen Oeffnungstetanus kann, wie ich schon vor längerer Zeit fand, die latente Reizung sogar auf mehrere Secunden sich ausdehnen *). Hier wird Niemand daran denken, die Verzögerung von dem Ort der Reizung abzuleiten, sondern sie hat offenbar in den zwischen den Elektroden und dem Muskel angesammelten Hemmungen ihren Grund, welche sich in einer nur allmälig verschwindenden Abnahme der extrapolaren Erregbarkeit verrathen. Dieselbe Ursache ist aber, wenn auch in geringerer Stärke, schon bei kürzerer Schliessungsdauer wirksam.

3. Das Gesetz der elektrischen Nervenerregung.

§. 130. Die zu seiner Zeit bekannten Thatsachen über elektrische

---

*) Archiv für physiol. Heilk. N. F. Bd. 2 S. 375.

Nervenerregung hat du Bois-Reymond in den Satz zusammenge-
fasst, dass der Bewegungsnerv nicht auf das dauernde Fliessen des Stromes, sondern nur auf schnell eintretende Veränderungen der Stromminten-
sität mit Zuckung seines Muskels antworte*). Schon damals konnte dieser Satz, obgleich es vielfach so geschehen ist, nicht als das wirkliche
Gesetz der Nervenerregung betrachtet werden, insofern bei den Empfindungsnerven nach den subjectiven Versuchen auch eine Reaction auf das
dauernde Fliessen des Stromes anzunehmen war. Ich habe zuerst gefunden, dass ebenso für die directe Reizung des Muskels der obige Satz
nicht gilt, indem der Muskel während der Stromesdauer eine schwache
Contraction zeigt**). Sodann hat Pflüger gezeigt, dass für gewisse
Fälle auch der Bewegungsnerv eine Ausnahme darbietet, für jene Fälle nämlich, wo der Strom eine tetanisirende Wirkung hat. Nichts desto weniger hat das du Bois'sche Gesetz der Nervenerregung bis jetzt ziemlich
unbestritten als das allgemeinere gegolten.

Unsere Versuche zeigen nun, wie ich glaube, in unwiderlegbarer
Weise, dass die erregende Wirkung so lange dauert, als der constante
Strom fliesst. Aber indem sie die äussere Erregung als eine Resultante
erregender und hemmender Kräfte darthun und uns mit dem Gesetz bekannt machen, nach welchem diese Kräfte wachsen, geben sie zugleich
über die Gründe Rechenschaft, aus denen im Allgemeinen die äussere Erregung bald nach dem Hereinbrechen des Stromes verschwindet. Diese
Gründe liegen in der in Fig. 29 (S. 233) graphisch dargestellten Veränderung der erregenden und hemmenden Kräfte mit der Zeit unmittelbar
ausgedrückt: die punktirte Curve rechts und links stellt dort den aus beiden resultirenden Verlauf der äussern Erregung für den ab- und aufsteigenden Strom dar. Hiernach können wir das Gesetz der Nervenerregung für die Schliessung des Stromes folgendermassen formuliren:

„Die in Folge der Schliessung des Stromes eintretende äussere Erregung ist eine Function der erregenden und hemmenden Wirkungen, welche der Strom ausübt. Die positiven Werthe dieser Function liegen
zwischen Zeitgrenzen eingeschlossen, die von der Stärke und Richtung
des Stromes abhängen, so aber dass die Function immer mit merklichen
positiven Werthen erst eine kurze Zeit nach der Schliessung beginnt und
nach einer längeren Zeit negative Werthe annimmt."

Von diesem Gesetz für die Schliessungserregung muss dasjenige für
die Oeffnungserregung getrennt werden, da die letztere auf durchaus andern Ursachen beruht. Wir können nach unsern Versuchen das für sie
gültige Gesetz in folgende Form bringen:

„Die in Folge der Oeffnung des Stromes eintretende äussere Erreg-

---

*) Untersuchungen über thierische Elektricität, Bd. I S. 258.
**) Muskelbewegung S. 122.

ung ist eine Function erstens der erregenden Wirkungen, welche mit der Ausgleichung der während der Schliessung bestandenen Hemmungen verbunden sind, und zweitens der hemmenden Wirkungen, welche theils an der Anode zurückbleiben, theils an der Kathode sich anhäufen. Von der Geschwindigkeit jener Ausgleichung und von der Grösse der anodischen und kathodischen Hemmung je nach Stärke und Dauer des Stromes hängt die Oeffnungserregung in ihrer Stärke, Dauer und in der Zeit ihres Eintritts ab. Sie fehlt, wo die Hemmung nur langsam verschwindet (bei den schwächsten Strömen), ihr Eintritt ist verspätet, wo die während der Schliessung angesammelte Hemmung längere Zeit in merklicher Grösse angesammelt bleibt (nach längerer Schliessungsdauer aufsteigender Ströme), und ihre Dauer ist verlängert, wo die stark angesammelte Schliessungshemmung eine längere Zeit zu ihrer Ausgleichung nöthig hat (Oeffnungstetanus)."

Die Verschiedenheiten, welche in diesen Beziehungen die Richtung der Ströme hervorbringt, werden bei dem Gesetz der Zuckungen und den Modificationen der Erregbarkeit zu betrachten sein.

Es bedarf kaum des Hinweises, dass der Widerspruch, in welchem das Gesetz der Erregung der Bewegungsnerven einerseits mit dem Gesetz für die Empfindungsnerven, anderseits mit den Erscheinungen am Muskel lag, durch den neuen Ausdruck, welchen dasselbe auf Grundlage unserer Versuche gefunden hat, nunmehr beseitigt ist.

4. Das Gesetz der Zuckungen.

§. 131. Wir sehen hier zunächst von denjenigen Wirkungen ab, welche einerseits durch die verschiedene Reizbarkeit der einzelnen Theile des Nerven und anderseits durch das von oben nach unten fortschreitende Absterben desselben bedingt werden. Ersteres lässt sich in den Versuchen dadurch erreichen, dass man den Elektroden eine kleine Spannweite gibt und sie nicht mit Punkten von hervorragender Reizbarkeit (wie z. B. der Abgangsstelle der Oberschenkelzweige oder der Nachbarschaft des Durchschnittendes) in Berührung bringt; die zweite Bedingung wird am vollkommensten erfüllt, wenn man nach der in §. 99 auseinandergesetzten Methode am lebenden Thier die Beobachtungen anstellt. Mit dieser Einschränkung, bloss als Function der Stärke und Richtung des constanten Stromes aufgefasst, ist das Zuckungsgesetz, wie es sich durch die Beobachtung feststellen lässt und mit dem gesammten Inhalt unserer Untersuchungen im Einklang steht, das folgende :

Gesetz der Zuckungen.

	Strom absteigend.		Strom aufsteigend.		
1	Schliessung	Zuckung		0	
	Oeffnung	0		0	I.
2	Schliessung	Zuckung	Zuckung		Schwache Ströme.
	Oeffnung	0	0		
3	Schliessung	Zuckung	Zuckung		
	Oeffnung	Zuckung	0		II.
4	Schliessung	Zuckung	Zuckung		Mittl. Stromstärken.
	Oeffnung	Zuckung	Zuckung		
5	Schliessung	Zuckung	0		III.
	Oeffnung	Zuckung	Zuckung		Starke Ströme.
6	Schliessung	Zuckung	0		
	Oeffnung	0	Zuckung		
7	Schliessung	Zuckung	0		IV.
	Oeffnung	Zuckung	Zuckung		Stärkste Ströme.
8	Schliessung	0	0		
	Oeffnung	Zuckung	Zuckung		

Dieses Zuckungsgesetz weicht in zwei Punkten von dem bisher angenommenen ab:

1) Bei den schwächsten Strömen erscheint die absteigende, nicht, wie angegeben wird, die aufsteigende Schliessungszuckung zuerst. Obgleich ich selbst in sehr vielen Fällen dasjenige Verhalten beobachtet habe, welches bisher als das normale angesehen wurde, so halte ich doch das hier aufgestellte Gesetz aus Gründen, die an mehreren Stellen dieser Untersuchung entwickelt worden sind, für das richtige. Bei kräftiger Ausbildung der anodischen Hemmungswelle (in den Fällen der reinen Hemmung unter der Anode) beobachten wir es ausnahmslos. Ist solches nun bei geringerer Resistenz des Nerven nicht der Fall, so haben wir allen Grund zu vermuthen, dass dies, wie es auch in der That von Pflüger angenommen worden ist, in der grösseren Reizbarkeit der höheren Nervenstrecke seinen Grund hat, indem die stärkste intrapolare Erregung bei diesen schwachen Strömen auf die Nachbarschaft der Kathode fällt. Zur Zeit als Pflüger seine Untersuchungen ausführte, war es gewiss gerechtfertigt, neben der Stromstärke auch den Einfluss der verschiedenen Reizbarkeit der einzelnen Theile des Nerven in das Zuckungsgesetz aufzunehmen, da man zu jener Zeit mit dem hemmenden Einfluss schwacher aufsteigender Ströme, wie ihn unsere Versuche dargethan haben, noch nicht vertraut war. Bei dem jetzigen Standpunkt der Frage wird es aber angemessen sein, von jenem Einflusse ebenso zu abstrahiren, wie Pflüger selbst schon von den Wirkungen des Absterbens abstrahirt hat. Unter dieser Bedingung stellen sich nun die obigen Stadien als das zweifellos normale Verhalten dar.

2) Den bisher angenommenen drei Hauptstufen des Zuckungsgesetzes (vergl. §. 7) fügen wir als eine v i e r t e diejenige bei, wo unter der Einwirkung der stärksten Ströme zuerst die absteigende Oeffnungszuckung sich wieder einstellt und dann die absteigende Schliessungszuckung hinwegbleibt. Die Thatsachen, welche diese Annahme einer vierten Zuckungsstufe begründen, sind in § 32 entwickelt worden.

Frühere Beobachter, vor Allen R i t t e r, haben sich bestrebt, das Schema des Zuckungsgesetzes als ein symmetrisches darzustellen. Auch das unserige enthält eine Symmetrie, aber diese ist jener gerade entgegengesetzt, welche R i t t e r gefunden hat. Bei ihm spitzte sich das Gesetz zu einem reinen Gegensatz zu, indem es mit der aufsteigenden Schliessungs- und absteigenden Oeffnungszuckung begann, mit der absteigenden Schliessungs- und aufsteigenden Oeffnungszuckung endete *) : ein Verhalten, wie man es in der That beobachtet, vorausgesetzt, dass die stärksten Ströme ausgeschlossen bleiben und Nerven von geringerer Resistenz untersucht werden, daher auch R i t t e r dieses Gesetz vorzugsweise im Winter, unmittelbar vor der Zeit der Begattung gefunden hat, ein Umstand, der ihn verführte zu glauben, dass in dieser Zeit, die wir jetzt als die der äussersten Asthenie kennen, die Lebenseigenschaften der Frösche am höchsten entwickelt seien.

Die Symmetrie des Zuckungsgesetzes besteht nicht in jenem „polaren Gegensatz‟, an welchem sich die Naturphilosophie R i t t e r's erfreute, sondern darin, d a s s d a s Z u c k u n g s g e s e t z f ü r d e n a b - u n d a u f s t e i g e n d e n S t r o m b e i w a c h s e n d e r S t r o m s t ä r k e i m W e s e n t l i c h e n d a s n ä m l i c h e i s t. Der Hauptunterschied der Stromesrichtungen läuft darauf hinaus, dass die schwächste Stromstärke, wo die Zuckung beginnt, nicht für beide dieselbe ist, und dass die weiteren Veränderungen, welche die wachsende Stromstärke mit sich führt, für beide mit verschiedener Geschwindigkeit eintreten. Beim aufsteigenden Strom wird nämlich erst bei einer etwas höheren Stromstärke die zuckungerregende Grenze erreicht, während dagegen die weiteren Stufen der Stromeswirkung schon bei geringeren Stromintensitäten sich einstellen. Das Zuckungsgesetz des absteigenden unterscheidet sich also dadurch von demjenigen des aufsteigenden Stromes, dass das letztere innerhalb engerer Grenzen der Stromstärke alle seine Stadien zurücklegt. Nur in e i n e r Beziehung erscheint jene Symmetrie der beiden Zuckungsgesetze gestört: in Bezug auf die absteigende Oeffnungszuckung nämlich, welche zuerst bei starken Strömen hinwegbleibt und dann erst bei weiterer Stromverstärkung sich wieder einstellt.

§. 132. Die Erklärung des Zuckungsgesetzes ist in verschiedenen

---

*) Vgl. d u B o i s - R e y m o n d, Untersuchungen etc. Bd. I S. 319. Von dem Gegensatz der Strecker und Beuger, den R i t t e r überdem noch zu finden meinte, sehen wir hier ab.

Theilen dieser Untersuchung bereits ausführlich geliefert. Wir wiederholen hier nur die Hauptmomente. Bei den schwächsten Strömen hindert die anodische Schliessungshemmung die Fortpflanzung der Erregung zum Muskel: daher der frühere Eintritt der absteigenden Schliessungszuckung. Sobald die bei der Unterbrechung der Kette von der Anode gegen die Kathode geschehende Bewegung der Hemmung eine gewisse Geschwindigkeit erreicht hat, stellt die Oeffnungserregung sich ein. Diese pflanzt aber zunächst nur bei absteigendem Strom zum Muskel sich fort, weil beim aufsteigenden die zurückbleibende anodische Schliessungshemmung die Fortpflanzung hindert. Hierauf kommen wir zu den Stromstärken, wo in allen vier Akten die Erregungswelle die Hemmungen durchbricht. Mit weiterer Stromverstärkung hindert zuerst wieder die stark angewachsene anodische Schliessung die Fortpflanzung zum Muskel; dann wird auch die kathodische Oeffnungshemmung so stark, dass die absteigende Oeffnungszuckung hinwegbleibt. Jetzt ist die dritte Stufe des gewöhnlichen Zuckungsgesetzes erreicht. Wir überschreiten sie bei den mächtigsten Strömen, wo zuerst die Erregung wieder die kathodische Oeffnungshemmung durchbricht und dann endlich die bei der Schliessung entstehende Hemmung in- und extrapolar so gewaltig wird, dass auch die absteigende Schliessungszuckung verschwindet.

§. 133. Hiermit im Zusammenhang stehen die Ergebnisse über den Ort der Reizung bei verschiedener Stromstärke. Bei jenen mittleren Stromstärken, bei welchen Gleichheit der ab- und aufsteigenden Schliessungszuckung besteht, kann die ganze intrapolare Strecke als gleichmässig betheiligt an der Schliessungserregung betrachtet werden. Zwar ist die Hemmung nicht gleichmässig vertheilt, aber sie hindert nirgends die Fortpflanzung der Erregung, und die Prüfung mit Maximalreizen ergibt, dass der Erregungsvorgang überall von gleicher Intensität ist.

Bei schwächeren und stärkeren Strömen, bei denen an der Anode eine Beeinträchtigung der Leitung stattfindet, ist auch die intrapolare Erregung nicht mehr überall gleich, obwohl die Unterschiede wahrscheinlich nicht so bedeutend sind, als die Muskelzuckung sie darstellt, weil das Erlöschen der Reizung zum Theil auch noch in den extrapolaren, von der Hemmungswelle ergriffenen Theilen des Nerven stattfindet. Erst bei sehr bedeutenden Stromstärken beschränkt sich die Schliessungserregung auf den nächsten Umkreis der Kathode.

Anders verhält es sich mit der Oeffnungserregung, die immer nur dann entsteht, wenn während der Schliessung eine deutliche Hemmung sich ausbilden konnte. Trotzdem machen es unsere Versuche wahrscheinlich, dass bei mässigen Stromstärken die ganze intrapolare Strecke, wenn auch in verschiedenem Grade, an jener Ausgleichung betheiligt ist, als deren Ausdruck die Oeffnungszuckung erscheint. Denn schon bei schwachen Strömen erstrecken sich Spuren der Schliessungshemmung über die ganze intrapolare Strecke, und eine Unterbrechung der Leitung an der Kathode lässt erst bei starken Strömen oder nach längerer Schliessungsdauer sich constatiren. Nur in den letzteren Fällen wird also auch hier wieder die Anode in strengerem Sinn als Ort der Reizung oder vielmehr als derjenige Ort zu betrachten sein, wo die Oeffnungshemmung nicht wie in den anderen Theilen der intrapolaren Strecke so stark geworden ist, dass sie den Antrieb zur Erregung compensirt. Bei den schwächsten Strömen, wo die zurückgebliebene anodische Schliessungshemmung überwiegt, wird aber im Gegentheil gerade dicht an der Anode wieder die Reizung im Vergleich mit der übrigen intrapolaren Strecke vermindert sein. Bei den mächtigsten Strömen endlich, bei denen die absteigende Oeffnungszuckung abermals erscheint, ist zwar der Sitz der intensivsten Erregung in der Nähe der Anode zu suchen: dieselbe ist nun aber so stark geworden und hat so mächtig über die ganze intrapolare Strecke sich ausgedehnt, dass sie die an der Kathode entstehende Hemmung durchbricht.

5. Die Modificationen der Erregbarkeit.

§. 134. Schon längst ist es bekannt, dass der elektrische Strom, wenn er einige Zeit geschlossen bleibt, einen Zustand des Nerven herbeiführt, in welchem dieser auf die Schliessung des Stromes, der ihn durchflossen hat, nicht mehr mit Erregung antwortet, wogegen die Oeffnung jenes Stromes eine starke, meistens anhaltende Erregung zur Folge hat, welche verstärkt wird oder von neuem eintritt, wenn der entgegengesetzt gerichtete Strom geschlossen wird, abnimmt oder ausbleibt, wenn derselbe geöffnet wird. Diese Thatsache, die man als „Modification durch den constanten Strom" bezeichnet, tritt nach den Ergebnissen unserer Untersuchungen in nähere Beziehung als bisher zu dem Gesetz der Zuckungen.

Der erste Theil der bei der Modification sich kundgebenden Veränderungen, der Eintritt der Oeffnungszuckung und das Ausbleiben der Schliessungszuckung des modificirenden Stromes, bedeutet offenbar nichts anderes, als dass der schwächere Strom nach längerer Zeit die nämliche Veränderung herbeiführt, welche der starke Strom sogleich erzeugt. Dies konnte bisher zwar für den aufsteigenden Strom möglicher Weise angenommen werden, nicht aber für den absteigenden, und dadurch fehlte der Zusammenhang mit den übrigen Gesetzen der elektrischen Reizwirkung. Jetzt können wir dagegen das Gesetz der Modificationen ebenso wie das Gesetz der Zuckungen unmittelbar aus unsern graphischen Darstellüngen herauslesen. Aus der Fig. 29 erhellt, dass jeder Strom mit der Zeit eine Veränderung herbeiführen muss, bei der die hemmenden den erregenden Kräften überlegen sind. Je stärker aber die Schliessungshemmung, um so energischer wird ihre Ausgleichung bei der Oeffnung, welche sich in der Bewegung der Hemm-

ung gegen die Kathode hin kundgibt. (Vergl. die Curven 3 in Fig. 28
und 30.)

§. 135. Die einfache Formulirung, welche wir oben dem Gesetz
der Modificationen geben konnten, enthält das wichtige Princip, dass unter gewissen Bedingungen S t r o m s t ä r k e und S t r o m e s d a u e r
e i n a n d e r ä q u i v a l e n t s i n d. Es ist, wenn wir uns in der Sprache
der Fluidumshypothese ausdrücken wollen, zu einer bestimmten Veränderung ein bestimmtes Quantum elektrischer Flüssigkeit erforderlich; in
welcher Zeit dieses den Nerven durchströmt, ist aber innerhalb gewisser
Grenzen gleichgültig. Man wird leicht bemerken, dass das nämliche Princip sich bereits in manchen andern Erfahrungen bewährt hat: so bei der
Erregung durch Stromstösse, wo unter gewissen Verhältnissen die Wirkung eines schwächeren, länger dauernden Stromstosses derjenigen eines
starken, kürzer dauernden äquivalent war. Ebenso liegt in dem Umstande, dass wir die Fig. 29 als eine graphische Darstellung sowohl der
Veränderungen bezogen auf die Zeiten wie der Veränderungen bezogen
auf die Stromstärken als Abscissen betrachten konnten, das nämliche
Princip ausgedrückt.

Es bedarf kaum des Hinweises, dass sich dies Princip in jedem der
Fälle, wo es zur Anwendung kommt, nur innerhalb gewisser Grenzen
äussern kann. Bei der complexen Abhängigkeit, in welcher sich die
äussere Erregung einerseits von den erregenden, andererseits von den
hemmenden Wirkungen, die der Strom ausübt, befindet, kann nur innerhalb jener Grenzen die Aequivalenz von Stromstärke und Stromesdauer
deutlich zur Erscheinung kommen, zwischen welchen entweder die erregenden oder die hemmenden Wirkungen ziemlich gleichmässig mit der
Zeit wachsen. In Bezug auf die erregenden Wirkungen gilt dies für die
um die Ordinaten m, o (Fig. 29) gelegenen Theile der Curve. Bei einer
Dauer des Stromstosses, welche den zu m, o gehörigen Zeitabscissen
ungefähr entspricht, wird also die Aequivalenz von Stromstärke und Stromesdauer darin sich aussprechen, dass, um eine äussere Erregung von
gewisser Stärke hervorzubringen, einem bestimmten Intensitätsunterschied
des Stromes ein bestimmter Zeitunterschied äquivalent ist. In Bezug
auf die hemmenden Wirkungen greift nun die weitere Thatsache Platz,
dass für sehr starke Ströme derjenige Theil der Curve, für welchen die
erregenden Kräfte überwiegen, ausserordentlich verkürzt wird, so dass
der schwache Strom von kleinerer Dauer nicht mehr einen geringeren
Grad derjenigen Wirkungen herbeiführt, welche auch der starke Strom
zur Folge hat, sondern dass in solchem Fall die äusseren Erscheinungen
ein gegensätzliches Verhalten darbieten. In der einfachen Weise, welche
der Aequivalenz der erregenden Wirkungen entspricht, findet eine solche
zwischen Dauer und Stärke des Stromes hinsichtlich der hemmenden Wirkungen nur innerhalb derjenigen Zeitabschnitte statt, wo die resultirende
Curve der äussern Erregung bereits unter die Abscissenaxe gesunken

ist. Jener Fall aber, wo man die Dauer des schwächeren Stromes, damit er der Wirkung des starken gleich komme, über den Durchschnittspunkt der äusseren Erregungscurve mit der Abscissenlinie ausdehnen muss, ist es, welcher uns in den Modificationen der Erregbarkeit vorliegt.

Daneben schliesst jedoch die Modification noch eine fernere Thatsache in sich, welche immerhin auf eine gewisse Verschiedenheit zwischen der lange dauernden Wirkung des schwachen und der kürzer dauernden des starken Stromes hinweist. Die Veränderung durch den starken Strom verschwindet nämlich, in vielen Fällen wenigstens, in sehr kurzer Zeit nach seiner Einwirkung. Die Veränderung durch den schwachen bleibt dagegen längere Zeit zurück, was sich in dem Verhalten des Nerven gegen den Strom der entgegengesetzten Richtung verräth. Auch zur Erklärung dieses Unterschieds bieten aber unsere Versuchsergebnisse den Schlüssel. Denn wir fanden, dass die durch schwache Ströme erzeugte anodische Schliessungshemmung, wie sie langsam entsteht, so nur langsam wieder verschwindet. Hat der schwache Strom erst kurze Zeit eingewirkt, so bleibt in Folge dessen die aufsteigende Oeffnungszuckung ganz aus. Hat er lange Zeit eingewirkt, so hat sich die Hemmung offenbar in so grosser Stärke angesammelt, dass ihre Ausgleichung von einer Erregung begleitet sein muss. Aber trotzdem erfolgt auch hier die Ausgleichung langsam: sie verräth sich daher nicht in einer einzelnen Zuckung, sondern in einem Tetanus, welcher durch die Schliessung des absteigenden Stromes verstärkt wird, weil dieser zu der Erregung, welche durch das Weichen der Hemmung bewirkt wird, noch die gewöhnliche Schliessungserregung hinzufügt und möglicher Weise ausserdem das Entladen der Hemmung beschleunigt. Wird aber der Strom abermals aufsteigend geschlossen, so stellen sich die Hemmungen an der Anode wieder her, und die durch die Ausgleichung hervorgerufene Erregung wird unterdrückt.

Die Modification durch den absteigenden Strom misslingt, wie allen Beobachtern bekannt ist, häufiger. Man muss, um sie zu erreichen, meistens etwas stärkere Ströme wählen, die dann aber nicht so lange einzuwirken brauchen. Dies erklärt sich leicht aus der verschiedenen Gestalt der kathodischen Hemmungscurve (Fig. 29). Zudem ist es bei schwachen Strömen schwer, die Hemmungen so sehr in der intrapolaren Strecke anzusammeln, dass sie diese ganz erfüllen und schliesslich über die Kathode hinausreichen, ohne Zweifel, weil in dem Nerven immer noch gleichzeitig andere Kräfte wirksam sind, welche eine Wiederherstellung des ursprünglichen Gleichgewichtszustandes erstreben. Bei stärkeren Strömen wird aber wiederum die nun entstehende anodische Oeffnungshemmung der Fortpflanzung der Erregung zum Muskel hinderlich. Wie die Herstellung der 4ten Stufe des Zuckungsgesetzes, so findet daher auch die Modification hier erschwerende Bedingungen vor.

§. 136. Mit der langsamen Ausgleichung der Hemmungen, welche

im Oeffnungstetanus ihren Ausdruck findet, stehen wahrscheinlich die
zeitlichen Verhältnisse der Erregbarkeitsschwankungen des modificirten
Nerven im Zusammenhang. Wir haben gesehen, dass mit dem Augenblick, wo die Modification Platz zu greifen beginnt, die extrapolare
Hemmungswelle ausserordentlich an Geschwindigkeit zunimmt, bis sie
bei dem Ausbleiben der Schliessungszuckung momentan mit der Schliessung in der ganzen extrapolaren Strecke sich einstellt. Diese Erscheinung
lässt kaum anders sich deuten, als dass der modificirte Nerv in
seiner ganzen Länge im selben Sinne wie die intrapolare
Strecke verändert ist, und dass, sobald dieser Zustand Platz
gegriffen hat, die Ausgleichung oder Wiederherstellung
der intrapolaren Hemmungen immer auch gleichzeitig von
der Ausgleichung oder Wiederherstellung der extrapolaren
Hemmungen begleitet ist.

Eine zureichende Erklärung dieser merkwürdigen Erscheinungen
würden wir zweifelsohne erst dann zu liefern im Stande sein, wenn uns
nicht bloss die äussere, sondern auch die innere Mechanik der. Erregungsvorgänge bekannt wäre. Nichts desto weniger gibt uns schon jene
über die Möglichkeit der Ausbildung solcher Veränderungen einigermassen
Rechenschaft. Die Thatsache, dass die Richtung der Prüfungsströme bei
der Nachweisung der Erregbarkeit in den extrapolaren Theilen im selben Sinne wie in der intrapolaren Strecke wirksam ist, deutet bereits
gleichartige Veränderungen in den ersteren an, deren Intensität mit
der Entfernung abnimmt. Jene Veränderungen wachsen nun offenbar immer mehr mit der Schliessungsdauer, bis endlich die extrapolaren
Theile auf die erneute Schliessung des Stromes so reagiren, als wenn
der Nerv in der ganzen Länge, in welcher die Modification Platz gegriffen
hat, zwischen die Elektroden genommen würde. Ueber den Mechanismus
dieser Vorgänge können wir uns wohl im Allgemeinen folgende Vorstellung machen.

Bei der ersten Schliessung der Kette wird die intrapolare Veränderung auf die den Elektroden zunächst gelegenen extrapolaren Strecken
sich fortpflanzen, hier schon schwächer geworden durch die Widerstände der Fortpflanzung, wird sie noch mehr vermindert auf eine
folgende Strecke übergehen, u. s. f. Bei längerer Schliessung des Stromes häufen nun aber die Veränderungen sich, sie werden jetzt in einer
von den Elektroden entfernten Strecke allmälig dieselbe Intensität erreichen, die sie ursprünglich nur zwischen den Elektroden besassen. Wird
der Strom unterbrochen, so löst sich der so entstandene Zustand nur
langsam, eine erneute Schliessung erhebt ihn daher alsbald wieder zu
bedeutender Stärke. Diese abermalige Verstärkung muss aber, eben wegen der grossen Intensität der Veränderung, sich mit grosser Geschwindigkeit über den ganzen Nerven ausbreiten.

Wir haben also, um die Erscheinung erklärlich zu finden, nur von der Annahme auszugehen, dass die Geschwindigkeit, mit welcher der veränderte Zustand von einer Nervenstrecke auf die andere übergeht, abhängig ist von der absoluten Intensität desselben. Diese Annahme bewährt sich aber, wie es scheint, direct in der Erfahrung, nämlich in der schon bei der einfachen Schliessungserregung beobachteten Thatsache, dass die Geschwindigkeit der Hemmungswelle mit der Stromstärke und mit der Annäherung an die intrapolare Strecke wächst.

6. Widerstandsänderungen des Nerven bei der Durchströmung.

§. 137. Der elektrische Strom bewirkt, während er den Nerven durchströmt, eine langsame Bewegung der Flüssigkeiten des letztern, welche von der positiven gegen die negative Elektrode gerichtet ist, und deren Wirkungen sich über die beiden Pole hinauserstrecken. Die auf diese Weise entstehende Verarmung an Flüssigkeit in der Gegend der Anode, ihre Zunahme in der Gegend der Kathode bringt Veränderungen des Leitungswiderstandes hervor, welche in neuerer Zeit von H. Munk näher untersucht worden sind *). Die Partialveränderungen des Widerstandes bestehen hiernach darin, dass in der Nachbarschaft der Stromeintrittsstelle der Widerstand zu-, in der Nachbarschaft der Stromaustrittsstelle abnimmt. Der Gesammtwiderstand der durchströmten Strecke sinkt anfangs, um sodann mit beschleunigter Geschwindigkeit zu wachsen. Bei der Unterbrechung der Kette tritt eine Rückbewegung der Flüssigkeit ein, in Folge deren auch die Widerstandsänderungen sich wieder ausgleichen.

Man könnte nun vermuthen, dass diese Erscheinungen zu den Erregbarkeitsschwankungen, welche wir als Begleiter der Schliessung und Oeffnung der Kette nachgewiesen haben, in näherer Beziehung stehen. Hat der Widerstand in der Nähe der Anode zugenommen, so muss ein elektrischer Reiz eine geringere Erregung hervorbringen, auch wenn die Erregbarkeit sich nicht geändert hat, weil der angewandte Stromstoss jetzt eine geringere Intensität in der geprüften Strecke besitzt. Das umgekehrte muss an der Kathode stattfinden, sobald hier der Widerstand abgenommen hat. Im Allgemeinen müssten also die in Folge dieser Widerstandsänderungen gesetzten Abweichungen der elektrischen Reizwirkung in einem Sinne sich geltend machen, welcher den die Schliessungs- und Oeffnungserregung begleitenden Erregbarkeitsschwankungen ungefähr entspricht. In der That hat auch Munk in Bezug auf die dauernden Veränderungen der Erregbarkeit während des elektrotonischen Zustandes diesen Punkt bereits hervorgehoben, und nach einer vorläufigen Notiz

---

*) Reichert's und du Bois' Archiv, 1869, S. 366. Untersuchungen über das Wesen der Nervenerregung, Bd. 1. Leipzig 1868.

jenes Beobachters erhält man hier in mancher Beziehung abweichende Ergebnisse, wenn die Widerstandsänderungen eliminirt werden *).

Bei der grossen Langsamkeit, mit welcher die Widerstandsänderungen sich einstellen, wird man zwar von vornherein kaum vermuthen können, dass sie auf die so bedeutenden und ungleich schneller verlaufenden Veränderungen der Erregbarkeit während der Erregung einen erheblichen Einfluss besitzen. Auch dürften manche Erscheinungen, wie z. B. die Spuren einer Hemmung unter der Kathode, die Umkehr der Erregbarkeit bei wachsender Reizstärke u. a., einer solchen Annahme schwer sich fügen. Nichts desto weniger habe ich geglaubt die Frage, bei der Wichtigkeit, welche sie für die nähere Deutung unserer Versuchsergebnisse hat, einer directen experimentellen Prüfung unterwerfen zu müssen. Ich habe mich hierbei zunächst auf die Prüfung der extrapolaren Vorgänge bei der Schliessungserregung beschränkt, da mir eine Untersuchung der intrapolaren Veränderungen und der Oeffnungserregung bei dem durchgehenden Zusammenhang, in welchem sie zu den ersteren stehen, erst dann gefordert schien, wenn sich dort wirklich ein nennenswerther Einfluss der Widerstandsänderungen nachweisen liess. Die Versuchsanordnung war, so weit sie den constanten Strom, seine Abstufung und Zuleitung zum Nerven betrifft, die allgemein für die Untersuchung der Schliessungserregung benützte (Fig. 3 S. 22). Als Prüfungsstrom wurde aber nicht ein Inductionsstoss, sondern der Stromstoss einer constanten Kette angewandt unter Zuhülfenahme des Stromschliessers in der S. 13 a angegebenen Weise. In die Leitung vom Stromschliesser zum Nerven war zunächst ein kleiner Eisenrheochord als Nebenschliessung eingeschaltet, um die Stärke des Stromstosses variiren zu können, in der von diesem Rheochord zum Nerven gehenden Leitung befand sich ein Galvanometer. Als solches benützte ich ein Meyerstein'sches Elektrogalvanometer neuester Construction **). Die Astasie des schwingenden Magnetpaars war durch geeignete Entfernung der Hülfsmagnete so weit ermässigt, dass, wenn die Leitung des Prüfungsstromes nach Ausschaltung der zu ihm gehörigen Kette nur während der kurzen Zeit, welche für die Einwirkung des Stromstosses bestimmt war, geschlossen wurde, keine merkliche Ablenkung durch den in Folge der Durchströmung einer oberhalb gelegenen Stelle erzeugten Elektrotonus mehr eintrat. In allen Versuchen wurde nur eine extrapolare Strecke ziemlich nahe bei der intrapolaren der Un-

---

*) Reichert's und du Bois' Archiv 1866, S. 379.

**) Vergl. mein Handbuch der med. Physik S. 526 Hr. Dr. Meyerstein in Göttingen, von welchem ich mein Instrument bezogen habe, hat die ursprüngliche Construction dadurch verbessert, dass er dem Magnetpaar einen höheren Aufhängepunkt gibt; die Hülfsmagnete kommen dann unter die Galvanometerrolle.

tersuchung unterworfen. Die Untersuchung selbst ˉwurde in folgender
Weise ausgeführt.

Sollte die Veränderung unter dem absteigenden Strom erforscht werden, so wurde zuerst durch einen schwachen, doch von der Reizschwelle
ziemlich entfernten Stromstoss eine Zuckung ausgelöst und gleichzeitig
die Ablenkung des Magneten beobachtet. Dann wurde durch Verschiebung des Eisenrheochords die Stärke des Stromstosses vermindert und
abermals eine Prüfungszuckung erzeugt, nachdem eine kurze Zeit zuvor
die Schliessung des constanten Stromes erfolgt war. Die Zeit T zwischen
dieser und der Einwirkung des Prüfungsreizes war so gewählt, dass die
Prüfungszuckung einige Zeit nach Ablauf der Schliessungszuckung sich
einstellte; die Ablenkung des Magneten wurde hierbei abermals beobachtet.

Der zweite Stromstoss war demnach schwächer als der erste; dem
entsprechend bewirkte er auch eine schwächere Ablenkung des Magneten, ebenso war, falls die Schliessung des constanten Stromes hinweg-
gelassen wurde, die Zuckung schwächer als vorhin. War dagegen der
constante Strom geschlossen worden, so trat, falls die Intensitätsunterschiede des Stromstosses nicht zu bedeutend gewählt wurden, eine mehr
oder weniger beträchtliche Verstärkung der Prüfungszuckung ein, obgleich
auch in diesem Fall der Ausschlag des Magneten die geringere Intensität
des Stromstosses anzeigte.

Zur Untersuchung der Veränderung unter dem aufsteigenden Strom
wurde die Intensitätsabstufung der Stromstösse in der entgegengesetzten
Richtung vorgenommen. Zuerst wurde also durch einen schwächeren
Stromstoss eine Zuckung ausgelöst, dann, nachdem die Schliessung des
constanten Stromes vorangegangen war, durch einen stärkeren. In beiden Beobachtungen wurde wieder die Ablenkung des Magneten beobachtet:
sie war diesmal in der zweiten Beobachtung stärker als in der ersten.
Trotzdem hatte, falls die Intensitätsunterschiede nicht allzu gross genommen waren, die Prüfungszuckung abgenommen, oder sie war gänzlich ausgelöscht worden.

Im ersten dieser Fälle ist also, wie uns die Prüfung am Galvanometer lehrt, die Intensität des die Zuckung auslösenden Stromstosses
während der Einwirkung des constanten Stromes kleiner als vorher;
dennoch hat die Zuckung zugenommen. Im zweiten Fall ist die Intensität des Stromstosses grösser als vorher; dennoch hat die Zuckung unter der Einwirkung des constanten Stromes abgenommen. Hieraus müssen wir offenbar schliessen, dass den unter der Anode und Kathode beobachteten Erregbarkeitsschwankungen keine Widerstandsänderungen zu
Grunde liegen, welche auf die Intensität des Stromstosses von Einfluss sind.

Aus einer Anzahl von Versuchen, welche in der angegebenen Weise
angestellt wurden, will ich die zwei folgenden anführen. Die Galvano-

meterablenkungen wurden mit Fernrohr und Scale in der Weise abge-
lesen, dass immer die erste Ablenkung nach Einwirkung des Stromstosses beobachtet wurde. Vor dem Versuch wurde abgewartet, bis der
Magnet nahehin zur Ruhe gekommen war, was wegen der Dämpfung
der Schwingungen durch die Kupferhülse des Galvanometer ziemlich
bald geschah, dann wurde, während das Spiegelbild sich durch den mittleren Theilstrich der Scale nach derjenigen Richtung bewegte, nach welcher
der Ausschlag zu erwarten war, das Pendel losgelassen. δ bezeichnet die Dauer
des Stromstosses; unter α_1 ist der Ausschlag des Magneten durch den der
Zuckung R entsprechenden, unter α_2 der Ausschlag durch den der Zuckung RC entsprechenden Stromstoss aufgeführt. Für C aufst. ist überall
α_1 kleiner als α_2, weil hier ein grösserer Widerstand als Nebenschliessung eingeschaltet war, für C abst. ist umgekehrt, wegen der entgegengesetzten Veränderung des Widerstandes, α_1 grösser als α_2.

Versuch I.

Spannweite der const. Elektr. 8, der Reizelektr. 5 Mm. Z = 5. Constante Kette: 6 El. Dan. mit 1400 Pt Nebenschl. T = 0,22, t = 0,11.
$$\delta = 0,019.$$

Nr.	E	α_1	α_2	C	R	RC
1	C aufst. R aufst.	13	25	4,5	7,5	0

$$\delta = 0,028.$$

2	C aufst. R abst.	27	34	0	4	0

Nebenschl. des const. Stromes 160 Pt:

3	C abst. R aufst.	21	10	3,5	3	4,5
4	C abst. R abst.	37	23	3,5	4	5

Versuch II.

Spannweite der const. Elektr. 10, der Reizelektr. 5 Mm. Z = 10. Constante Kette: 6 Elem. Dan. mit 160 Pt als Nebenschl. Reizstrom 2 Elem.
Dan. T = 0,22. t = 0,067. δ = 0,028.

Nr.	E	α_1	α_2	C	R	RC
1	C abst. R aufst.	31	10	5	4,5	4,7

Nr.	E	α_1	α_2	C	R	R C
2	C abst. R abst.	33	30	3,5	2	2,5
3	C aufst. R aufst.	13	19	3	2,5	0
4	C aufst. R abst.	24	28	3	2,5	0
5	C aufst. R abst.	24	36	3	2,5	3

Diese Versuche, welchen andere, die ich noch angestellt habe, vollständig gleichen, ergeben unzweifelhaft, dass die nach der Schliessung des Stromes eintretenden Veränderungen der Erregbarkeit auch dann noch zu beobachten sind, wenn man die Intensität des Prüfungsstromes in solchem Sinne ändert, dass etwaige Widerstandsänderungen des Nerven reichlich compensirt werden müssten. Nimmt man die Intensitätsunterschiede zu gross, so überwiegt dann aber natürlich der Einfluss der veränderten Reizstärke denjenigen der Erregbarkeitsschwankung. (Vers. II, 5.) Zu bemerken ist hierbei, dass in unsern Versuchen die Bedingungen für die Herstellung einer Widerstandsänderung verhältnissmässig günstig genommen sind, indem der Zeitraum T grösser ist als in den meisten frühern Beobachtungen.

Durch den hier geführten Nachweis ist natürlich die Möglichkeit nicht ausgeschlossen, dass nach längerer Schliessung des constanten Stromes die Widerstandsänderung einen Einfluss auf die Prüfung der Erregbarkeit gewinnt. Auf diesen Punkt wurden die vorliegenden Untersuchungen nicht ausgedehnt.

III. Grundzüge einer mechanischen Theorie der Nervenerregung.

1. Analogie der Reizungserscheinungen mit den Elasticitätserscheinungen.

§. 138. Gestützt auf die während der Dauer des Elektrotonus bestehenden Veränderungen der Erregbarkeit hat Pflüger bereits eine Theorie der äusseren Molecularmechanik des Nervenprincips zu entwickeln versucht *). Er legt hierbei den Gedanken einer Analogie der Nervenkräfte mit den elastischen Kräften zu Grunde. Wie der Gleichgewichtszustand eines elastischen Körpers aus den spannenden Kräften, welche die Lage seiner Molecüle zu verschieben suchen, und aus hem-

---

*) A. a. O. S. 465 ff.

menden Kräften, welche dieser Verschiebung einen Widerstand entgegensetzen, hervorgeht, so soll auch der Ruhezustand des Nerven auf
einem Gleichgewicht der Molecularspannung und der Molecularhemmung in ihm beruhen. Erregung trete ein, sobald dieses Gleichgewicht gestört werde, entweder weil die Molecularspannung zunimmt: so
bei Entstehung des Katelektrotonus, oder weil die Molecularhemmung
abnimmt: so bei Verschwinden des Anelektrotonus. P f l ü g e r vergleicht,
um dies zu veranschaulichen, den Nerven mit folgender Vorrichtung. Ein
rechtwinkelig gebogener Cylinder enthalte in seinem einen, horizontalen
Schenkel ein vertical gestelltes, nach beiden Richtungen bewegliches
Diaphragma, gegen welches rechts eine gespannte Stahlfeder, links eine
Quecksilbersäule andrückt, die sich in dem zweiten, vertical gestellten
Schenkel des Cylinders bis zu einer gewissen Höhe erhebt. Hierdurch verschiebt sich das Diaphragma so lange, bis Gleichgewicht zwischen der
Spannung der Feder und dem Druck des Quecksilbers vorhanden ist.
Das Gleichgewicht kann aber gestört werden, entweder wenn man neues
Quecksilber eingiesst, also die Spannung vergrössert, oder wenn man
die Feder abspannt, also die Hemmung vermindert. In beiden Fällen kann
das andringende Quecksilber die Oeffnung gewinnen und mit einer gewissen lebendigen Kraft ausfliessen. Im Nerven sind nun nach P f l ü-
g e r's Auffassung die elastischen Vorrichtungen so beschaffen, dass bei
jeder Einwirkung des Stromes der Nerv in zwei Zonen zerfällt, die sich
antagonistisch zu einander verhalten. In der Region des Katelektrotonus
ist die Molecularspannung vermehrt und dadurch die Molecularhemmung
in negativem Sinne verschoben ; im Anelektrotonus ist die Molecularhemmung verstärkt, wodurch diese im positiven Sinne verschoben wird. Bei
der Oeffnung des Stromes muss, damit sich der ursprüngliche Zustand
wieder herstellt, die Molecularhemmung über ihre anfängliche Gleichge-
wichtslage hinausgehen, so dass nun auf der Seite des Anelektrotonus
erregende Kräfte frei werden, während im Gebiet des Katelektrotonus
nur die vorhandene Spannung vermindert wird. Auf letzteres wird die
der Oeffnung folgende Abnahme der Erregbarkeit an der Kathode zu-
rückgeführt.

§. 139. Insofern in diesen theoretischen Vorstellungen der Vorgang
der Erregung im Allgemeinen auf die Wirkung antagonistischer Kräfte
bezogen ist, deren Versinnlichung zunächst an das Beispiel der elastischen Kräfte sich anlehnt, stimmen die Ergebnisse unserer Untersuchung
durchaus mit denselben überein. Insbesondere bietet das verschiedene
Verhalten des Nerven je nach seinen inneren Zuständen (Sthenie und
Asthenie) oder den Einflüssen der Temperatur eine so augenfällige Analogie mit den Eigenschaften elastischer Körper dar, dass man fast un-
willkürlich dazu geführt wird, Vergleichungen zu gebrauchen, die dem
Gebiet der Elasticitätserscheinungen entnommen sind. So liegt es z. B.

nahe, die Wirkung der Kälte als eine Verminderung, der Wärme als
eine Erhöhung der Molecularelasticität zu beschreiben. Wir würden sagen können, die Temperatur übe auf die Reizelasticität des Nerven einen
analogen Einfluss wie auf die Elasticität des Kautschuks aus, das in der
Kälte weicher und dehnbarer wird als in der Wärme *). Das Verhalten
des Nerven im sthenischen und asthenischen Zustande würden wir vielleicht dem Stahl und dem weichen Eisen vergleichen können. Wie
der Stahl, wenn man ihn nach der Erhitzung langsam abkühlen lässt,
an Grösse und Vollkommenheit der Elasticität abnimmt, so vermindert
sich im asthenischen Zustand die Grösse und Vollkommenheit der
Reizelasticität des Nerven : die Grösse derselben , denn ein geringerer
Reizanstoss erschüttert hier bereits das Moleculargleichgewicht, der Nerv
ist erregbarer; die Vollkommenheit derselben, denn , wenn einmal das
Gleichgewicht erschüttert ist, kehrt der Nerv schwer wieder zu demselben zurück, jeder Reiz hat dauernde Erregung zur Folge.

In e i n e r Beziehung stehen jedoch unsere Versuche nicht im Einklang
mit den von P f l ü g e r entwickelten Vorstellungen. Schon bei den schwächsten Strömen sahen wir Spuren der Hemmung über die ganze intrapolare
Strecke sich ausbreiten , und anderseits ist selbst in der Nachbarschaft
der Anode, so lange die Intensität des Stroms eine gewisse Grenze nicht
überschreitet , durch stärkere Reize erhöhte Erregbarkeit nachzuweisen.
Darnach scheint es, dass jene antagonistischen Kräfte nicht in der scharf
geschiedenen Weise, wie es die Untersuchung des Elektrotonus zu lehren schien, zugleich räumlich in der Nervenfaser auseinandertreten. Vielmehr deuten alle unsere Beobachtungen darauf hin, dass in jedem kleinsten Theil der in- und extrapolaren Strecke gleichzeitig spannende und
hemmende Kräfte zur Wirkung kommen, welche aber in Bezug auf
ihr Intensitätsverhältniss durch die Lage der Elektroden bestimmt sind.
Der durch den Ström erregte Nerv gleicht nicht einer Maschine, an welcher die bewegenden und hemmenden Vorrichtungen schon äusserlich
von einander geschieden sind, sondern einem System, das in jedem kleinsten Theil auf einer Gegenwirkung der nämlichen Kräfte beruht. In diesem Sinne ist daher die Vergleichung mit einem elastischen K ö r p e r die
treffendere. Nur müsste dem die Voraussetzung beigefügt werden , dass
unter der Wirkung des Stroms der Molecularzustand jenes elastischen
Körpers, etwa ähnlich wie durch ungleiche Erwärmung, geändert werde,
so dass in der Nachbarschaft der Kathode der elastische Widerstand ab-,
in der Nachbarschaft der Anode aber zunimmt. Die Theorie, zu welcher
uns die Verfolgung des Verlaufs der Erregung geführt hat , verhält sich
zu der aus den physiologischen Veränderungen im Elektrotonus geschöpf-
ten Vorstellung — wenn es erlaubt ist ein schon bei anderer Gelegen-

---

*) T y n d a l l, die Wärme als Art der Bewegung. Deutsche Ausgabe, S. 114.

hcit gebrauchtes Bild zu benützen — wie die ältere Ansicht vom Magneten zu der Coulomb'schen Moleculartheorie *).

So bedeutsam aber diese ganze Vergleichung der Reizungserscheinungen mit den Elasticitätserscheinungen ist, da sie auf ähnliche Kräfteformen hinweist, so bleibt sie doch eine blosse Analogie, über welche wir hinausgehen müssen, sobald die nähere Erforschung der Erregungsvorgänge die Möglichkeit bietet, in das Spiel der inneren Kräftewirkungen einen directeren Einblik zu gewinnen. Hierfür sind uns aber, wenn ich nicht irre, in den vorstehenden Untersuchungen einige Anhaltspunkte gegeben worden.

2. Hauptsätze der Mechanik des Nervenprincips.

§. 140.   In dem Nerven sind fortwährend, auch wenn keine äusseren Kräfte auf ihn wirken, innere Kräfte wirksam. Denn chemische Processe finden ohne Aufhören im lebenden sowohl wie im absterbenden Nerven statt. Wir wollen alle diese aus seiner Molecularconstitution hervorgehenden Kräftewirkungen, sofern sie nicht in äussere mechanische Arbeit übergehen, als innere Moleculararbeit oder, der Kürze halber, schlechthin als Moleculararbeit bezeichnen. Wirkt nun ein äusserer Reiz auf den Nerven ein, so überträgt derselbe ein gewisses Quantum äusserer Arbeit auf ihn wir wollen dasselbe die Reizarbeit nennen. Durch den Reiz wird aber ein Vorgang erzeugt, welcher auf den Muskel übertragen sich in einer gewissen mechanischen Arbeitsleistung äussert: die so entstandene Arbeit soll die Erregungsarbeit genannt werden. Die Aufgabe einer Molecularmechanik des Nerven besteht nun darin, die näheren Beziehungen zwischen Moleculararbeit, Reizarbeit und Erregungsarbeit zu finden.

§. 141.   Die innere Moleculararbeit des Nerven geht aus den fortwährenden Verbindungen und Spaltungen der chemischen Molecüle hervor, aus denen die Nervensubstanz besteht.

Nach der jetzt geläufigen Annahme über den Stoff- und Kräftewechsel in den Geweben des Thierkörpers sollen die hochatomigen Verbindungen, welche die Gewebe zusammensetzen, durch Spaltung und Oxydation allmälig die einfacheren Endproducte des thierischen Stoffwechsels liefern. In den complexen, aber lose zusammengefügten Gewebsverbindungen ist nun eine grosse Menge vorräthiger Arbeit in der Form chemischer Affinitätskräfte angehäuft. Dieser Arbeitsvorrath wandelt sich in dem Maasse in wirkliche Arbeit um, als die hochatomigen Verbindungen sich

---

*) Vergl. du Bois-Reymond, Untersuchungen über thierische Electricität, Bd. I S. 679.

spalten und unter Sauerstoffaufnahme in einfachere, fester zusammenge-
fügte Verbindungen übergehen *).

Wenn auch diese Annahme, so weit sie sich auf die allgemeine
Richtung des Stoff- und Kräftewechsels in ,den Geweben bezieht, zweifellos richtig ist, so spricht doch Manches dafür, dass neben den Spaltungs-
und Oxydationsvorgängen, bei denen lebendige Kraft frei wird, andere
chemische Actionen, wenngleich in geringerem Maasse, einhergehen, bei
denen sich umgekehrt hochatomige Gewebsverbindungen aus einfacheren
und fester zusammengefügten restituiren, indem gleichzeitig ein entspre-
chendes Quantum lebendiger Kraft verschwindet und als Arbeitsvorrath
wiederum angehäuft wird. Speciell beim Nerven wird dies durch jene
Restitution der innern Kräfte bezeugt, welche man die Erholung nennt.
Noch der vom Blut getrennte Nerv zeigt, wie bekannt, diese Erscheinung. Da die Erholung aber nichts anderes ist als eine neue Anhäufung
von Arbeitsvorrath, so wird man nicht umhin können rückwärts zu folgern, dass in dem Nerven neben der fortwährenden Spaltung und Zersetzung seiner Bestandtheile auch solche chemische Actionen vorkommen, bei denen eine Restitution dieser Bestandtheile in gewissem Grad
stattfindet. Wenn wir demnach unter negativer Arbeit diejenige Arbeit verstehen, welche verschwindet, dadurch dass sie zur Bildung com-
plexer chemischer Verbindungen verwendet wird, in denen sie als Arbeitsvorrath sich anhäuft, so können wir sagen, die ganze Moleculararbeit
des Nerven setze sich aus positiver und negativer Arbeit zusammen.
Wären beide von gleicher Grösse, so würden sie sich aufheben. Wir
dürfen aber voraussetzen, dass im Nerven, wie in andern thierischen Geweben, im Allgemeinen die positive Moleculararbeit überwiegt. Von der
durch chemische Zersetzungen geleisteten Arbeit wird also immer nur
ein kleinerer Theil wieder zu chemischer Action, zu Verbindungen ge-
trennter Theilmolecüle, verbraucht, der grössere wird frei, indem er, sofern
er nicht theilweise in mechanische Leistung der Muskeln übergeht,
schliesslich als Wärme zum Vorschein kommt.

§. 142. Um das in seinem eigentlichen Wesen uns unbekannte Wirken der Molecularkräfte des Nerven einigermassen mit der Anschauung
zu durchdringen, wollen wir auf die allgemeinen Vorstellungen zurück-
gehen, welche man vom physikalischen Gesichtspunkte aus über die Natur chemisch zersetzbarer Flüssigkeiten sich gebildet hat **). Hiernach
müssen wir uns vorstellen, dass in einer solchen Flüssigkeit, auch wenn
sie in ihrer Zusammensetzung vollkommen ungeändert bleibt, doch ein

---

*) Vergl. mein Lehrbuch der Physiologie, 2te Aufl. §. 51 u. 52, sowie mein
Handbuch der medicinischen Physik S. 418 u. f.
**) Clausius, Electricitätsleitung in Electrolyten. Abhandlungen II, S. 208.
(Poggend-Ann. Bd. 101, S. 338.)

fortwährender Wechsel der Bestandtheile stattfindet. Indem nämlich die Gesammtmolecüle in Bewegungen um labile Gleichgewichtslagen begriffen sind, ausserdem aber deren Theilmolecüle Schwingungen um relativ festere Gleichgewichtslagen ausführen, werden häufig die einem bestimmten Gesammtmolecül angehörenden Theilchen in die Anziehungssphäre fremder Theilmolecule gerathen: es wird also eine Spaltung eintreten. In andern Fällen werden losgerissene Theilmolecüle zusammentreffend sich vereinigen, es wird sich eine chemische Verbindung herstellen.

In einer Flüssigkeit, deren Constitution im Ganzen sich nicht ändert, bleiben die Summen der so geleisteten positiven und negativen Molecularbeit immer einander gleich. Dies ist anders bei Flüssigkeiten, die nicht bloss zersetzbar sind, sondern die sich wirklich zersetzen, wie dies mit der Flüssigkeit des Nerven der Fall ist. In ihr sind die Theile der zusammengesetzteren chemischen Gesammtmolecüle so lose an einander gebunden, dass von denjenigen, die sich während ihrer Bewegungen getrennt haben, immer eine gewisse Anzahl dauernd getrennt bleibt. Der Nerv ist daher nicht in fortwährendem chemischem Gleichgewicht, sondern er verändert allmälig seine Zusammensetzung, während positive Molecularbeit frei wird. Nur in der Verbindung mit dem lebenden Organismus kann auch hier ein Gleichgewicht hergestellt werden, indem das Blut von neuem complexe chemische Molecüle zuführt und dagegen die überschüssigen Spaltungsproducte entfernt. Im Nerven selbst wird aber hierdurch wahrscheinlich nur die Geschwindigkeit der Zersetzung und der Ueberschuss positiver Molecularbeit grösser, als er ohne diese fortwährende Ab- und Zufuhr sein würde.

§. 143. Reizarbeit kann im Allgemeinen jede mögliche Form der äussern Arbeit sein, welche auf den Nerven übertragen den Molecularzustand desselben vorübergehend oder dauernd erschüttert. Die Art, wie der Reiz Erregungsarbeit hervorbringt, liesse in verschiedener Weise sich denken. Die einfachste Annahme wäre die, dass die Reizarbeit unmittelbar in Erregungsarbeit übergehe, ohne dass dabei die indessen ungestört fordauernde Molecularbeit weiter in Frage käme. Wenn aber diese Annahme schon desshalb unwahrscheinlich ist, weil eine Erschütterung des Molecularzustandes nothwendig mit einer Veränderung der Molecularbeit verbunden sein muss, so widersprechen ihr überdem direct die Thatsachen.

Bei den schwächsten Reizen, welche keine Muskelzuckung hervorbringen, muss die Reizarbeit nothwendig selbst in Molecularbeit umgewandelt werden. Insofern sich solche schwache Reize in gesteigerter Erregbarkeit verrathen, werden wir zwar annehmen müssen, dass durch sie zunächst ebenfalls Erregungsarbeit entsteht. Aber die letztere genügt in diesem Falle nicht, um eine mechanische Leistung des Muskels auszulösen. Sie kann nur dann als mechanische Arbeit frei werden, wenn ein neuer Reiz hinzutritt, zu dessen Wirkung sie sich addirt. Im andern

Fall verschwindet sie allmälig, indem sie im Nerven selbst in Molecular-arbeit verwandelt wird, Diese Verwandlung findet aber, wie die Erschein-ungen des Abklingens der Erregung lehren, für einen Theil der Erreg-ungsarbeit auch dann statt, wenn dieselbe eine äussere mechanische Leist-ung durch Erregung des Muskels hervorbringt. Wir kommen also zu dem ganz allgemein, für jede Art und Stärke der Reizung gültigen Satze:

1) Stets wird nur ein Theil der Erregungsarbeit zur Auslösung mechanischer Leistung verwendet, der andere Theil wird in innere Moleculararbeit des Nerven überge-führt.

§. 144. Reizarbeit und Erregungsarbeit sind, wie die Erfahr-ung lehrt, einander durchaus nicht aequivalent. Mit der Zunahme der ersteren wächst die letztere nur bis zu einer gewissen Grenze. Je nach dem Zustande des Nerven wechselt die Erregungsarbeit, die durch ein bestimmtes Quantum von Reizarbeit ausgelöst werden kann, in hohem Grade. Nun wird aber der Zustand des Nerven ganz und gar durch die Molecularkräfte bestimmt. Die durch einen bestimmten Reiz hervorgebrachte Erregungsarbeit ist also immer auch von der innern Mo-leculararbeit abhängig.

Nicht minder weisen die Veränderungen, welche die Erregung bei ihrer Fortpflanzung in der Nervenfaser erfährt, auf eine solche Bezieh-ung hin. Mit Rücksicht hierauf hat schon Pflüger hervorgehoben, dass man sich den Erregungsvorgang nicht einfach als eine fortge-pflanzte Schwingungsbewegung denken dürfe, sondern dass in jedem Querschnitt, welchen die Erregung durcheilt, neue Auslösungen von Mo-lecularkräften stattfinden*). Alle diese Beobachtungen führen uns zu dem Satze:

2) Stets wird die dem Nerven zugeführte Reizarbeit zunächst in innere Moleculararbeit umgewandelt, und erst aus der letzteren geht die Erregungsarbeit hervor.

Jeder Reizungsvorgang besteht somit darin, dass die Reizarbeit in Moleculararbeit übergeht, worauf Moleculararbeit in Erregungsarbeit ver-wandelt wird: von der letzteren kann sodann ein Theil in mechanische Leistung umgesetzt werden, der andere Theil wird wieder Molecular-arbeit. Wo keine mechanische Leistung zu Stande kommt, geht alle Er-regungsarbeit wieder in Moleculararbeit über.

Ein Gleichniss, welches freilich, wie alle Gleichnisse, hinkt, wird vielleicht die Sache anschaulicher machen. Denken wir uns einen Was-serkessel, in welchem ein Schaufelrad gedreht werden kann. Ueber dem Kessel befinde sich ein abgeschlossener Luftraum, der aber durch ein

---

*) A. a. O. S. 472.

sich von innen nach aussen bewegendes Ventil geöffnet werden kann.
Drehen wir das Schaufelrad, so erwärmt sich in Folge der Reibung die
Wassermasse und füllt allmälig den Raum mit Dampf, der einen Druck
auf das Ventil ausübt. Hat dieser Druck eine bestimmte Grösse erreicht,
so öffnet sich das Ventil, und der Dampf entweicht nach aussen. Hier
wird durch die Bewegung des Rades die Reizarbeit, durch die Erwärmung des Wassers die Moleculararbeit, durch den Dampfdruck die Erregungsarbeit und endlich durch die Bewegung des Ventils die mechanische Leistung
des Muskels dargestellt. Das Gleichniss hinkt vorzugsweise desshalb, weil
in ihm die hervorgebrachte Moleculararbeit der Arbeit, welche das Rad
dreht, äquivalent ist, während bei der Erregung, bei welcher der Reiz
einen Theil des in den chemischen Molecülen des Nerven angehäuften
Arbeitsvorrathes auslöst, eine solche Aequivalenz nicht stattfindet.

§. 145.   Die innere Moleculararbeit musste in einen positiven und
negativen Theil unterschieden werden. Die an Quantität überwiegende
positive Moleculararbeit kann in irgend einer Form von bewegender
Kraft nach aussen treten. Die Erregungsarbeit wird daher nur aus dieser
positiven Moleculararbeit hervorgehen können, und insofern sie sich nicht
in mechanische Leistung umwandelt, wird sie auch in dieselbe wieder
zurückkehren. Wir können uns daher die erregende Wirkung des Reizes
so vorstellen, dass derselbe durch die herbeigeführte Molecularerschütterung diejenigen Bewegungen, wodurch die Kräfte der Theilmolecüle frei
werden, vermehrt und beschleunigt. Es wird auf diese Weise unmittelbar
verständlich, dass zwar die Grösse der Erregung in einer gewissen Beziehung zur Grösse des Reizes steht, dass aber von einer Aequivalenz
nicht die Rede sein kann. Denn der Reiz ist nur der äussere Anstoss,
die eigentlichen Kräfte der Erregung stammen von den im Nerven angesammelten Molecularkräften her.

Bei der negativen Moleculararbeit dagegen werden freie Molecularkräfte gebunden, indem gespaltene und unter einander in festere Verbindungen getretene Theilmolecüle aus diesen gelöst und wieder zu complexeren Ganzen vereinigt werden, in welchen sie loser gebunden sind.
Die freien Molecularkräfte kehren wieder zu dem Arbeitsvorrath zurück,
welcher für künftige Leistungen disponibel bleibt. In der negativen Molecularbeit besteht daher die Restitution oder die Erholung des Nerven.

Die Leistungsfähigkeit eines Nerven muss nach der Summe von
positiver Molecularbeit und von vorräthiger Arbeit bemessen werden, die
er in sich führt. Der vom Organismus getrennte Nerv, der keine neue
Kraftzufuhr durch das Blut erhält, hat seine Arbeit bald ausgegeben. Indem immer nur ein Theil der positiven Moleculararbeit wieder zur Restitution verwandt wird, erschöpft sich nach und nach sein Kraftvorrath,
namentlich wenn durch Reize der Uebergang in Arbeit beschleunigt und
ein grosser Theil der letztern nach aussen, an den eigenen Muskel und
durch diesen an die Aussenwelt übertragen wird.

Nicht bloss die Summe positiver Arbeit , die der Nerv auszugeben hat, ist aber von dem Arbeitsvorrath abhängig, den er in der Form chemischer Gegenwirkungen der verbundenen Theilmolecüle in sich führt, sondern auch die Art, wie auf einen gegebenen äusseren Anstoss ein Theil der Moleculararbeit in Erregungsarbeit übergeht, wird hierdurch wesentlich bestimmt sein müssen. Je weiter die Zersetzung im Nerven fortgeschritten ist, um so mehr sind seine chemischen Verbindungen in solche Theilmolecüle zerfallen , die, unter den im Nerven gegebenen Bedingungen, nicht mehr zu den complexen Gesammtmolecülen sich vereinigen können , in denen neuer Arbeitsvorrath sich ansammelt. Es wird also mehr und mehr solche Moleculararbeit entstanden sein und bei jedem äussern Anstoss von neuem entstehen, welche nicht mehr in negative zurückverwandelt werden kann. In dem noch unzersetzten, leistungsfähigen Nerven hingegen werden zwar ebenfalls fortwährend Theilmolecüle sich trennen, und es wird so, indem dieselben festere Verbindungen eingehen, positive Moleculararbeit entstehen, sie werden aber, weil sie noch nicht jenen Grad des Zerfalls erreicht haben, immer leichter und daher auch in grösserer Menge wieder zu Gesammtmolecülen sich verbinden. Im leistungsfähigen Nerven wird also stets ein grösserer Theil der positiven Moleculararbeit wieder in negative zurückkehren, und der Arbeitsvorrath wird dadurch langsamer abnehmen.

Diese Unterschiede müssen nun bedeutend ins Gewicht fallen, wenn ein äusserer Reiz den Molecularzustand des Nerven erschüttert. Im sthenischen Nerven wird, wegen seines grösseren Arbeitsvorrathes, die während einer kurzen Zeit erzeugte Zunahme der positiven Moleculararbeit grösser sein, aber es wird zugleich rascher und intensiver eine Rückverwandlung zu negativer Moleculararbeit eintreten, als beim asthenischen Nerven. Aehnlich verhält es sich mit der Wirkung der Temperatur. Es ist bekannt, dass in höherer Temperatur ebensowohl Verbindungen wie Zersetzungen schneller vor sich gehen als in der Kälte, was sich daraus erklärt, dass die Wärme die Moleculararbeit vergrössert, also einerseits die Gesammtmolecüle leichter in ihre Theile trennt, anderseits aber auch die Bewegung der Theilmolecüle beschleunigt, die an einander gerathend zu einem neuen Gesammtmolecül sich vereinigen. Beim Nerven greifen nun offenbar beide Wirkungen Platz. Mit steigender Temperatur nimmt die Moleculararbeit des Nerven so zu, dass sie schliesslich von selbst, ohne Hinzutreten eines weiteren Reizes, in Erregungsarbeit übergeht. So lange die Temperatur nicht allzu stürmisch einwirkt, wird aber zugleich ein Theil der positiven Arbeit schneller in negative zurückverwandelt.

Diese Betrachtungen führen uns zu dem d r i t t e n Hauptsatze :

3) Die Hemmungen, welche als Widerstände gegen äussere Reize wirken, rühren stets von dem Uebergang positiver in negative Moleculararbeit her.

§. 146. Die Art des Uebergangs der Moleculararbeit in Erregungsarbeit ist des näheren unbekannt Nur so viel lässt sich mit grosser
Wahrscheinlichkeit über dieselbe aussagen, dass die einmal entstandene
Erregungsarbeit zwar wieder in andere Formen positiver Moleculararbeit
übergehen kann und sogar regelmässig übergeht, dass sie aber niemals
in negative Moleculararbeit verwandelt wird. Die nicht zu mechanischer
Leistung verwandte Erregungsarbeit wird also wahrscheinlich in der Gestalt von Wärme frei werden, dagegen ist nach Analogie aller Erfahrungen, die wir über das Hervorgehen von Arbeit aus. chemischer Action
machen, nicht im entferntesten zu vermuthen, dass die einmal gebildete
Erregungsarbeit wieder zu dem Arbeitsvorrath zurückkehren könne, der
in der Form chemischer Gegenwirkungen in der Nervenfaser aufgespei-
chert ist. Wir stellen daher den weitern Satz auf:

4) Die Rückverwandlung der positiven in negative Moleculararbeit, worauf die Erholung des Nerven beruht, kann
niemals in Bezug auf denjenigen Theil der Arbeit stattfinden, welcher bereits zu Erregungsarbeit geworden ist
oder aus solcher herstammt.   _

Wir können uns diesen Satz leicht aus seiner abstracten in eine an-
schauliche Form übersetzen, wenn wir uns vorstellen (wie es oben schon
zur Erläuterung des Begriffs der Leistungsfähigkeit geschehen ist), die
auseinandergerissenen Theilmolecüle könnten nur so lange, unter Leistung
negativer Arbeit, sich wieder zu grösseren Gesammtmolecülen vereinigen,
als sie selbst noch einigermassen complexe Ganze vorstellen, während,
sobald der Zerfall einen gewissen Grad erreicht hat, eine solche Restitution nicht mehr möglich ist, sondern nur noch weitere Zersetzung unter
Freiwerden positiver Moleculararbeit stattfinden kann, wobei die frei werdenden Molecüle allmälig zu den Endproducten der thierischen Zersetzung verbrennen.

§. 147. Ein äusserer Reizanstoss steigert, wie wir angenommen
haben, die Moleculararbeit, indem an der gereizten Stelle eine grössere
Zahl von Theilmolecülen als sonst aus ihren Verbindungen getrennt wird.
Als eine Folge dieser Störung ergibt sich, dass nun auch in grösserer
Zahl Theilmolecüle sich wieder zu complexeren Ganzen vereinigen, weil
sie aller Orten andere getrennte Molecüle treffen, zu denen sie Anziehungskräfte besitzen. Hieraus gewinnen wir den ferneren Satz:

5) Durch jeden Reizanstoss wird nicht nur die positive,
sondern nothwendig immer auch die negative Moleculararbeit vergrössert.

§. 148. Schliesslich lässt sich noch die Frage erheben, wie sich die
Umsetzungen von Reizarbeit in Erregungsarbeit sowie von positiver in
negative Moleculararbeit der Zeit nach verhalten. Da hievon wesentlich
der zeitliche Verlauf der Erregungsvorgänge abhängig sein wird, so ist es

nothwendig, dass auch diese Frage in einem allgemeinen Grundsatze ihre Beantwortung finde. Ein solcher lässt sich nun aber nicht mehr lediglich aus allgemeinen Erwägungen gewinnen, sondern er kann nur aus den besonderen Gesetzen der Kräftewirkung geschöpft werden, welche in dem Verlauf der Erregungsvorgänge selbst ihren Ausdruck finden. An sich würden ja hier sehr verschiedene Arten zeitlicher Beziehung möglich sein. Erst die Erfahrung kann daher entscheiden, welche Beziehung wirklich stattfindet. Erst wenn uns die i n n e r e n Molecularvorgänge der Erregung bekannt wären, würden wir auch in dieser Hinsicht eine bestimmte Voraussage machen können. Da dies nicht der Fall ist, so müssen wir umgekehrt den Verlauf der Erregung, wie er sich in unsern Beobachtungen darstellt, benützen, um auf den Ablauf der innern Molecularvorgänge Schlüsse zu ziehen. Hiervon ausgehend kommen wir zu dem Satze:

6) Z u r e r s t e n E n t s t e h u n g v o n E r r e g u n g s a r b e i t a u s M o - l e c u l a r a r b e i t i s t s t e t s m e h r Z e i t e r f o r d e r l i c h, a l s z u r R ü c k v e r w a n d l u n g p o s i t i v e r i n n e g a t i v e M o l e c u l a r a r b e i t. S o b a l d a b e r e i n m a l d e r U e b e r g a n g i n E r r e g u n g s a r b e i t e r - f o l g t i s t, s o w i r d i n s e h r k u r z e r Z e i t e i n g r o s s e r T h e i l d e r - j e n i g e n M o l e c u l a r a r b e i t, w e l c h e b e i d e r g e g e b e n e n R e i z - s t ä r k e d i s p o n i b e l w i r d, h i e r z u a u f g e b r a u c h t.

Wir können uns diesen Satz leicht in folgender Weise veranschaulichen. Wir wollen, gemäss den früher gemachten Annahmen, voraussetzen, der Uebergang von Molecular- in Erregungsarbeit sei erfolgt, sobald die durch den Reizanstoss bewirkte Erschütterung eine grössere Zahl von Molecülen so weit getrennt hat, dass eine Recomposition derselben nicht mehr erfolgen kann. Ist dies geschehen, so werden die so getrennten Molecüle in lebhafter Bewegung begriffen durch die Anziehungskräfte, die sie ausüben, weitere Molecüle zerlegen, es wird auf diese Weise der Vorgang der Erregung, sobald er einmal begonnen hat, anschwellen und sich fortpflanzen. Dagegen wird, bis die Trennung jenen Grad erreicht hat, eine gewisse Zeit verfliessen. In dieser Zwischenzeit wird aber gerade eine lebhafte Rückverwandlung positiver in negative Moleculararbeit stattfinden. Denn die Theilmolecüle haben noch nicht jenen Grad der Spaltung erfahren, der sie zur Wiederherstellung der complexen Verbindungen unfähig macht: es wird also auch, ehe positive Moleculararbeit in merklicher Menge in Erregungsarbeit übergegangen ist, die durch den Reiz gesteigerte Bildung negativer Moleculararbeit sich bemerklich machen. Hieraus ersieht man, dass, obgleich der obige Satz zunächst den Erfahrungen über den Verlauf der Erregung entnommen ist, doch auch die allgemeinen Vorstellungen über den Molecularzustand des Nerven, von welchen wir ausgiengen, ihn als die wahrscheinlichste Hypothese erscheinen lassen.

Der Schluss des obigen Satzes enthält zugleich die Antwort auf die

möglicher Weise aufzuwerfende Frage, wie denn der Uebergang der Moleculararbeit in Erregungsarbeit, nachdem er einmal begonnen hat, überhaupt wieder ein Ende nehmen könne, bevor aller Arbeitsvorrath aufgebraucht ist.

Offenbar nämlich wird immer nur ein Theil der im Nerven angehäuften Moleculararbeit disponibel sein, unmittelbar in Erregungsarbeit
überzugehen, indem ein Theil der Molecüle in relativ festeren Verbindungen gehalten ist, aus denen er durch die eingetretene Molecularerschütterung nicht getrennt wird. Von der Stärke dieser Erschütterung
wird zugleich die Quantität von Moleculararbeit abhängen, die zum Uebergang in Erregungsarbeit disponibel wird. Bei diesem disponiblen Theil
nun erfolgt nach unserer Annahme der Uebergang nach Art einer Explosion, wobei die vorher im Ueberschuss vorhandene Moleculararbeit
plötzlich aufgebraucht wird. Auf dieselbe Weise geschieht auch die Fortpflanzung. Nachdem an der direct gereizten Stelle die Erregung explodirt
ist, überträgt sich die hierdurch bewirkte Erschütterung auf ihre unmittelbare Nachbarschaft und setzt hier den bei der gegebenen Stärke des
Stosses disponibel werdenden Vorrath von Moleculararbeit in Erregungsarbeit um, wobei der zeitliche Verlauf der Vorgänge vollständig demjenigen an der direct gereizten Stelle entspricht.

§. 149. Als letzter, ebenfalls zunächst der Beobachtung entnom-
mener Grundsatz schliesst sich dem vorigen noch der folgende an:

7) Bei einem gegebenen, durch chemische Zusammensetzung und Temperatur bestimmten Molecularzustand des
Nerven kann das Quantum von Moleculararbeit, welches
auf einen einmaligen Reizanstoss für den Uebergang in
Erregungsarbeit disponibel wird, einen bestimmten Grenz-
werth nicht überschreiten. Sobald dagegen der Uebergang
erfolgt ist, kann auch von neuem Moleculararbeit disponibel gemacht werden.

Aus dem Molecularzustand des Nerven kann dieser Satz, der sich,
wie man leicht sieht, auf die Thatsache der Maximalerregung gründet,
folgendermassen anschaulich gemacht werden. So lange der Uebergang
in Erregungsarbeit nicht erfolgt ist, kann sich, wie wir annahmen, die
positive Moleculararbeit immer wieder in negative zurückverwandeln.
Nun wächst mit der Stärke des Reizes sowohl die positive wie die negative Moleculararbeit, weil, je mehr Theilmolecüle sich losreissen, um so
mehr auch wieder gelegentlich sich vereinigen, die positive Moleculararbeit wächst aber im Allgemeinen stärker als die negative, daher mit
der Intensität des Reizes auch die Intensität der Erregung, d. h. die zu
Erregungsarbeit gewordene Moleculararbeit, zunimmt. Nun brauchen wir,
um die Thatsache der Maximalerregung zu verstehen, nichts weiter vorauszusetzen, als dass man bei der Steigerung der Reizintensität bei einem
Grenzwerthe ankommt, von welchem an mit weiterem Wachsthum des

Reizes die, positive Moleculararbeit nicht mehr stärker wächst, als die negative, sondern beide fortan gleichmässig zunehmen, so dass die Summe disponibler Moleculararbeit von jetzt an constant bleibt. Diese Annahme erscheint aber nach der vorausgesetzten Molecularconstitution des Nerven durchaus wahrscheinlich. Wie von einer verdampfenden Flüssigkeit, sobald der über ihr befindliche Raum mit Dämpfen gesättigt ist, jeweils genau so viel Molecüle sich trennen, als wieder zu ihr zurückkehren *): so wird auch hier, wenn die Anzahl losgerissener Theilmolecüle bei einem gewissen Punkt angelangt ist, eine weitere Vermehrung derselben nicht mehr stattfinden können, ohne dass ebenso viele durch Anziehungskräfte wieder gebunden werden, vorausgesetzt eben, dass die Theilmolecüle jene Fähigkeit in die complexen Verbindungen zurückzukehren noch besitzen. Ist diese Fähigkeit aufgehoben, so wird dann freilich durch weitere Steigerung des Reizes auch wieder die Summe positiver Moleculararbeit zunehmen können, ähnlich wie die Verdampfung einer Flüssigkeit wieder beginnen würde, wenn man in dem Raume, der mit ihren Dämpfen gesättigt ist, einen Theil dieses Dampfes durch den Dampf einer mit der vorigen nicht mischbaren Flüssigkeit ersetzen würde. Das Analoge findet aber, nach unserer Voraussetzung, in dem Momente statt, wo sich die Moleculararbeit in Erregungsarbeit umwandelt, daher im selben Moment neue Moleculararbeit disponibel wird.

3. Erklärung der wichtigeren Formen der Nervenerregung.

A. Momentane Erregungen.

§. 150. Wir wenden uns zunächst der einfacheren und allgemeineren Aufgabe zu, jene Form der Erregung zu deuten, welche bei plötzlichen Erschütterungen des Nerven irgend welcher Art entsteht, und bei welcher die besondere Natur des äussern Reizes nicht weiter in Rücksicht fällt. Hieher gehören also die Erregungen durch elektrische Stromstösse von sehr kurzer Dauer und die Erregungen durch mechanische Stösse. Die plötzliche Erschütterung steigert hierbei die Moleculararbeit, indem, wie wir annehmen, an der gereizten Stelle eine grössere Zahl von Theilmolecülen als sonst aus ihren Verbindungen getrennt wird. Die erste Folge dieser Störung des Molecúlargleichgewichts besteht aber darin, dass nun auch in grösserer Zahl Theilmolecüle sich wieder vereinigen, weil sie aller Orten andere getrennte Molecüle treffen, zu denen sie Anziehungskräfte besitzen. Durch den momentanen Reizanstoss wird also die positive und negative Moleculararbeit vergrössert. Lassen wir in dieser

---

*) C l a u s i u s über die Art der Bewegung, welche wir Wärme nennen, Abhandlungen, II S. 238. (Pogg. Ann. Bd. 100, S. 353.)

Zeit, während der Uebergang in Erregungsarbeit noch nicht erfolgt ist, einen neuen Reiz auf den Nerven wirken, der aber erheblich schwächer als der vorige ist, so bleibt derselbe wirkungslos, denn seine die positive Moleculararbeit vermehrende Wirkung wird durch den Ueberschuss negativer Moleculararbeit, den er vorfindet, aufgehoben (Stadium der Unerregbarkeit). Sind beide Reize Maximalreize, so verstärken sie sich während dieses Stadiums ebenfalls nicht, weil der erste Reiz schon alle überhaupt disponible Moleculararbeit frei gemacht hat. Hat dagegen die Explosion der ersten Erregung begonnen, so verstärkt nun selbst das kleinste neu hinzukommende Reizquantum die Erregung, weil jetzt bereits neue Moleculararbeit zum Uebergang in Erregungsarbeit bereit ist. Ist die entstandene Erregungsarbeit stark genug, so geht ein Theil derselben in mechanische Leistung des Muskels über. Dabei bleibt aber stets ein Ueberschuss von Erregungsarbeit zurück, der sich bei der Einwirkung eines Reizes als gesteigerte Erregbarkeit kundgibt. Ebenso überwiegt nach dem Ablauf der Zuckung in der Regel die zurückgebliebene Erregungsarbeit, die erst allmälig in andere nicht mehr rückwandelbare Formen von Moleculararbeit übergeht. Erfolgt aber die erste Explosion der Erregungsarbeit sehr rasch und energisch, so kann für eine kurze Zeit fast alle disponible Moleculararbeit aufgebraucht sein; es überwiegt dann für einen Moment die negative Moleculararbeit, und es entstehen die vorübergehenden Hemmungen nach Ablauf der Zuckung. Die elektrischen Veränderungen des Nerven scheinen den Erregungsvorgang nicht zu begleiten, sondern ihm voranzugehen, da nach den Versuchen von Bernstein *) die nach momentaner Reizung erfolgende Schwankungscurve des Nervenstroms eine so kurze Zeit dauert, dass sie jedenfalls noch vollständig in das Stadium der Unerregbarkeit hineinfällt. Die negative Schwankung ist daher wahrscheinlich durch den Uebergang positiver in negative Moleculararbeit verursacht.

B. Erregung durch den elektrischen Strom.

§. 101. Die Schliessung des constanten Stromes bewirkt:

1) eine plötzliche Steigerung der Moleculararbeit, welche, ebenso wie bei den momentanen Erregungen, eine gewisse Zeit nöthig hat, bis sie in Erregungsarbeit übergeht, worauf dann, da die Wirkung des Stromes gleichmässig fortdauert, auch fortdauernd in der intrapolaren Strecke Moleculararbeit frei wird und in Erregungsarbeit übergeht;

2) eine Rückverwandlung der positiven in negative Moleculararbeit, welche für alle Punkte der intrapolaren Strecke wieder relativ gross ist unmittelbar nachdem die Wirkung des Stromes begonnen hat, um dann vor der freiwerdenden Erregungsarbeit zurückzutreten. Hierbei unterschei-

---

*) Pflüger's Archiv Bd. I S. 190.

det sich nun aber die an die Kathode grenzende Zone von derjenigen, welche der Anode benachbart ist. In der Gegend der Kathode wird in der Regel mehr positive Moleculararbeit in Erregungsarbeit übergeführt als in negative zurückverwandelt. In der Gegend der Anode dagegen geht im Allgemeinen mehr positive Moleculararbeit in negative über als Erregungsarbeit frei wird.

Dieser merkwürdige Unterschied wird, wie ich glaube, der Erklärung zugänglich, wenn man voraussetzt, dass es die elektrolytische Action des Stromes ist, welche den Erregungsvorgang bewirkt. Während bei der momentanen Erregung die Theilmolecüle sich unregelmässig nach allen möglichen Richtungen bewegen und daher ein Richtungsunterschied der Vorgänge nicht nachzuweisen ist, werden durch die Wirkung des Stromes die elektropositiven Theilmolecüle gegen die Kathode, die elektronegativen gegen die Anode geführt. Die Wirkung des Stromes leitet somit zu der Annahme hin, dass die elektronegativen Theilmolecüle nicht oder nur in geringerem Maasse unter sich feste Verbindungen eingehen, dass sie aber wohl die Fähigkeit besitzen, unter einem Arbeitsverbrauch, welcher über der vom Strom gethanen Arbeit nicht in Betracht fällt, wieder in jene losen und complexen Verbindungen zu treten, in welchen sich Arbeitsvorrath anhäuft. Die elektropositiven Theilmolecüle dagegen müssen unter einander vorzugsweise festere Verbindungen bilden und so einen Ueberschuss positiver Arbeit hervorbringen.

§. 152. Unsere Kenntnisse über die Zusammensetzung des Nerven und über seine Elektrolyse sind zu unvollkommen, als dass wir imStande wären, die Wirkungen des Stromes auf seine chemischen Molecüle direct zu deuten. Aber an analogen Thatsachen im Gebiet der elektrolytischen Erscheinungen fehlt es nicht. Bei der Elektrolyse einfacher Salze zwischen zersetzbaren metallischen Elektroden wird bekanntlich an der einen Elektrode durch Auflösen des Metalls Arbeit geleistet, an der andern durch Ausscheiden von Metall aus der Lösung eine äquivalente Menge Arbeit verbraucht *). Das ähnliche kann nun auch ohne Zersetzung der Elektroden in Folge secundärer Elektrolyse stattfinden, wenn die ausgeschiedenen Jonen in der Flüssigkeit Stoffe vorfinden, auf welche sie wirken. Elektrolysirt man z. B. Zinnchlorür ($Sn\,Cl$), so wird zunächst an beiden Elektroden Arbeit verbraucht, indem sich an der Kathode Zinn, an der Anode Chlor ausscheidet; an der letzteren wird aber ein Theil der verbrauchten Arbeit wieder gewonnen, dadurch dass sich das Chlor mit dem vorhandenen Zinnchlorür zu Zinnchlorid ($Sn\,Cl^2$) verbindet. Bei der Zersetzung des Chlorammoniums wird an der Kathode Ammonium ausgeschieden, das sich unter weiterem Arbeitsverbrauch in Ammoniak und Wasserstoff spaltet, an der Anode wird ein Theil der verbrauchten

*) Vgl. Wiedemann, Lehre vom Galvanismus, Bd. I S. 423.

Arbeit wieder gewonnen, indem das Chlor auf die Salmiaklösung unter Bildung von Chlorwasserstoff und Chlorstickstoff einwirkt, welcher letztere durch seine explosive Zersetzung eine grosse Menge lebendiger Kraft entwickeln kann *).

Analog denken wir uns nun die Wirkung des elektrischen Stroms auf den Nerven. Auch hier wird zunächst an der Kathode wie an der Anode Arbeit verbraucht werden, dadurch dass der Strom die complexen Molecüle der Nervensubstanz spaltet. An der Kathode aber sind diese Spaltungsproducte der Art, dass sie alsbald wieder festere Verbindungen unter sich eingehen können, wobei lebendige Kraft frei wird, welche sich in Erregungsarbeit umwandelt. An der Anode können die entstandenen Spaltungsproducte solche Verbindungen nicht eingehen, sondern ein Theil bleibt getrennt, ein anderer kehrt wieder in die complexen Verbindungen zurück, aus denen er ausgeschieden wurde: hier wird also Arbeit verbraucht, ein neu einwirkender Reiz findet desshalb eine geringere Menge disponibler Molecularbeit vor als ohne Einwirkung des Stromes.

Die an der Kathode frei werdende lebendige Kraft bewirkt eine Molecularerschütterung, welche sich wie jede Erregung rasch über die ganze Länge des Nerven fortpflanzt. Der an der Anode stattfindende Verbrauch dagegen breitet sich mit der Langsamkeit aller elektrolytischen Zersetzungen aus. So erklärt sich die geringe Geschwindigkeit der Hemmungswelle gegenüber dem Erregungsvorgang.

§. 153. Diese Vorstellungen bedürfen in zwei Beziehungen noch der Vervollständigung. Der Nerv ist auch in physikalischem Sinne kein homogenes Gebilde, sondern er stellt ein System communicirender Capillarräume dar, an deren Scheidewänden die durch den Strom ausgeschiedenen Spaltungsproducte sich ablagern müssen **). Ferner wird er, wie uns die Erscheinung des Elektrotonus belehrt, durch den Strom über die Elektroden hinaus polarisirt: die nämlichen Zersetzungen, welche sich zwischen den Elektroden entwickeln, setzen in die extrapolaren Strecken allmälig schwächer werdend sich fort. Wahrscheinlich rührt das elektromotorische Verhalten des polarisirten Nerven von den nächsten Spaltungsproducten her, welche die elektrolytische Action erzeugt, daher in der Region des Anelektrotonus die elektromotorische Kraft grösser zu sein scheint, als in der Region des Katelektrotonus, wo jene Spaltungsproducte in grösserer Menge alsbald wieder zersetzt werden ***).

---

*) Kolbe, Liebig's Annalen Bd 64 S. 237. Wüllner, Lehrbuch der Experimentalphysik Bd. II. 2, S. 986.

**) Vergl. du Bois-Reymond, Monatsberichte der Berliner Akademie, 1856, S. 450 f.

***) S. du Bois-Reymond, Untersuchungen über thierische Elektricität Bd. II S. 371.

Die oben erwähnte Molecularstructur des Nerven bedingt es nun, dass die nämlichen Wirkungen, die im Grossen in der Gegend der Elektroden stattfinden, ausserdem im Kleinen innerhalb eines jeden Capillarraumes sich wiederholen. Wir werden uns dies so vorstellen müssen, dass jeder Capillarraum in zwei Zonen zerfällt, in deren einer, die gegen die Kathode gekehrt ist, die positive, in deren anderer, die sich gegen die Anode wendet, die negative Moleculararbeit überwiegt, wobei aber die Unterschiede an Quantität positiver und negativer Moleculararbeit um so grösser werden, je näher sich der Capillarraum bei einer der Elektroden befindet. Dieselbe Art der Vertheilung setzt sich dann über die Elektroden hinaus fort.

Hiernach ist weder die Erregung auf die Kathode noch die Hemmung auf die Anode beschränkt, sondern beide Veränderungen sind in der ganzen intrapolaren Strecke zu finden und erstrecken sich sogar auf die extrapolaren Theile des Nerven, wie dies durchaus mit unsern Beobachtungen im Einklang steht. Nur das Maximum der Erregung fällt mit der Kathode, das Maximum der Hemmung mit der Anode zusammen. Ebenso erklärt sich der Einfluss der Richtung der Prüfungsströme. Haben diese die gleiche Richtung mit dem polarisirenden Strom, so verstärken sie dessen Wirkung, was zur Seite der Anode im Allgemeinen als Zunahme der Hemmung, zur Seite der Kathode als Zunahme der Erregung erscheinen muss. Nur wenn die positive Moleculararbeit selbst in der Nähe der Anode stark überwiegt (im sehr asthenischen Zustande) muss auch hier der gleich gerichtete Prüfungsstrom die Erregung verstärken. Umgekehrt muss in der intrapolaren Strecke, wo stets verhältnissmässig viel Arbeit verschwindet, der dem polarisirenden Strom gleich gerichtete Prüfungsstrom unter allen Umständen im Sinne der Hemmung wirken.

Mit der Stärke des Stromes nimmt die zerlegende Wirkung desselben überhand. Ueber die durch Verbrennung der Spaltungsproducte erzeugte Arbeit überwiegt jetzt mehr und mehr der Arbeitsverbrauch, bis endlich bei den mächtigsten Strömen selbst in den extrapolaren Theilen jenseits der Kathode die negative Moleculararbeit grösser wird als die positive.

§. 154. Wir haben angenommen, an der Anode finde nicht nur eine fortwährende Spaltung der Gesammtmolecüle statt, sondern von den Spaltungsproducten kehrten auch fortwährend wieder einzelne in ihre Verbindungen zurück. Diese Annahme, die mit unsern Voraussetzungen über den Molecularzustand des Nerven im Einklange steht, scheint hier überdies gefordert, um über das ausserordentlich verschiedene Verhalten desselben je nach seiner Leistungsfähigkeit Rechenschaft zu geben. Der asthenische Nerv ist zersetzbarer, seine Gesammtmolecüle sind in geringerem Grade einer Recomposition fähig. In Folge dieses Umstandes muss der beim Erregungsvorgang in Betracht kommende Arbeitsverbrauch an der Anode sehr schnell abnehmen. Die complexen Molecüle der Nervensubstanz werden nämlich sehr schnell zerlegt sein, und es wird dann die weitere Arbeit des Stromes nur noch darauf verwandt werden, relativ indifferente Molecüle, Wasser, Salze und entstandene Spaltungsproducte, weiter zu zerlegen. Beim sthenischen Nerven ist dagegen nicht blos die Zahl spaltbarer Nervenmolecüle von vornherein beträchtlicher, sondern es werden dieselben immer auch theilweise wiederhergestellt, wobei freilich eine kleine Menge Arbeit frei werden muss, so dass der Effect wesentlich darin besteht, den die Erregung hindernden Arbeitsverbrauch über eine grössere Zeit auszudehnen.

Mit einer grösseren Zersetzbarkeit des Nerven ist es übrigens durchaus vereinbar, dass die festere Verbindung und Verbrennung der Spaltungsproducte verhältnissmässig langsamer vor sich geht, worauf beim asthenischen Nerven das verlangsamte Anschwellen der Erregung und die geringe Fortpflanzungsgeschwindigkeit hindeuten. Denn bei der Geschwindigkeit der Zersetzung kommt die ganze Zusammensetzung des Nerven in Betracht. Wir haben aber Grund zu vermuthen, dass der asthenische Nerv an den complexen Molecülen, aus deren Zersetzung die Arbeit hervorgeht, verhältnissmässig arm ist.

§. 155. Hat die Elektrolyse einige Zeit angedauert, so stellen sich in Folge der Ausscheidung der Spaltungsproducte secundäre Wirkungen ein. Dabei spielt ohne Zweifel eine wichtige Rolle jene eigenthümliche Structur des Nerven, vermöge deren er ein System communicirender Capillarräume darstellt, an deren Scheidewänden die durch den Strom ausgeschiedenen Spaltungsproducte sich ablagern. Hierdurch wird endlich die in- und extrapolare Strecke in eine Art secundärer Säule verwandelt, welche Wirkungen ausübt, die der Wirkung des primären Stromes entgegen gerichtet sind. Wird nun der primäre Strom geöffnet, so beginnen diese secundären Wirkungen in ihrer vollen Stärke. In jeder der elementaren Flüssigkeitsketten erfolgt eine elektrolytische Zersetzung in einer dem ursprünglichen Strom entgegengesetzten Richtung. Diese Zersetzung wird daher durch die Schliessung des entgegengesetzten Stromes verstärkt, durch die Schliessung des gleich gerichteten. wieder aufgehoben.

War der Strom eine kürzere Zeit nur geschlossen, so bleibt die secundäre Wirkung fast ganz auf die intrapolare Strecke beschränkt. Mit der Dauer des Schlusses erstreckt sie sich aber immer weiter auf die extrapolaren Theile. Damit gehen die Erscheinungen der gewöhnlichen Oeffnungserregung allmälig in die Modificationen der Erregbarkeit über.

Wie bei der Schliessung das Maximum des Arbeitsverbrauchs mit der Anode, so fällt dasselbe bei der Oeffnung mit der Kathode zusammen, ausgenommen bei den schwächsten Strömen, bei welchen der Arbeitsverbrauch an der Anode nach der Oeffnung der Kette noch einige Zeit andauert, und wo demnach das Maximum der Erregung mehr gegen die Mitte der intrapolaren Strecke gerückt ist. Im Uebrigen ist auch hier wieder die ganze intrapolare Strecke und der an die Elektroden grenzende extrapolare Theil des Nerven an beiden Molecularvorgängen betheiligt.

Druckfehler und Berichtigungen.

Seite 5 Zeile 7 v. u. nach Herstellung ist einzuschalten: oder Unter-
        brechung.
     31 Zeile 24 v. o. statt 6) lies 5)
     52 Fig. 7 B 3 ist durch ein Versehen des Xylographen die höhere statt der
        tieferen Curve mit R C bezeichnet.
     74 Zeile 8 v. u. statt P r ü f u n g s zuckung lies Schliessungszuckung.
     77 Zeile 7 v. u. statt l a n g s a m , a b e r m i t z u n e h m e n d e r setze: m i t
        anfangs zu-, dann abnehmender.
  „ 159 Zeile 6 v. u. statt assymptotisch lies asymptotisch.
  „ 170 Zeile 13 v. u. ist das Wort nahe zu streichen.